U0741356

對病經方

常见病经方实战指导

主审　黄　煌　薛蓓云

主编　李小荣　梅莉芳　龚雪梅

中国健康传媒集团

中国医药科技出版社 · 北京

内 容 提 要

对病经方是指针对临床实践中常见病症推荐适用的经方。本书从简明、实用、高效的目标出发，按内科病症、儿科病症、妇产科病症、男科病症、五官科病症、皮肤科病症、外科病症分类，选择临床常见病、多发病以及经方优势病种或症状，每一病症详列常用方治，附以讨论，培养读者"方证相应"的经方诊疗思维，传递经方诊疗经验，从而高效训练并大力提升临床实战能力。本书适合中医临床工作者、中医经方研究和使用者阅读参考。

图书在版编目（CIP）数据

对病经方 : 常见病经方实战指导 / 李小荣 , 梅莉芳 ,
龚雪梅主编 . —— 北京 : 中国医药科技出版社 , 2025.4（2025.6 重印）.
ISBN 978-7-5214-5216-7

Ⅰ . R289.2

中国国家版本馆 CIP 数据核字第 2025L872Y2 号

美术编辑　陈君杞
版式设计　也　在

出版　**中国健康传媒集团** ｜ 中国医药科技出版社
地址　北京市海淀区文慧园北路甲 22 号
邮编　100082
电话　发行：010-62227427　邮购：010-62236938
网址　www.cmstp.com
规格　710×1000mm $^1/_{16}$
印张　19 $^1/_2$
字数　357 千字
版次　2025 年 4 月第 1 版
印次　2025 年 6 月第 2 次印刷
印刷　大厂回族自治县彩虹印刷有限公司
经销　全国各地新华书店
书号　ISBN 978-7-5214-5216-7
定价　**59.00 元**

获取新书信息、投稿、为图书纠错，请扫码联系我们。

编 委 会

编写说明

多数病症可以采用经方进行有效治疗已具共识，"读经典、做临床、跟明师"在当代得到行业内的一致认同。现代临床与"经方"的结合，彰显出"经方"的独特魅力和不朽价值，这是南京黄煌经方医学研究中心推广经方的使命，也是编写本书的初衷。

经过多年来的组织协调和有序的教学积累，在研究中心学术部专家库、经方讲师团和经方诊疗团中，邀请了31位多年从事经方临床与中医教学的资深医师为编委，围绕中医临床常见病、多发病、优势病症进行种类选编，并遵循个人擅长、专科专病的分配原则，由编委根据自己的临床工作与教学经验进行编写，编撰中注意紧扣《伤寒杂病论》经典条文，保持"方证相应"学术理念，彰显"黄煌经方"鲜明特色，并适当引用后世研究《伤寒杂病论》的临床实践成果。编写内容经编委会多次讨论、修订，考虑到一些课堂、讲座、交流中已突出了案例，且历代医家均有医案记载以及新媒体时代大量鲜活的案例报道，经编委会多次讨论、修订，本书在编撰时不再铺列典型医案。

本书从临床实践的场景出发，以中医病名、西医病名、中医证名、主诉症状为主题病症名称，力求简明、实用。以科别为纲，设内科、儿科、妇产科、男科、五官科、皮肤科、外科七个大纲，内科设37个病症，儿科设8个病症，妇产科设7个病症，男科直接列常用经方，所涉及治疗病种在临床应用中体现，五官科设4个病症，皮肤科设6个病症，外科设11个病症。本书本着一切以诊查患者为本、一切从临床实际出发的方略，以"方证相应"为主线，扎根临床，深拓诊疗，编排灵活，内容多样，普适性广，临床医师高效自学和临证实战指导的价值凸显，可作为医学院校经方课程选修、临床医生经方培训的参考用书，以及供中医进修生、经方爱好者阅读与学习。

每个病症主要分三大部分：病症介绍、常用方治和讨论。病症介绍主要包括本方证对应的中西医病名，现代临床对本病症的认识，本病症的经方诊疗策略等。常用方治主要介绍临床具体诊疗的程式与方法，包括适用病情、选方依据、经典解读、方证鉴别、剂量变化、合方加减、使用禁忌、特殊煎服、疗程预估等，为本书的重点内容，分为【推荐处方】【临床应用】两大版块。【推荐处方】为针对本病症应用本方剂时的药味完整组成、药物成人剂量、常规煎服方法。考虑到同一首方在不同病症中存在剂量、煎服法等差异，故同一首方在不同病症篇章均再列【推荐处方】，看似重复，实则必要。【临床应用】的内容有本方适用病症的类型、应用时机与范畴以及应用本方的临床技巧与注意事项，在介绍重点方剂时将【临床应用】直接细分为【适用病症】与【应用参考】两个版块，【适用病症】介绍哪些病症适合用，【应用参考】介绍具体如何用。推荐的180首处方又以附录的形式集中在本书的后面，以便读者查阅应用并方便学者荟萃复习。【讨论】是针对本主题病症的深入介绍和辨治思维引导，强调在"诊"与"治"的环节，即该病症诊疗过程中需要注意的事项，例如病症的鉴别诊断、诊疗的禁忌事项、前人的失误教训、经方的拓展与联系等。

　　本书重点介绍了各病症的适用经方群，旨在培养读者方证相应的经方诊疗思维，传递常见病症的经方诊疗经验，从而高效训练并大力提升临床实战能力。由于本书为首次编撰，属于开创性、阶段性的探索工作，加之水平所限，难免存在缺漏，还请各位同仁给予指正，不定时更新再版，让我们一起成长、发展！

　　在本书的筹划、组织、编写、审稿的9年过程中，得到黄煌教授的悉心指导与热情鼓励，得到薛蓓云主任中医师的审阅帮助，得到编委会全体成员的倾力奉献与坦诚协作，本书主编梅莉芳、龚雪梅，副主编于吉超、杨黎黎在本书的选题策划、撰稿、核校、协调等过程中做了大量的工作，在此一并感谢。

　　本书后期的顺利出版得到了中国医药科技出版社的大力支持与帮助，黄煌教授亲笔题写"对病经方"书名，在此一并表示诚挚的谢意！

编委会

2024 年 6 月

目 录

内科病症

儿科病症

妇产科病症

柴胡加龙骨牡蛎汤 / 186

男科病症

五官科病症

皮肤科病症

外科病症

本书立足现代临床实践工作中的常见病症推荐适用的一些方剂，有大量的《伤寒杂病论》经典经方、少数的汉唐古方、个别的后世时方以及极个别的名家习用验方，当然也有符合临床实际需求的经方合方与精当加减，在对病选方时考虑病程阶段、病情多样性和个体差异性，选择合适的对应方剂时会出现同一种病症需要采用不同的经方，而同一首经方又会出现在不同的病症选方中，这正是"同病异治"与"异病同治"的临床特色显现。

本书的使用对象主要为一线临床工作者，从简明、实用、高效的目标出发，选择临床常见病、多发病以及经方治疗优势病种为主，便于临床医生，特别是中医医师进行经方诊疗，病症章节的安排打破既往教材的常规，除了中医传统病名、西医病名外，还将主要症状并列独立成章。总之，以患者主诉为立篇基点不是标新立异，而是强调临床实战性，凸显经方实用性的一次大胆尝试，内容分为内科、儿科、妇产科、男科、五官科、皮肤科、外科七个大类，以常用经方临床应用为框架主线，展示临证诊疗实际，呈现临床举隅示范。这种平铺中西医病名及常见症状的有效经方列阵，为同仁搭建了一座"经方"与现代临床紧密结合的桥梁，为同仁更便捷有效地运用经方诊疗疾病提供思维路标，充分展示"临床实用"的特色，实现"常见病经方实战指导"之职能。

当代疾病种类繁杂，层出不穷，难以穷尽。本书聚焦的是临床常见病、多发病和经方优势病症，目的是让同仁掌握好经方诊疗的基本知识、基本技能和基本思路，希望同仁在牢固掌握、深入理解、灵活应用的前提下，同时获得举一反三的能力。

内科病症

外感发热

外感发热是指感受六淫之邪或温热疫毒之气，导致营卫失和、脏腑阴阳失调，出现病理性体温升高，伴有恶寒、面赤、烦躁、脉数等主要临床表现的一类外感病症。

外感发热为外感因素导致的病理性体温升高，在内科疾病的发病中占有较高的比例，严重者可出现神昏谵语、抽搐惊厥，甚至危及生命。中医学对外感发热有系统的理论认识，中医药治疗有丰富的临床经验，具有较理想的治疗效果。外感发热的表现形式较多，但体温升高、身热、面红、舌红、脉数等是其基本临床特征。热型有发热恶寒、但热不寒、蒸蒸发热、身壮热、身热不扬、寒热往来、潮热等。发热时间，短者几日即退，长者持续 10 余日或更长时间热势不解。最常伴见口干烦渴、尿少便秘、舌上少津等热伤津液之证。除发热外，必伴随病变相关脏腑功能失调的症状，如咳嗽、胸痛、胁肋胀满、便秘、泄泻、小便频急等。

《伤寒论》为我国第一部研究外感热病的专著，系统论述了外感热病的病因病机和证治规律，以阴阳为纲，创造性地提出了六经辨证理论，成为后世辨证论治外感热病的纲领。金代刘完素对外感热病的病因病机主张火热论，认为外感热病的病因主要是火热病邪，即使是其他外邪也是"六气皆从火化"，既然病理属性是火热，因此主张"热病只能作热治，不能从寒医"，治疗"宜凉不宜温"，这就突破了金代以前对外感热病必从寒邪立论，治疗多用辛温的学术束缚，是认识外感热病理论的一大进步。清代叶香岩《外感温热篇》对外感热病的感邪、发病、传变规律、察舌验齿等诊治方法都有详细的阐述，创立了外感热病的卫气营血辨证纲领。薛生白《湿热病篇》对外感湿热发病的证治特点做了详细论述，吴鞠通《温病条辨》对风温、湿温等各种外感热病做了条分缕析的论述，不仅制定了一批治疗外感热病行之有效的方药，同时创立了外感热病的三焦辨证理论，从而使外感热病的理论和临床实践臻于完善。

在仲景《伤寒论》中早就对于外感热病奠定了丰富的治法经验，并非如后世个别医家所言只"从寒治之"如此简单，每个人都有特定的体质，感邪后必然会内外相互因果而表现出不同的应激反应。以仲景时期盛行的伤寒为例，发病初期同属一个外邪，但却可因人而异，表现出桂枝证、麻黄证、麻桂证、柴胡证、白虎证、外邪直中三阴等不同的临床表现。外感发热的常用方治如下。

桂枝汤

【推荐处方】桂枝 10~15g，白芍 10~15g，炙甘草 5~10g，生姜 10~15g，大枣 15~30g。水煎，分 2 次温服，不出汗再服。药后需啜热粥、覆被取微汗。

【适用病症】适用本方的发热一般是以一阵一阵的烘热与上冲感为主，常伴有头身疼痛、自汗恶风、脉浮缓。

【应用参考】口干者加栝楼根；脉浮缓但无汗者加防风；伴腹胀喘满者加厚朴、杏仁，即桂枝加厚朴杏子汤；伴项部拘急或素有颈椎病者加葛根，即桂枝加葛根汤；咽痒、咳嗽者合半夏厚朴汤；咽喉部或眼部黏膜充血者加黄芩、栀子、连翘。考虑应用桂枝汤时脉象的把握非常重要，此处脉缓并非指脉率的速度而是指脉的紧张度，桂枝汤脉是弛缓的一种脉形，脉象强劲有力者慎用。服后应严格按照《伤寒论》桂枝汤方后注进行调护。

麻黄汤

【推荐处方】麻黄 15g，桂枝 10g，杏仁 15g，生甘草 5g。水煎服，分 2 次饭后温服。覆被取汗为度，不可大汗淋漓。

【适用病症】适用于体格壮实之人的外感风寒发热，症见恶寒无汗，身疼或关节疼痛，或咳嗽，脉浮紧。

【应用参考】咽部与眼部黏膜充血者加黄芩、栀子、连翘；口干燥或口渴、身重、脉弦紧有力者可直接用大青龙汤；项强拘急甚至有抽搐表现者用葛根汤。服用麻黄汤后，发汗前一般体温升高 1~2℃，某些患者在这段时间内会有心烦表现，方中加入知母可减轻这个过渡症状。麻黄汤证患者一般会有大便转干结的倾向，经过发汗透热后大便可自行恢复正常，不需要另加大黄；药后若汗出过多、不止，可以考虑应用桂枝加附子汤。

小青龙汤

【推荐处方】生麻黄 10g，桂枝 10g，细辛 10g，干姜 10g，生甘草 10g，白芍 10g，五味子 10g，姜半夏 10g。水煎，分 2~3 次温服。服后以汗出热退、口中微干为度。

【适用病症】广泛适用于外感风寒所致发热恶寒，伴咳喘、鼻鸣、呼吸道分泌物多而清稀如水、苔白水滑、脉浮。也适用于没有明显的呼吸道清稀分泌物，但是必然会有不欲饮、饮冷或吸入冷空气则咳甚、心下振水声、咳嗽伴干呕，甚则咳至呕吐清水方缓、后背发冷的情形。

【应用参考】使用本方时不能仅抓呼吸道分泌物清稀这一典型症状。若是患者脉象表现为浮而无力，虽然外证极似本方证，但却不可使用本方，此类患者应当酌情给予苓桂味甘剂，也能有退热之效。在外感发热的治疗中，小青龙加石膏汤的使用概率比小青龙汤高，加石膏的指征除了烦躁、口渴外，亦有外感发热，特别是高热。

麻杏甘石汤

【推荐处方】麻黄 10~20g，杏仁 10~15g，石膏 20~100g（先煎），生甘草 5~10g。上4味，水煎，分2次温服。（成人剂量）

【适用病症】本方适用于肺炎，特别是小儿肺炎，汗出热不退，剧烈咳嗽，或喘息急迫，痰质黏稠，胸背部体表温度比其他部位高是适用本方较为可靠的指征。

【应用参考】本方治疗肺炎发热时加桑白皮则效更佳。伴失声加桔梗；咽喉刺激症状较重者合半夏厚朴汤；喘甚者合朱丹溪的神秘汤；大便干、苔黄腻者合小陷胸汤。

麻杏苡甘汤

【推荐处方】生麻黄 5~10g，杏仁 5~10g，生薏苡仁 20~30g，生甘草 5~10g。水煎，分3次服，服药后覆被取微汗。

【适用病症】适用于湿热或湿性体质者受风寒所致外感发热，表现为日晡发热或日晡热势加重或身热不扬，无汗或汗出不畅，身疼痛，大便不成形或黏腻不爽，脉浮滑，临床治疗效果极佳。

【应用参考】心烦者可加知母；心中懊憹者合栀子豉汤。

小柴胡汤

【推荐处方】柴胡 20~30g，黄芩 10g，姜半夏 10g，党参 10g，生甘草 5g，生姜 15g，大枣 20g。水煎，分2次温服。

【适用病症】治疗外感发热极为常用，表现为发热或低热持续起伏，或呈寒热往来，心烦，或呕吐，口苦，纳呆，脉弦，或弦细，或弦滑，或沉弦，苔黄或黄白相间，或淡黄，或黄腻。正值经期感冒发热亦首选本方。

【应用参考】热势较重者加石膏；伴有咽喉刺激症状者合半夏厚朴汤；小便不利或舌苔水滑者合五苓散；伴胃胀嗳气者可合平胃散；伴身痛或腰腿部剧痛者

合桂枝汤；麻黄汤证或葛根汤证俱但脉象弦者可用本方合葛根汤，效果比单用葛根汤或麻黄汤稳定；若服用小柴胡汤后热势减轻但持续不解者，可改用大柴胡汤。《伤寒论》中有"呕而发热者，小柴胡汤主之"的记载，但发热与呕并发的病证并非唯独小柴胡汤证，临证时必须细辨。

白虎汤

【推荐处方】生石膏 30~120g（先煎），知母 30~60g，炙甘草 10g，粳米 50~100g。水煎煮，米熟汤成，分 3 次温服。

【适用病症】适于阳明病经证，症见大热多汗，舌红苔黄，脉浮滑数，胸腹按之灼手，无压痛，无表证。

【应用参考】使用白虎汤时无须因为热象严重而不断加大生石膏量以退热，白虎汤的退热效力除了与石膏、知母有关外，还与粳米的用量相关，粳米使用量越大，退热效果越佳。口腔中干燥无津液者用白虎加人参汤；伴有关节灼痛者用白虎加桂枝汤。

大承气汤

【推荐处方】大黄 10~30g（后下），枳实 12~25g，厚朴 13~30g，芒硝 12~30g（分冲）。先煎厚朴、枳实，煎好前放大黄同煎 5~10 分钟，再把芒硝加入融化即可，服至大便稀多为度。不下，续服取下。

【适用病症】适用于阳明病腑实证，表现为日晡发热或日晡热势加重，角弓反张，谵语，腹痛，以肚脐为中心膨满坚实拒按，按之有底力，便秘或热结旁流，口臭，脉实有力，舌上苔厚腻、焦燥。

【应用参考】一般在使用本方前可先用小承气汤"投石问路"，服用小承气汤后若得泻者则无须再用本方，若服后转矢气则可重投大承气汤。汗出多，唇齿干燥无津者可以合增液汤；角弓反张者可另煎羚羊角汤兑入。若入暮方始发热、谵语者，虽其他症状皆与大承气汤证吻合也不可轻投本方，当考虑为桃核承气汤证。

防己黄芪汤

【推荐处方】粉防己 20g，生黄芪 30g，白术 15g，生甘草 5g，生姜 15g，大枣 20g。水煎，分 2 次温服。以周身微汗佳。

【适用病症】适用于外感风湿兼表虚证，表现为低热或身热不扬，自汗，畏风，身体酸重疼痛，大便不成形，脉濡。现今社会中许多人群由于平时饮食不节，少运动，久坐办公室内，因此体格较差，动则汗出受风，本方正是最好的对应方。

【应用参考】如汗多、身痛剧者加制附片。通常服用本方后肌肉与关节处会有钻痛感，这可能就是《金匮要略》所载"虫行皮中"的药后反应。

∽ 讨论 ∽

本章节主要讨论成人外感发热，小儿外感发热的病因、体质、病情、治疗均有其一些特点，请阅小儿发热章节。外感发热还需注意鉴别疫病发热以及内伤杂病发热。

中医学的外感发热包括部分急性传染病及各系统感染，临证需要注意温病与瘟疫的鉴别，尤其是发病急暴、变症蜂起、传播迅速的瘟疫，如吴又可《温疫论》治以达原饮、承气汤等方之湿热秽浊疫，余师愚《疫病篇》治以清瘟败毒饮之时行热毒疫，以及近些年的传染性非典型肺炎、新型冠状病毒感染、甲型流感病毒感染、支原体肺炎、流行性出血热、登革热等，与一般外感发热轻重有别，须时时警惕。

治疗外感发热必须首先辨发热情况与汗出情况，发热无汗者当发汗，自汗畏风者当调和营卫，寒热往来者用和解之法。其次，现今临床上单纯表证较少见，一般表里合病较多，故临证时应当注意审查里证情况，根据需要或加味，或合方，才能取得理想的效果。由于目前社会生活条件较古代好，平日里膏粱厚味、饮酒抽烟、熬夜相当普遍，所以外感夹湿、夹痰、夹热、夹食者比比皆是，这些病理性因素都会使原本简单的外感病变得复杂。治疗外感发热时需根据患者情况在经方基础上加味，夹湿者加茯苓、薏苡仁，夹痰者加制天南星、半夏、石菖蒲、竹茹、桔梗等，夹热者加黄芩、知母、山栀子，夹食者加山楂、神曲、麦芽、大黄等。临床上治疗外感发热的经方较多，需要细致辨证。虽只介绍9个处方，但每个处方的变化运用都是经过临床多次验证取效的经验结晶，有较高的可重复性。

历来诸多医家紧抓六经传变规律不放而争论不休，根据不同的传经方式、化热速度等差异而演变出后世各种繁杂理论，其实，仲景条文中早已言明"观其脉证，知犯何逆，随证治之"，书中理论只是一种当时的认识概括，一切还得以临证为准。

附：内伤发热经方提要

发热可见于各种急、慢性疾病。急性病发热多属于外感发热，慢性病发热多属于内伤发热。内伤发热多见于体质虚弱和慢性病者，或兼外感，其热度一般较低，时热时退，或有高热之时，例如慢性感染性疾病发热、自身免疫性疾病发热、功能性低热等多属于内伤发热范畴。

传统中医学认为内伤发热常由气血阴阳虚损、五脏六腑功能失衡所致，诸如伤津耗液、阴虚火旺，血虚阳浮，烦劳过度、心神暗伤之虚阳僭越，饮食失调、脾胃损伤、中气下陷而虚阳外越，肾中精气亏乏、浮阳不敛，精神心理失调、肝气郁结化火，痰湿食积、宿留蕴热，气滞血瘀，瘀郁化热者等，均属内伤发热的病理机制。

　　经方医学谨遵方证相应的诊疗原则，关注发热的病因和人群，重视发热的疾病诊断，直击方证病理而切中要害。常用方证对应如下。

　　（1）肝郁发热的四逆散合半夏厚朴汤加牡丹皮栀子证：身热心烦，情绪波动大，胸胁胀闷，口苦太息，舌苔腻。

　　（2）宿食发热的大柴胡汤证：身热肢困，上腹饱胀，嗳气反流，不思饮食，口臭苔厚。

　　（3）五心烦热的三物黄芩汤证：手足烦热，心烦失眠，唇舌干燥，口渴欲饮，舌红少津，诸如产后发热、肺结核、足灼热综合征、自主神经功能紊乱、红斑性肢痛症等。

　　（4）少阴火旺的黄连阿胶汤证：身热，心烦，失眠，两颧潮红，舌红绛少苔，脉细数等。

　　（5）血虚发热的圣愈汤证：由七情过度，阴血暗耗，或脾胃虚弱，血气不充所致，症见发热汗出，头晕眼花，面色萎黄，心烦失眠，四肢发麻。

　　（6）气虚发热的补中益气汤证：少气懒言，肢困乏力，终日身热，时作时止，缠绵不除，纳少，舌淡。

　　（7）神经衰弱的桂枝加龙骨牡蛎汤证：已排除器质性病变的不明原因低热，清晨或卧床休息时无低热，多见于中青年人群，症见消瘦乏力，纳呆，头晕，心悸，失眠，或关节酸痛等。

　　（8）围绝经期的更年汤证：烘热汗出阵作，肢节冷痛，烦躁失眠。

　　（9）热入血室的小柴胡合桃核承气汤证：经产期外感后发热不退，口舌干燥而不欲饮，少腹疼痛拘急，唇舌紫瘀，脉涩。或用小柴胡汤加凉血透瘀之药。

　　（10）宿瘀内结的鳖甲煎丸证：面色萎黄黯黑，时有潮热，形瘦乏力，胸闷胁痛，口干，食少，大便干结，肌肤甲错，舌质青紫。

　　（11）真寒假热的通脉四逆汤证：身热面赤，但不恶寒，四肢厥冷，腹痛蜷卧，下利完谷，脉沉微欲绝，舌白而润等阴盛格阳之急候。

　　古代由于科技水平有限，对于疾病的认识基本上是基于人体感病后所显现的外证，再根据天地阴阳法则进行推理而得，所以很多时候对于疾病病因病机的描述较玄且模糊抽象，随着历史的推进和个别医家的感悟而产生了各种学说。至于治法与方药方面的流传则更加可靠和确切，都有较长时间的有效重复实践背景，具有可重复的有效性。举例说明，《金匮要略》所载产后痉证，根据条文中的诠释乃是由产后血虚外感而致，中华民族为此主张产后避风，但产后痉证仍时有发生，后来消毒技术成熟后，此病基本绝迹。从此可以看出，古代中医学对于疾病病因病机的认识尚有不成熟之处，但是治法与处方用至如今仍能奏效，说明古代方剂的传承是有临床实践基础的。

感冒

感冒是感受、触冒风邪所导致的最常见的外感疾病，临床以鼻塞、流涕、喷嚏、咳嗽、头痛、恶寒、发热、全身不适等为主要表现。外感疾病统指感受外邪所致的以恶寒、发热等表证为主的一大类疾病，传统认为外感之邪，可以是风、寒、暑、湿、燥、热，就临床所见，以风寒之邪为最多。

感冒是外感疾病中的代表性疾病，四季均可发生，尤以春、冬季节为多。病情轻者多为感受当令之气，称为伤风、冒风、冒寒；病情重者多为感受非时之邪，称为重伤风。在一个时期内广泛流行、病情类似者，称为时行感冒（流行性感冒）。本病病程较短，一般3~7日，由于患者正气有强弱，感邪有轻重，治疗护理有当否，故少数患者也可发生传变，病程相对延长，如出现胸闷、心悸等表证以外的表现时需要引起重视，进行相关检查以明确诊断。

普通感冒、流行性感冒、急性上呼吸道感染、急性病毒性咽炎和喉炎、急性疱疹性咽峡炎、急性咽扁桃体炎均属于外感疾病的范畴。根据"有是证，用是方"的《伤寒论》通治法原则，人体任何系统的疾病只要出现相应的方证表现，均可采用相应经方治疗。西医学中的下呼吸道感染和肺炎早期等亦可参考本章节进行诊治。

经方治疗感冒注重个体差异，强调方证相应，中病即止。对应不同个体特征和病证，治疗感冒常选用下列经方。

葛根汤

【**推荐处方**】葛根20~30g，生麻黄5~10g，桂枝10g，白芍10g，生甘草5~10g，生姜15g，大枣30g。水煎，分2次温服。

【**适用病症**】感冒首方葛根汤治疗普通型和胃肠型感冒，通常有满意的疗效。本方适用于感冒，症见恶寒无汗，头痛，身痛，伴有肌肉酸痛、关节疼痛、头项强痛等，大多有疲劳及受凉史，亦可见皮肤干燥、咽喉不红、无感染征象者。

【应用参考】适用于普通型感冒，或有从后头部一直到腰骶部的拘急感、疼痛感、倦怠感等《伤寒杂病论》原文强调的"项背强几几"表现。外感出现大便次数增多或不成形，甚至腹泻，大便无明显臭味时，要考虑葛根汤证的胃肠型感冒；感冒并发或引发周围型面瘫，首选葛根汤，如为体弱者，可去麻黄，即用桂枝加葛根汤治疗；感冒引发的急性扁桃体炎，既有葛根汤证的相关表现，又有咽痛、扁桃体肿大甚至见脓性分泌物者，可加石膏或桔梗、连翘；感冒后并发鼻炎、鼻窦炎者加川芎、辛夷花；感冒伴有咽痛、目赤、便秘、头痛、牙龈肿痛者，加生大黄；伴见口苦口干、恶心呕吐、纳减疲乏者，合小柴胡汤；腰部冷重者，合甘姜苓术汤；神疲乏力或脉沉舌淡者加茯苓、白术、附子，即葛根加苓术附汤。本方常餐后温服，不宜空腹服用，服后以取汗为效。如果患者有心脏疾病、前列腺增生或体质虚弱则需要慎用本方。本方有轻微的发汗作用，服药以后要避风、盖被子，以得微汗为佳。服用本方后如有心悸多汗者，须停服。

桂枝汤

【推荐处方】桂枝 15g，白芍 15g，炙甘草 10g，生姜 15g，大枣 30g。水煎，分 2 次温服。

【适用病症】虚人感冒可选用。多用于大病、手术、化疗、过度用药、月经期、产后、先天禀赋不足、年高体衰、平素多病者的感冒，其临床表现大多没有明显的发热，唯怕冷，乏力，鼻流清涕，舌淡黯；患者常常有自汗、恶风、发热或自觉热感，有上冲感、动悸感，脉浮弱而缓。

【应用参考】本方的加味方较多。项背强痛、头昏痛者加葛根；咳嗽或兼喘者，加厚朴、杏仁，即桂枝加厚朴杏子汤；汗多、面色黄者加黄芪；消瘦、食欲不振者加党参；困倦、多汗、关节冷痛者加制附子；如身痛明显、脉虚无力或脉弱迟缓者，应考虑桂枝加芍药生姜各一两人参三两新加汤。本方为古代的"强壮方"和"疲劳恢复方"，肥胖、浮肿者均不适用。服用本方后一要喝热粥，可将小米、大米等用文火熬至极糜烂；二要注意避风寒，最好温覆取汗；三是服药期间应嘱咐患者清淡饮食，避免加重消化道负担。

麻黄汤

【推荐处方】麻黄 15g，桂枝 10g，杏仁 15g，生甘草 5g。水煎，分 2 次饭后温服。覆被取汗为度，不可大汗淋漓。

【适用病症】本方的适用证是风寒表实证，多见于体格健壮者，平时不易出汗，恶寒喜热，易着凉，着凉后多肌肉酸痛，头、身、腰部、骨节酸痛，身体沉重，易鼻塞、气喘，脉浮紧有力，这类患者外感后易表现为麻黄汤证。临床医生应用麻黄汤比较少的原因通常是麻黄汤证出现在感冒早期，传变迅速。

【应用参考】本方服用方法和注意事项参考葛根汤。服用麻黄汤后，取效的标准是出汗与否。应用此方时注意麻黄、桂枝、甘草三味药的剂量比例以 3 ： 2 ： 1 为宜，麻黄发汗作用强，容易出现心血管系统的不良反应，使用麻黄时可从 6g 开始，并注意询问患者有无咯血、高血压、快速性心律失常病史，以及询问患者服用含有伪麻黄碱类药物是否出现过不良反应。肌肉痛或面目浮肿者可加白术或苍术，名麻黄加术汤；感冒患者需要常规进行咽部望诊，咽部充血发红者加连翘、石膏，不红者需除外少阴咽痛，或加桔梗；少阴咽痛还需注意半夏散及汤证与麻黄附子甘草汤证，少阴病的判定需要重视既往和当下的身体状态。体质虚弱者，以及平素易头晕目眩、心悸失眠、烦躁不安者，在高血压、心脏病发作以及肿瘤放化疗期间，均应慎用本方。

小青龙汤

【推荐处方】生麻黄10g，桂枝10g，细辛10g，干姜10g，生甘草10g，白芍10g，五味子10g，姜半夏10g。水煎，分 2~3 次温服。

【适用病症】适用于内有水饮的外感风寒证，症见恶寒，或伴发热，内有寒饮，故有咳喘，涕痰多而清稀，舌苔水滑。本证的咳嗽，有的表现为夜间咳甚，有的患者不喘。干咳、呛咳亦有属外寒内饮证者，用本方效亦佳。

【应用参考】适用本方的患者面色多青灰，绝少面红光亮者，通常表现为恶寒或发热鼻塞，涕清，咳嗽痰稀，或呛咳无痰，咽痒，咽不红不肿，或咳喘，面色黄黯或青灰，舌苔白润水滑。烦躁口干者，加生石膏，名小青龙加石膏汤；精神萎靡、面色晦暗者，加制附子。药后寒去热退，咳减喘平后，应及时转方，可改方苓甘五味姜辛夏仁汤或苓桂剂等善后调治。体弱心悸喘促者，应去麻黄，加杏仁、茯苓，并及时转方善后。本方服用方法和注意事项参考葛根汤。

大青龙汤

【推荐处方】生麻黄15~30g（先煎），桂枝10g，炙甘草10g，杏仁15g，生姜15g，大枣20g，生石膏50g（先煎）。水煎，分 2~3 次温服。得汗即停服。

【适用病症】适用于感冒高热、无汗、烦躁、体温大多在38.5℃以上、皮肤干燥、眼睛充血、头痛、烦躁、脉象浮滑数有力的体格壮实者。

【应用参考】适用本方者大多肌肉丰满结实，不易出汗，营养状态较好。感冒高热，大多有寒冷强烈刺激的诱因。本方发汗作用甚强，服药以后往往汗出如洗，然后热退身凉脉静，不得汗则无效。为保证用药安全，必须注意以下几点：①得汗即止；②严格掌握适用人群，有汗、脉象微弱之人不能服用本方，年老体弱、产妇、久病大病患者，或心功能不全者，或低血糖、失眠者，高血压、糖尿病、肺结核低热等患者，均不宜使用本方。本方必须在饭后服用，空腹不宜服。服用后若出现明显的心悸、虚弱感，以桂甘龙牡汤类方救误，并嘱饮用糖水、喝粥，或嚼食桂圆肉、大枣等。

小柴胡汤

【推荐处方】柴胡 20g，黄芩 10g，姜半夏 10g，党参 10g，生甘草 5g，生姜 15g，大枣 20g。水煎，分 2 次温服。

【适用病症】本方是治疗发热性疾病的基本方，为治疗病毒性感冒的常用方。许多女性常常在月经期或产褥期感冒发热，或一些患者感冒以后体力恢复慢，并发症较多，兼有上述部分症状，也适用本方。

【应用参考】本方用于感冒见以下症状者：①发热，汗微出热不退或热退不清，或寒热往来；②伴随症状多，患者有胸部及上腹部满闷感、口苦、咽喉干、头昏、咳嗽、烦躁、恶心呕吐、食欲减退等。本方有清热透邪的功效，特别是柴胡，大剂量服用时退热作用更加明显。手足口病、水痘、轮状病毒性肠炎、腮腺炎等所伴随的发热，也适用本方。感冒发热者，柴胡应取大量，通常单剂用 25g 以上，以柴胡根为佳，并可根据病情日服 2~4 次，以得汗为度；恶心呕吐者服药量不宜过大，宜去渣再煎浓缩后服；本方不宜长期大量服用，发热性疾病通常给予 1~2 日量。肝肾功能不良者慎用本方。发热咽痛、淋巴结肿大者，加连翘 30~50g；扁桃体炎或扁桃体脓肿者，加桔梗 10g、生石膏 30g；反复感冒、咳嗽痰多、腹胀者，合半夏厚朴汤；身痒或有五官过敏现象者，加荆芥、防风；如伴恶寒发热无汗、颈项拘紧头痛等太阳表实证者，可合葛根汤；口苦舌燥者，再加石膏；肩背、关节疼痛伴自汗者，合桂枝汤，即柴胡桂枝汤；身困体重、小便不利、舌苔厚腻白者可合五苓散；胃脘胀、纳呆口腻、舌苔厚腻白者，合平胃散，即柴平煎；发热迁延不愈，舌苔厚腻如积粉者，需合达原饮；胸闷胁痛、咽喉或食管有异物感、精神不安定、食欲不振、恶心呕吐、苔白腻者，合半夏厚朴汤；咳嗽痰黏，伴胸胁苦满及心下压痛者，合小陷胸汤。

大柴胡汤

【推荐处方】柴胡 20~30g，黄芩 15g，制半夏 15g，枳壳 20g，白芍 15g，制大黄 10g，生姜 25g，大枣 20g。水煎，分 2 次温服。

【适用病症】本方主治少阳伴热结在里证，常发生于体格壮者，表现为上身宽厚、颈部粗短、上腹部饱满，按之硬或痛，易胀气、嗳气、口苦口干，易恶心呕吐、反酸烧心、大便干，舌苔厚，情绪易激，易患消化系统疾病和心脑血管疾病。感冒、流行性感冒、气管炎、肺炎等疾病表现为大柴胡汤证时，亦可选用本方治疗。

【应用参考】发热、口干舌燥者，加石膏；有咽喉异物感者，合半夏厚朴汤；痰稠难咯者，合排脓散；胸痛、痰黄、便秘者，合小陷胸汤。体质虚弱、消瘦、贫血者慎用。

麻黄细辛附子汤

【推荐处方】麻黄 10g，细辛 10g，制附子 10g。水煎，分 2 次温服。

【适用病症】适用于感冒症见头痛、发热、无汗、暴哑失音、咽喉疼痛、腰痛等，常规服用退热药与抗生素无效，或发热而不思水，或鼻涕如水。

【应用参考】本方适用于素体阳虚复感外寒者，适用本方的患者主要特征有：一有严重恶寒感，背部发冷是特征；二有极度疲倦感，无精打采，声音低弱，望诊可见其面色黄黯，咽喉淡红不肿，舌淡，苔水滑，脉沉迟。无以上指征者慎用。心功能不全、高血压患者慎用。面色白、心悸动，或消瘦、食欲欠佳者，加桂枝、甘草、生姜、大枣，名桂枝去芍药加麻黄细辛附子汤，可减毒增效；感冒伴腰腿痛者，加芍药 30g、甘草 10g；大便溏者加白术、茯苓；腰部沉重、神疲乏力者，合甘姜苓术汤。本方不宜空腹服用，服后可先全身发热，继而汗出而愈。汗出后即可停用，不必尽剂。本方只能用汤剂，不可用粉末。方中麻黄、附子、细辛均有毒性，但经过煎煮以后，其毒性明显减轻。本方不可长期大量使用，一般得效以后可停用或减少用量。

桂枝加附子汤

【推荐处方】桂枝 10~20g，白芍 10~20g，生甘草 10g，制附子 10~15g（先煎），生姜 15g，大枣 30g。水煎，分 2 次温服。

【适用病症】本方亦属太少两感类治方，是治疗夹阴伤寒的常用方、代表方，适用于桂枝汤证见汗出不止、怕冷身痛者，还常用于治疗感冒引发哮喘、变态反应性鼻炎见鼻涕或痰液清如水、量多、全身怕冷者。

【应用参考】本方是治疗阳虚体质者感冒的高效方，老人与极度疲劳者，误用发汗药的感冒患者，感冒伴有心动过缓、心肌炎、腰腿痛者多见本方证。本方服后需要按照桂枝汤法调护。

葛根芩连汤

【推荐处方】葛根 40g，黄连 10g，黄芩 10g，生甘草 10g。水煎，分 2~3 次温服。

【适用病症】适用于感冒见高热、头痛、汗出热不退、面红气促如喘者，或伴有腹泻、大便热臭呈喷射状、肛门灼热发红、唇口干燥、脉滑数者。

【应用参考】适用本方者多为体格比较壮实的儿童，面红、多汗、气喘、脉数是其特征。发热加柴胡 20g；腹痛加白芍 15g。

᪵ 讨论 ᪶

不同体质的人在感受外邪后可有不同类型的表现。麻黄体质者易出现发热恶寒、头身疼痛、无汗而喘、脉浮紧之风寒表实证，用麻黄汤治疗；这类体质的人患风寒表实证，常伴有明显的颈项腰背拘紧感，可用葛根汤治疗。如风寒表实兼有寒饮而咳喘者，可用小青龙汤治疗；如患者年老体弱，阳虚外感风寒之太少二感，可用麻黄细辛附子汤或桂枝加附子汤来治疗，前者严重恶寒感及极度疲劳感突出，后者汗多怕风、肤白脉弱比较明显。夹阴伤寒的病位在少阴，可兼及太阳、太阴，甚至厥阴，而少阴阳气在病程中至关重要，其振奋与否决定着病势的进退顺逆；若柴胡体质偏体弱，外感出现少阳证者，可用小柴胡汤或柴胡桂枝汤治疗，而体格较壮实之大柴胡汤体质者外感，出现少阳证兼内有热结者，可考虑使用大柴胡汤治疗；对柴胡体质没有虚象，发生病毒性感冒，发热持续不退，可用四味退热汤治疗。需要注意的是，证在当下，上述方药取效后或无效者通常需要及时转方或重新辨治。《伤寒论》"辨不可发汗病脉证并治第十五"与"辨可发汗病脉证并治第十六"需要每个医生认真阅读，汗法的禁例须熟记。

咳喘

咳喘是临床最为常见的病症之一，包括急慢性支气管炎、支气管哮喘以及肺气肿、支气管扩张等呼吸道疾病。

急性支气管炎起病时可出现鼻塞、流涕、咽喉痒、咽痛，甚至声音嘶哑，也可伴有恶寒、发热、乏力、肌肉酸痛、胸痛等，咳嗽程度轻重不一，严重者可影响睡眠，咳痰量不多、色白、微黄、较黏稠。病程通常为 1 周，少数达半个月以上。

慢性支气管炎是支气管及其周围组织的慢性非特异性炎症。如果每年咳嗽咳痰或喘息的时间超过 3 个月，持续 2 年以上，并且多发于冬季，除外其他心脏和肺部疾病，就可以诊断为慢性支气管炎。我国北方，尤其是农村发病率最高。中老年人易患此病，且男多于女，病程通常进展缓慢。早期主要是冬季咳嗽，咳白色泡沫痰或黄痰，夏季缓解。如果病情得不到控制，可发展为常年不断地咳痰，以白色泡沫痰为主，如继发感染可出现黄色或绿色脓痰，发展到最后可演变为慢性阻塞性肺气肿及慢性肺源性心脏病。

支气管哮喘是全球性常见病。哮喘的发病机制比较复杂，除涉及过敏原外，还与个人和环境因素有关。本病发病前可表现为鼻痒、打喷嚏、流鼻涕、咳嗽等先兆症状，继而出现呼气性呼吸困难，伴有肺内哮鸣音，痰多黏稠，不易咳出。本病常在夜间或清晨发作。不发病时，患者宛如常人。

经方治疗咳喘经验丰富，咳喘分寒、热、虚、实，从体质切入，是其特色。对应不同个体特征和病证，治疗咳喘常选用下列经方。

小青龙汤

【推荐处方】生麻黄10g，桂枝10g，细辛10g，干姜10g，生甘草10g，白芍10g，五味子10g，姜半夏10g。水煎，分2~3次温服。

【适用病症】本方是治疗咳喘最常用的方剂，广泛应用于如外感咳嗽、急慢性支气管炎、支气管哮喘、慢性阻塞性肺气肿中，适用者通常体格不虚弱，典型者有"青龙水""干姜舌"、背部冷的特点。

【应用参考】本方适用于咳喘兼恶寒，特别是背部怕冷，无汗或不易出汗者。其人口不渴，痰液清稀、量多，或痰液形如泡沫或蛋清，色较透明，落地如水。以上症状，在支气管哮喘、慢性支气管炎、肺气肿患者中多见。患者体质状况通常一般，偏瘦，面色多青白或青灰，绝少面红光亮者，眼袋、嘴唇黯淡不红，舌苔水滑，平时畏寒喜暖。如烦躁、失眠、舌红、脉数者，慎用本方。痰液清稀或白痰中稍显黄色是兼少许郁热，不必加减，径用本方即可透散；若痰黄稠成块者，可考虑加柴胡、黄芩；一痒即咳之余邪未尽，纳差、苔腻、舌质不嫩者，合用半夏厚朴汤；外感咳嗽夜间加重明显者加制附片；遇热即咳者不可认为有热邪，燥热不著、舌尖不红者径用小青龙汤；烦躁、口干者加石膏；体弱、心悸喘促，或支气管哮喘持续状态，以及肺源性心脏病、肺气肿发作时，去麻黄，加茯苓、杏仁、山茱萸；支气管哮喘慢性期，见面色黄、肌肉松弛、浮肿者，加玉屏风散；长期服用激素，面色晦暗者，加制附片、龙骨、牡蛎、山茱萸、鹿角胶等。服用小青龙汤后，患者如觉口渴，身体微汗出，为佳象。

小柴胡汤

【推荐处方】柴胡 20g，黄芩 10g，姜半夏 10g，党参 10g，生甘草 5g，生姜 15g，大枣 20g。水煎，分 2 次温服。

【适用病症】适用于急性支气管炎、毛细支气管炎、肺结核、胸膜炎、咳嗽变异性哮喘、支气管哮喘等。只要全身状况较好，重要脏器无受损者，即可使用。发热、咳嗽持续多日，恶心呕吐或食欲不振者首选本方。

【应用参考】久咳、抗生素治疗无效、咳嗽变异性哮喘者合半夏厚朴汤；痰清稀如水者，加干姜 10g、五味子 10g；肺部感染、咳痰黄稠者合小陷胸汤；咽喉痛、干咳者，加桔梗 10g；扁桃体肿大、发热汗多者，加生石膏 30g；淋巴结肿大者，加连翘 30g；咯血者，加生大黄 5g、黄连 5g；肺癌，发热、胸水者合五苓散；咽痒明显者加防风、荆芥；咳嗽剧烈、气道挛急者加枳壳、白芍。肝肾功能不良者慎用，通常给予 7 日量，症状缓解后可继续原方小剂量服用。

半夏厚朴汤

【推荐处方】姜半夏 15~25g，茯苓 20g，厚朴 15g，苏叶 10g，生姜 15g。水煎，分 3~4 次温服。

【适用病症】适用于咳喘伴咽喉有异物感，黏痰多，胸闷腹胀，舌苔腻的急慢性支气管炎、咽喉源性咳嗽、支气管哮喘等疾病患者。

【应用参考】本方适用于颈部到面部浮肿而频发咳嗽，因而呼吸困难或痰如泡沫样者。本方治疗咽喉痒、干咳无痰的咽喉源性咳嗽，宜日服 4~5 次效果方佳。咽痒咽干、咳嗽少痰者，合桔梗汤；咳喘，伴失眠、焦虑、胸闷、出汗者，宜加栀子、黄芩、连翘、枳壳；久咳迁延反复者合小柴胡汤；病程较长，反复发作，咳喘气急，痰稀白量多，呼多吸少，腰腿软弱，舌苔白滑或白腻者，宜合用苏子降气汤。

麻杏甘石汤

【推荐处方】麻黄 10~20g，杏仁 10~15g，石膏 20~100g（先煎），生甘草 5~10g。水煎，分 2 次温服。（成人剂量）

【适用病症】适用于汗出而喘，汗出量不大，但按之皮肤湿润、不灼热，易出汗者，其人表现为口渴不恶寒，或恶热喜冷饮，痰液、鼻涕黏稠，口干口苦等内热的病毒性肺炎、支原体肺炎、小支气管肺炎、支气管哮喘、急性支气管炎、慢性支气管炎等疾病。

【应用参考】适用本方的患者大多身体状况较好，毛发油亮，皮肤大多比较粗糙，面部或眼睑可见轻度浮肿。体弱者慎用。咽喉痛者，加桔梗 10g；咽喉痛、痰黄质黏者加黄芩、桔梗；胸闷、烦躁者加生栀子、连翘；胸闷、痰黄黏稠、大便干结者合小陷胸汤。通常给予 1~3 日的剂量，因含有麻黄，小儿佝偻病、心脏病以及体弱者慎用。

茯苓甘草五味干姜细辛汤

【推荐处方】茯苓 20~40g，生甘草 10g，五味子 5~10g，干姜 10~15g，细辛 5~10g。水煎，分 3 次温服。

【适用病症】适用于表现为呛咳阵作，气上冲明显，遇冷更咳，干咳或咳清稀泡沫痰，胸满，口不渴，或渴喜温饮，饮水少或饮后不舒，大便稀，舌淡胖苔白滑，脉弦等的外感咳嗽、咽源性咳嗽、咳嗽变异性哮喘、急慢性支气管炎、哮喘、肺气肿等疾病。

【应用参考】本方也可用于无痰的咳喘患者，辨识的关键在于发病之前有受寒饮冷史，久用清解剂、抗生素等治疗无效，甚至加重。头晕、恶心呕吐者加制半夏；喘或胸闷明显或颜面虚浮者加杏仁；面红、苔黄、便干者加大黄。本方与小青龙汤均有干姜、细辛、五味子、甘草 4 味药，两方证均有胸闷喘逆、咳嗽痰稀、苔白滑。小青龙汤含麻黄、桂枝，小青龙汤证兼表，本方证则纯为里饮证，但也常作小青龙汤证表解后的续方。本方证的痰、涕均清稀量多，与苏子降气汤证、半夏厚朴汤证相类似。

大柴胡汤

【推荐处方】柴胡 20g，黄芩 15g，姜半夏 15g，枳壳 20g，白芍 15g，制大黄 10g，生姜 15g，大枣 20g。水煎，分 2 次温服。

【适用病症】临床用于支气管哮喘、肺部感染、支气管炎等咳喘伴有嗳气、上腹部胀痛或反流、口干苦、便秘者。

【应用参考】适用本方者体格多强健，进食后腹胀或加重气喘，上腹部按压硬满疼痛，咳喘夜间加剧者居多，大便干结，舌苔厚，大多伴有胃及食管反流或胃动力障碍。如无上述指征者，慎用本方。腹胀、嗳气者，合半夏厚朴汤；吐黄痰、烦躁者，加黄连；胸闷痛、便秘者再加全瓜蒌；胸胁苦满严重、便秘、烦躁失眠、少腹部疼痛、舌质黯者，合桂枝茯苓丸；胸闷痛、痰黏稠难咯者，配合排脓散。服用本方后出现畅便为佳，如大便每日超过 3 次，可减量服用。治疗期间要少吃油腻、甘甜及煎炸食品，本方通常给予 7 日量，病情稳定后可减量以巩固疗效。

桂枝茯苓丸

【推荐处方】桂枝 15g，茯苓 15g，赤芍 15g，牡丹皮 15g，桃仁 15g。水煎，分 2~3 次温服。

【适用病症】适用于支气管哮喘、慢性阻塞性肺疾病、肺动脉高压、胸膜炎、胸腔积液、间质性肺炎、肺纤维化、反复肺部感染等见面黯红、胸闷痛、唇紫舌黯者。

【应用参考】本方有活血化瘀的功效，能改善心肺供血。适用本方者大多面红或紫红，腹部充实，左下腹触及抵抗感，或有压痛，头痛昏晕，失眠，烦躁，动悸，舌质黯或有瘀点。部分患者服药后会出现腹泻，可饭后服用或减量。孕妇慎用或忌用。胸闷痛、久咳憔悴者，加当归 15g、川芎 15g、丹参 15g；胸闷腹胀、面油者，加陈皮 20g、枳壳 20g、生姜 20g；腹胀便秘者加制大黄 10g；胸闷、便秘者，加枳壳 20g、薤白 20g、全瓜蒌 30g。病情稳定后也可加丹参、川芎，按照传统做成蜜丸服用。

木防己汤

【推荐处方】粉防己 15~20g，生石膏 30~50g，桂枝 10~15g，人参 10~15g。水煎，分 2 次温服。

【适用病症】肺源性心脏病、风湿性心脏病、渗出性心包炎等心肺疾病出现慢性心功能不全导致的气喘、憋闷，动辄加重者适用。

【应用参考】肺源性心脏病桶状胸者，合茯苓杏仁甘草汤；若木防己汤取效后病情反复，且体格不弱者，去石膏，加茯苓、芒硝，即木防己去石膏加茯苓芒硝汤。本方证多为严重的器质性病变，使用本方虽能改善病情，但需采取其他综合措施治疗并及时转方。本方证以实证为多，此方不宜用于身体衰弱或脉浮弱、结代者。心功能不全者，宜选用红参或生晒参；本方中防己的品种应采用防己科粉防己的根，木防己为马兜铃科广防己，因含有易致肾功能损害的马兜铃酸而不宜使用。

∽ 讨论 ∽

本篇咳喘主要涵盖了《中医内科学》中咳嗽、喘病、哮病、肺胀、肺痈、肺痿等病篇。西医学中慢性支气管炎、慢性阻塞性肺疾病、支气管哮喘、慢性肺源性心脏病、慢性咳嗽等疾病的治疗均可参考。本篇与外感篇请相互参看。

咳嗽临床处理要点，需要注意寻找咳嗽的诱因，把握咳嗽的时间与性质，明确咳嗽的西医学诊断，注意咳嗽的方证鉴别。从体质角度来看，麻黄体质的咳嗽治疗以麻黄汤、三拗汤、麻杏甘石汤为主，或合半夏厚朴汤。桂枝体质的咳嗽治疗以桂枝加厚朴杏仁汤加减为主。柴胡体质的咳嗽或咳嗽时间迁延者考虑用小柴朴汤、柴胡桂枝汤、大柴朴汤等治疗。半夏体质的咳嗽治疗以半夏厚朴汤、温胆汤、除烦汤为主。因寒初咳、咽部不适急用桔梗汤、半夏散及汤。因过敏性咽炎久咳不适，考虑以桔梗汤、麦门冬汤、半夏厚朴汤治疗为主。咳嗽迁延者考虑以大小柴朴汤、柴胡桂枝汤治疗为主。发热伴热咳者首先考虑应用麻杏甘石汤、千金苇茎汤。

哮喘临床处理要点，注意尽可能寻找哮喘的诱因、把握哮喘发作的性质与规律，并要与患者建立有效的沟通，引导患者与家庭成员重视哮喘持续发作的严重性，使其掌握急救处理常识非常必要。注意哮喘的方证鉴别，从体质角度来看，麻黄体质的哮喘治疗以小青龙汤、小青龙加石膏汤、厚朴麻黄汤、射干麻黄汤、麻杏甘石汤、越婢加半夏汤等为主。桂枝体质的哮喘以桂枝加厚朴杏仁汤加干姜、细辛、五味子，或合用四逆汤治疗。柴胡体质的哮喘以小柴朴汤、大柴朴汤、大柴胡汤合桂枝茯苓丸或加石膏、大柴胡汤合栀子厚朴汤或合小陷胸汤为多用。半夏体质的哮喘治疗可以半夏厚朴汤、苏子降气汤、延年半夏汤等合用他方，或以温胆汤、除烦汤为主。泽漆汤是小柴胡汤变方，临床亦有应用机会。在一些体格不弱、病情迁延的患者中，也需要注意瘀血喘的情况，采用桂枝茯苓丸治疗，而一些体格不弱、心衰的心源性哮喘，要注意木防己汤的应用。

咳喘缓解后需要及时转方，并重视后续固本治疗，例如应用小青龙汤后以苓甘五味姜辛汤系列方调护，而建中汤系列方、香砂六君子汤、薯蓣丸、金匮肾气丸等可用来巩固疗效，以增强体质，减少、防止复发。

肺结节病

肺结节病是一种原因不明的多系统、多器官的肉芽肿性疾病，常侵犯肺、双侧肺门淋巴结、眼、皮肤、肝、脾等处，其胸部侵犯率高达80%~90%。影像学表现为直径 ≤ 30mm 的局灶性、类圆形、密度增高的实性或亚实性肺部阴影，可为孤立性或多发性，不伴肺不张、肺门淋巴结肿大和胸腔积液。

发病原因可能和空气污染、炎性病变或纤维、增殖等改变、遗传因素、结核杆菌感染有关，多数学者认为细胞免疫功能和体液免疫功能紊乱是肺结节病的重要发病机制。发病前常有反复感冒、鼻炎发作、慢性迁延性咳嗽等病史，常伴咽部异物感、堵塞感、咽痒咳嗽、胸闷、胸痛，甚者咯血，以及抑郁、失眠、紧张焦虑等精神神经症状。少数患者没有明显症状，仅在影像学体检中发现。男女患者比例无明显差异，青壮年多见。

肺结节病属中医学"痰核""痰注"范畴，认为多属肝郁、气滞、血瘀、水饮、寒凝、脾虚、痰凝、痰热、痰瘀互结等导致。肺结节病通过个体化经方治疗，注重体质状态与方证表现，多可取得良好疗效。常用方治如下。

大柴胡汤

【推荐处方】柴胡 15~30g，黄芩 15g，姜半夏 15g，枳壳 20g，白芍 15g，大黄 10g，生姜 15g，大枣 30g。水煎，分 2 次温服。

【适用病症】适用于体格壮实的肺结节病患者，常表现为呼吸系统疾病和消化系统疾病共患，除咳嗽、咯痰、胸闷外，常有反流，口苦，恶心，呕吐，便秘。

【应用参考】胸痛、咳嗽、痰黄而黏、便秘者，合小陷胸汤。胸闷、胸痛、腹胀者，合枳实薤白桂枝汤。烦躁、心下痞、痰中带血或咯血者加黄连。过敏症状严重时加荆芥、防风。

四逆散合半夏厚朴汤

【推荐处方】柴胡 15g，炒白芍 15g，炒枳壳 15g，生甘草 10g，姜半夏 15g，厚朴 15g，茯苓 15g，苏叶 10g，生姜 10g。水煎，分 2 次温服。

【适用病症】适用于易紧张焦虑、抑郁、失眠、惊恐、脉弦、腹紧、精神压力大的年轻人，常由影像检查发现肺结节，可合并甲状腺结节、乳腺结节。

【应用参考】女性患者见面部色斑、浮肿貌，或下肢轻度浮肿、月经量少、痛经、少腹压痛者，合当归芍药散。

柴胡桂枝干姜汤

【推荐处方】柴胡 20g，桂枝 15g，干姜 10g，天花粉 15g，黄芩 10g，牡蛎 10g，生甘草 5g。水煎，分 2 次温服。

【适用病症】适用于伴有疲劳、易汗、烦渴、大便不成形的肺结节病患者，其人操劳过度，身心疲惫，咳嗽迁延不愈，经抗生素治疗无效，常合并淋巴结肿大或甲状腺结节。

【应用参考】常合半夏厚朴汤或加玄参、浙贝母应用。

柴胡加龙骨牡蛎汤

【推荐处方】柴胡 15g，姜半夏 10g，党参 10g，黄芩 10g，茯苓 10g，桂枝

10g，龙骨 10g，牡蛎 10g，制大黄 10g，生姜 15g，大枣 20g。水煎，分 2 次温服。

【适用病症】适用于伴有抑郁或焦虑、失眠、疲劳、胸闷、烦惊、两胁下按之有抵抗感或僵硬的肺结节病患者，多见于因久病、衰老、生活工作不顺心、长期精神压力过大，导致精神神经、免疫系统功能失调者。

【应用参考】偏瘦者或大便不成形者去大黄，加甘草；心烦、胸闷腹满者合栀子厚朴汤。

泽漆汤

【推荐处方】泽漆 30~60g，黄芩 10g，姜半夏 15g，人参 10g，生甘草 10g，桂枝 10g，拳参 15g，白前 15g，生姜 15g。以水 1200~1500ml，煮沸后调文火再煎 60 分钟，取汤液 300~350ml，分 3~5 次温服。

【适用病症】适用于肤黄面浮、眼袋明显、顽固性咳嗽迁延日久、凌晨或起床后咳嗽加重、痰色黄白相间，或合并淋巴结肿大、胸水，脉沉或沉弦者。磨玻璃结节患者多用此方。

【应用参考】肺结节边界模糊，可疑为恶性者，加石见穿；过敏症状明显者加荆芥、防风。

⌒ 讨论 ⌒

（1）肺结节病患者多有情志不舒、多疑多虑、抑郁、焦虑、紧张等精神情绪问题，除用适宜的经方治疗外，还要给予其必要的心理疏导，鼓励其进行适当的锻炼以减压。

（2）临床常用的经方有大柴胡汤、柴胡加龙骨牡蛎汤、柴胡桂枝干姜汤、四逆散。咽痒，咽部有异物感，咳嗽，胸闷，食后腹胀者，合半夏厚朴汤；咽干咽痛，舌红，合并甲状腺结节、乳腺结节或淋巴结肿大者，加玄参、浙贝母；面黯，或腹部充实、左下腹有压痛者，或下肢有静脉曲张者，合桂枝茯苓丸；实性结节者常需合方桂枝茯苓丸。

（3）肺结节病治疗的疗程相对较长，常需 3~6 个月，可间断服药；因疾病本身易受情绪刺激及多种因素影响而反复，疗程可能更长，需要事先和患者进行良好的沟通。

（4）肺结节病患者经过规律经方治疗后，原有的鼻炎、咽炎、慢性支气管炎常一并临床治愈，体质也得到改善，彰显了经方的魅力。

（5）本章节围绕"肺结节病"进行阐述。无论是明确诊断的"肺结节病"还是影像学检查出的"肺结节"，辨证施治不是依据其西医病症名称和发病机制遣方用药，仍系从患者整体出发，身心同调，察其体质，辨其方证。"肺结节"请参考本章节进行辨治。

胸闷

胸闷是指自觉胸中堵塞不畅、满闷不舒，又称胸满。临床所见胸闷也可兼有胸胀或胸痛。

胸闷是一种主观感受，分为功能性和病理性。功能性胸闷可见于躯体功能性症状，和情绪、精神压力及抑郁、焦虑有关，西医学检查无明显的器质性病变；病理性胸闷可见于心、肺、胃、食管等疾患，如冠心病、心绞痛、心肌梗死、心肌炎、慢性阻塞性肺疾病、肺源性心脏病、哮喘、胸腔积液、胃食管反流等。临床在明确西医学诊断的基础上，可参照以下方证进行辨证处方。

四逆散

【推荐处方】柴胡 15g，白芍 15g，枳壳 15g，甘草 5~10g。水煎，分 2 次温服。

【适用病症】适用于功能性胸闷，胸闷常连及两胁满闷不舒，叹气后或深呼吸为快，症状在精神压力大、情绪紧张或生气后加重。

【应用参考】咽喉有异物感、腹胀、嗳气者，合半夏厚朴汤；烦躁、不眠、腹胀者，合栀子厚朴汤；面色发青、头痛、失眠、心烦、痛经者，加川芎、当归、桃仁、红花；面红、便秘、少腹痛、皮肤干燥者，合桂枝茯苓丸。四肢冷、面色白、精神萎靡、脉沉者慎用本方。

小柴胡汤

【推荐处方】柴胡 15g，黄芩 10g，姜半夏 10g，党参 10g，生甘草 5g，生姜 15g，大枣 30g。水煎，分 2 次温服。

【适用病症】适用于胸闷常连及两胁满闷不舒、反复迁延、纳食不振者。

【应用参考】胸闷见于发热迁延、热退不净、自汗者，合用桂枝汤；伴咽部或胸骨后不适，痰多或多涎者，合半夏厚朴汤；胸闷见于咳喘迁延不愈、咯少量白黏痰者，加干姜、五味子；伴咳嗽痰黏、心下压痛者，合小陷胸汤。本方的适用人群以柴胡体质者多见，胸胁部症状较多，或胸闷痛，上腹部或两胁下按之有抵抗感和不适感。临床上还有一种小柴胡汤证类似证，以妇女多见，其人状态偏虚，有轻度胸胁苦满，容易疲乏，并伴有各种神经症状，表现为胸闷气短、眩晕、失眠、易怒、颜面潮热、月经失调等，可改用《太平惠民和剂局方》的丹栀逍遥散。

柴胡加龙骨牡蛎汤

【推荐处方】柴胡15g，姜半夏10g，党参10g，黄芩10g，茯苓10g，桂枝10g，龙骨10g，牡蛎10g，制大黄10g，生姜15g，大枣20g。水煎，分2次温服。

【适用病症】适用于伴有抑郁、失眠的胸闷者，其人胸满常伴有抑郁、失眠、心悸心慌、头晕乏力、身重等多种多样的自觉症状，两胁下按之有抵抗感，脉弦有力。

【应用参考】有高血压、烦躁而心下痞者，合三黄泻心汤；大便稀溏者可去大黄；焦虑不安、胸闷腹胀者，合栀子厚朴汤；腹胀、嗳气、咽部有异物感者，合半夏厚朴汤；脑梗死或烦躁失眠、面黯红、舌紫者，合桂枝茯苓丸；烦躁、少腹部疼痛、便秘者，合桃核承气汤。原方铅丹可酌情用磁石、代赭石、青礞石、琥珀等代替。本方主治的胸闷患者多属于敏感型，具有神经性色彩，症状易反复，情绪易波动，故治疗时须配合适当的心理疏导。

大柴胡汤

【推荐处方】柴胡20~40g，黄芩15g，姜半夏15g，枳壳20g，白芍15g，大黄10g，生姜15g，大枣30g。水煎，分2次温服。

【适用病症】适用于体格胖壮者的胸闷，常伴见恶心或呕吐、腹胀、心下按之满痛，多有嗳气、反酸烧心、口苦便秘等，苔厚。

【应用参考】烦躁、心下痞、有出血倾向者加黄连；焦虑、腹满胀气者合栀子厚朴汤；咽部有异物感、腹胀、嗳气者合半夏厚朴汤；胸痛、痰黄、便秘者合小陷胸汤；面部充血、小腹压痛、小腿皮肤干燥、舌黯者合桂枝茯苓丸；哮喘、痰稠难咯者，配合排脓散。症状明显减轻后，可减量或间断性服用。体质虚弱、消瘦、贫血者慎用。

半夏厚朴汤

【推荐处方】姜半夏25g，茯苓20g，厚朴15g，苏叶10g，生姜25g。水煎，分3~4次温服。

【适用病症】适用于无明显器质性病变的功能性胸闷，常伴有咽部有异物感、腹胀、苔腻。

【应用参考】适用本方的患者无明显虚弱，身心比较敏感，症状易反复，情绪易波动，故治疗时须配合适当的心理疏导。痰多呕甚或惊恐、焦虑、失眠严重者，重用半夏、生姜；眩、悸、小便不利或水肿，或胃内有振水音者，重用茯苓；

胸闷、腹胀、舌苔厚腻者，重用厚朴；胸闷、腹胀、四肢冷、便秘者，合四逆散；失眠、眩悸者，合温胆汤；烦躁失眠、汗多、胸闷腹胀者，加栀子、枳壳、黄芩、连翘。

桂枝茯苓丸加丹参川芎方

【推荐处方】桂枝 15g，茯苓 15g，牡丹皮 15g，桃仁 15g，赤芍 15g，丹参 15g，川芎 15g。水煎，分 2 次温服。

【适用病症】适用于心肺疾病或高黏滞血症表现为瘀血证的胸闷，常伴胸痛或头痛、腰腿痛，便秘，面色黯红，体格不弱，舌质黯或舌下静脉瘀紫。腹诊见下腹部较为充实或有压痛。

【应用参考】便秘腹痛者，加大黄；腰腿痛者，加怀牛膝；进食后腹胀嗳气、心下按之满痛者，合大柴胡汤；抑郁、失眠者，合柴胡加龙骨牡蛎汤。体质虚弱者，食欲不振、易恶心、腹泻者，孕妇，月经过多以及凝血机制障碍者均应慎用本方。

枳实薤白桂枝汤

【推荐处方】枳实 30g，薤白 20g，桂枝 10g，厚朴 15g，全栝楼 30g。水煎，分 2 次温服。

【适用病症】适用于冠心病胸闷者，常伴胸背疼痛，呼吸不畅，脘闷腹胀，大便不畅，舌苔厚腻。

【应用参考】临床常与瓜蒌薤白白酒汤、瓜蒌薤白半夏汤合用以增强疗效。咽部有异物感、咳嗽痰多者合半夏厚朴汤；咳嗽黄痰、心下按之痛者合小陷胸汤。若四肢不温，精神倦怠，语声低微，大便溏薄，脉迟，非本方证，要考虑使用人参汤。

❧讨论❧

胸闷只是一个症状，中医学多考虑诊断为"胸痹"，治疗的处方很多，以上仅供参考。在伴见胸痛时，需要尽早明确病因，高度重视各类型冠心病的排查与诊断，避免误诊与漏诊。

心悸

心悸，俗称心慌，是指患者自觉心跳不适、心慌，伴有心前区不适感的一种病症。

心悸亦是一种症状，从西医学角度看，心悸多见于神经官能症、心脏神经官能症、各种心律失常、冠心病、高血压性心脏病、肺源性心脏病、心功能不全以及贫血、低钾血症、甲状腺功能亢进症等疾病。

任何引起心律、心率或心肌收缩力改变的因素和心脏活动过度、神经敏感、焦虑、紧张等都可能引发心悸。引起心悸的原因有很多种，可以分为生理性因素和病理性因素。生理性因素是指剧烈运动，吸烟饮酒，饮浓茶、咖啡和服用某些药物等；病理性因素是指由贫血、甲状腺功能亢进症、低血糖、器质性心脏病等引起。临床上需要注意鉴别心悸的病因，明确西医学诊断。常用方治如下。

半夏厚朴汤

【推荐处方】姜半夏 25g，茯苓 20g，厚朴 15g，苏叶 10g，生姜 25g。水煎，分 3~4 次温服。

【适用病症】适用于精神神经性的发作性心悸，多见于神经官能症、心脏神经官能症，患者自觉心悸不安，但听诊往往无明显异常，西医学检查无明显器质性病变，其人神情紧张或焦虑，或伴咽部异物感、胸闷、肢麻、失眠等。

【应用参考】痰多呕甚或惊恐、焦虑、失眠严重者，重用半夏、生姜；眩、悸、小便不利或水肿，或胃内有振水音者，重用茯苓；胸闷、腹胀、舌苔厚腻者，重用厚朴；胸闷、腹胀、四肢冷、便秘者，合四逆散；失眠、眩悸者，合温胆汤；烦躁失眠、汗多、胸闷腹胀者，合栀子厚朴汤加黄芩、连翘。

温胆汤

【推荐处方】姜半夏 15g，茯苓 15g，陈皮 15g，生甘草 5g，枳壳 15g，竹茹 10g，生姜 10g，大枣 15g。水煎，分 2 次温服。

【适用病症】适用于心慌伴头晕、失眠、噩梦、胆小易惊者，患者多有白大衣高血压、恐高、晕车等。

【应用参考】胸闷、烦躁、失眠、心率快者，加黄连；焦虑、腹胀者，合栀子厚朴汤；神情困倦、精神恍惚者，合酸枣仁汤。温胆汤证与半夏厚朴汤证鉴别，两方都能治疗非器质性病变之心悸，适用于生性敏感的患者。温胆汤证以心悸、胆小、失眠、眩晕为特征；半夏厚朴汤证以心悸不安、咽部有异物感、胸闷腹胀为特征。两方经常有合用的机会，可增强疗效。本方孕妇慎用。

柴胡加龙骨牡蛎汤

【推荐处方】柴胡 15g，黄芩 10g，姜半夏 10g，党参 10g，茯苓 10g，桂枝 10g，龙骨 10g，牡蛎 10g，制大黄 10g，生姜 10g，大枣 20g。水煎，分 2 次温服。

【适用病症】适用于伴有抑郁的心悸心惊，患者常体型偏瘦，神情抑郁，自觉症状主诉多，多伴有失眠，乏力畏冷，食欲不振，意欲低下，大便失调，胁下按之不适，脉弦。

【应用参考】焦虑不安、胸闷腹胀者，合栀子厚朴汤；腹胀、嗳气、咽部有异物感者，合半夏厚朴汤；脑梗死或烦躁失眠、面黯红、舌紫者，合桂枝茯苓丸。本方主治心悸者通常伴有失眠、抑郁或心理压力大，治疗时须配合适当的心理疏导。

桂枝加龙骨牡蛎汤

【推荐处方】桂枝 15g，白芍 15g，生甘草 10g，生姜 15g，大枣 20g，龙骨 15g，牡蛎 15g。水煎，分 2 次温服。

【适用病症】适用于胸腹动悸、易惊、失眠多梦、脉大而无力者。对有心脏器质性病变者的心悸也常有疗效。

【应用参考】肥满之人，或发热、恶寒、无汗者，或发热、烦躁、口渴引饮、舌红、苔干或黄腻者，当忌用或慎用本方。气喘汗多者，加人参、麦冬、五味子、山茱萸；食欲不振者，加山药、党参。

炙甘草汤

【推荐处方】炙甘草 20g，人参 10g，麦冬 15g，生地黄 20g，阿胶 10g（黄酒烊化），肉桂 15g，生姜 15g，火麻仁 15g，大枣 60g。水煎，分 2~3 次温服。

【适用病症】本方可用于治疗多种心悸，例如病毒性心肌炎、心脏瓣膜病、风湿性心脏病、甲状腺功能亢进性心脏病、心房颤动、心动过速、房室传导阻滞、病态窦房结综合征、心脏神经官能症等各种心脏相关性疾病引起的各种心律失常，表现为心慌、悸动感者；再如创伤性大出血、子宫出血、便血、尿血等出血性疾病导致的心悸伴贫血、消瘦者；还如各种恶性肿瘤、血液病等导致的恶病质或体质虚弱状态，以心悸、消瘦、贫血、便干为表现的消耗性疾病患者；此外还有肺癌、肺结核、肺气肿、肺源性心脏病、支气管哮喘等以心悸气短、咳嗽胸闷、消瘦为表现的患者等。

【应用参考】本方通常适用于羸瘦肤枯、贫血、大便干结的人群。服用本方同时，应加强饮食营养，多吃含有胶质的动物食品。服用本方出现腹胀、食欲不振，可减少服药量，如一剂药服 2~3 日。心悸严重、动则气促者加龙骨、牡蛎；贫血甚者加枸杞子；食欲减退者加山药、砂仁；恶心呕吐者加姜半夏；消瘦、乏力者加天冬。

真武汤

【推荐处方】茯苓 20g，赤芍 15g，生姜 15g，白术 15g，制附子 15~30g（先煎）。水煎，分 2 次温服。

【适用病症】适用于心、肾功能不全者的心悸，常伴见头眩，尿少，浮肿，精神萎靡，舌胖，脉沉细。

【应用参考】本方的应用要求辨证准确，制附片注意先煎减毒。唇舌黯淡者加肉桂；心功能不全、血压低者加红参、肉桂；心悸伴见汗出、失眠多梦、惊恐不安者合桂甘龙牡汤。

⁀ 讨论 ⁀

心悸有些属于功能性病变，有些则属于严重甚至是危重的疾病症状，心悸的诊治需要注意疾病的明确诊断和病情的及时评估以妥善给予处置。心悸患者在日常生活中要调节自己的情绪，减少精神压力，并适当休息，戒烟酒，忌浓茶、咖啡及辛辣刺激性食物。心悸经常和失眠、健忘、眩晕、耳鸣等症状一起出现，因此需要结合相关章节一起学习，贯通应用。临床上还有一类心悸的方证值得注意，即由贫血引起的心悸气短、头晕乏力、面色苍白、脱发、浮肿等症状，由苓桂术甘汤与四物汤合方组成的一张日本汉方——连珠饮用之切合有效。治疗心悸有显著效果的炙甘草汤，临床应用时需要注意把握炙甘草汤体质，即其人心动悸，大便干，人羸瘦，面憔悴，皮肤干枯，贫血貌。这种体质状态多见于大病以后，或大出血以后，或营养不良者，或极度疲劳者，或肿瘤患者经过化疗以后，患者精神萎靡，有明显的心动悸感，并常伴有期前收缩、心房颤动等心律失常。

高血压

高血压是内科常见病、多发病之一。高血压患者由于动脉压持续性升高，引发全身小动脉硬化，从而影响组织器官的血液供应，造成如脑血管意外、肾动脉硬化、尿毒症、高血压性心脏病、冠心病、心力衰竭等各种严重的并发症。

适合应用经方治疗的高血压类型有：①用降压药效果不明显或不良反应较大

者；②伴有并发症者；③恐惧服用降压药，心理压力大，自觉症状明显者。经方治疗高血压的优势有：①改善症状，控制血压；②改善高血压患者体质，防止并发症，控制病情的发展。

对应不同个体特征和病症阶段，治疗高血压常选用下列经方。

黄连解毒汤

【推荐处方】黄连 5~10g，黄芩 10~20g，黄柏 5~10g，山栀子 6~12g。水煎，分 2 次温服。

【适用病症】适用于原发性高血压见头痛、眩晕、烦躁、易怒、心悸、失眠、舌红口干、脉滑数者。

【应用参考】黄连解毒汤针对的是一种体质状态，而非单纯降压。长期服用黄连解毒汤一定要辨清体质。适用本方的人大多体格强健，肌肉坚紧，面色红而有油光，目睛充血，多目眵，口唇黯红，舌质坚敛，脉滑数，易烦躁，常有睡眠障碍，皮肤常有疮疖，口舌易生溃疡，小便黄短等，中老年人多见。食欲不振、贫血、心率缓慢、肝肾功能不全者慎用。黄连解毒汤味极苦，可配适量的生姜、大枣服用。一般来说，服药以后尚不觉太苦，且口内清爽者，大多是方药对证；大便干结，或有出血者，加生大黄 10g；如服药后胃内不适，恶心呕吐，导致食欲不振者，则不适合应用。本方汤剂难以久服，通常给予 5~7 日量，症状缓解后即可停服，或改为胶囊剂、丸剂，小剂量服用一段时间。

三黄泻心汤

【推荐处方】生大黄 10g，黄连 5g，黄芩 10g。水煎，分 1~2 次服。也可用沸水泡服。

【适用病症】适用于火热型高血压、出血性脑中风，如高血压见烦躁、焦虑、头痛，或脑出血、蛛网膜下腔出血者，可改善轻中度原发性高血压患者的烦躁、焦虑、头痛等症状，并治疗高脂血症、高黏滞血症。

【应用参考】急重症时本方可以大剂量服用，病情轻缓当用小剂量；大便不成形，但黏臭、舌苔黄腻者，依然可以用本方。本方长期服用还可改善体质，防止脑血管意外，但长期服用一定要顾及患者体质。适用本方者多体格壮实，面色潮红而有油光，唇色红或黯红，舌质黯红，舌苔黄腻或干燥，腹部充实有力，或上腹部不适，大便干结或便秘，血压偏高，或血脂偏高，或血黏度偏高，心率快，无以上体征者慎用。面红头痛、脉滑数者加黄柏、栀子，即合黄连解毒汤；体格壮实、上腹部经常饱胀者合大柴胡汤。

温胆汤

【推荐处方】姜半夏 20g，竹茹 10g，炒枳壳 20g，陈皮 15g，生甘草 5g，茯苓 20g，生姜 15g，大枣 15g。水煎，分 2 次温服。

【适用病症】适用于临界高血压或初期高血压并伴失眠多梦、有恐惧感的患者，具有如下特点：①血压临界或有波动，无心、脑、肾并发症表现；②主诉较多，症状严重，头痛头晕，失眠多梦，尤其是多噩梦，易惊，有恐惧感；③患者大多为中青年，体型中等偏胖，营养状况好，面部皮肤比较油腻；④多为白大衣高血压，即紧张后血压升高者。本方也可用于创伤后应激障碍导致的高血压，能明显改善头痛、失眠、恶心呕吐等躯体症状。

【应用参考】本方近期疗效很好，可以迅速缓解症状。伴有胸闷烦躁、失眠、心率快者，加黄连，名黄连温胆汤；唇口咽红、胸闷烦躁者加黄芩、山栀子更佳；伴有焦虑及腹胀者合栀子厚朴汤；伴有更年期症状的中老年女性高血压患者，常神志恍惚，百般无奈，而脉不滑，舌不红，合酸枣仁汤。本方能改善睡眠，消除恐惧感并消除头痛、胸闷等躯体症状，症状缓解血压自然得以平稳。首诊通常给予 7 日量，有效后可间断性服用较长时间。

大柴胡汤

【推荐处方】柴胡 25g，黄芩 15g，姜半夏 15g，枳壳 15g，白芍或赤芍 15g，大黄 10g，生姜 15g，大枣 30g。水煎，分 2 次温服。

【适用病症】适用于伴有胆囊炎、胆石症、高脂血症、便秘的高血压患者。患者大多体格健壮或肥胖，上腹部胀满，舌苔厚。

【应用参考】本方可在短期内取得改善症状的效果，长期服用可以改善体质，降低血脂、血压、体重。烦躁、舌红、脉数者加黄连、栀子；腹满胀气者加厚朴；高血压、脑出血、吐血、鼻出血者加黄连，即三黄泻心汤；面黯红、便秘者合桂枝茯苓丸，可治疗高血压伴高黏滞血症。服药以后，大多可出现腹泻，一般以每日 2~3 次为宜。如长期服用，则需调整大黄的用量，以大便畅通为度。首诊通常给予 7 日量，症状改善后可减量继续服用，以改善体质。

桃核承气汤

【推荐处方】桃仁 15g，生大黄或制大黄 10~15g，桂枝 10g，生甘草 5g，芒硝 10~15g（分冲）。水煎，分 2 次服。

【适用病症】适用于高血压表现为桃核承气汤证者，其人多形体结实，面红目赤，头痛，烦躁不安或狂躁不眠，大便不通，唇舌黯红或紫黯，下腹部充实拘紧，按压不适。

【应用参考】本方药物剂量可酌情调整，以泻下取效，临床可单方或与大柴胡汤、葛根芩连汤、柴胡加龙骨牡蛎汤等方合用。体质虚弱者慎用。

葛根汤

【推荐处方】葛根 30g，生麻黄 5g，桂枝 10g，白芍 10g，生甘草 5g，生姜 15g，大枣 20g。水煎，分 2 次餐后温服。

【适用病症】适用于新发现高血压的体格壮实者，伴见头痛昏重、恶寒无汗、身痛或颈项腰背拘紧不适、疲乏思睡、大便溏薄。

【应用参考】在高血压患者考虑应用本方时，必须明确出现葛根汤证时方可临时使用，常可获得降压的疗效。本方含麻黄，注意可能引发一过性血压升高，麻黄剂量宜小，在服用降压药时可适当调整剂量。服药治疗期间，需注意保暖，忌食生冷。腰部冷重、神疲乏力者，合用真武汤；腰腿痛、便秘、面黯红紫者，合桂枝茯苓丸；本方常有合用大柴胡汤的机会。对于体质虚弱、有器质性心脏疾病、快速型心律失常者，应慎用本方。

桂枝加葛根汤

【推荐处方】葛根 30g，桂枝 10g，白芍 10g，生甘草 5g，生姜 15g，大枣 20g。水煎，分 2 次餐后温服。

【适用病症】适用于伴有头痛眩晕、视力下降、耳鸣、失眠健忘、震颤的脑梗死、脑供血不足者，以中老年人居多。

【应用参考】适用本方者常表现为身体憔悴，面色苍白或黄黯而缺乏光泽，易出汗，舌淡红或黯紫，脉浮弱。消瘦不明显，或皮肤松弛而下肢浮肿者，可去甘草，加黄芪；肤色黄黯、皮肤粗黑者常需加麻黄，即用葛根汤；头痛、头晕者，加川芎；便秘、苔厚者，加大黄。

防风通圣散

【推荐处方】生麻黄 10g，荆芥 10g，防风 10g，生石膏 20g，六一散 15g（包），白芍 15g，当归 10g，栀子 10g，黄芩 10g，连翘 15g，薄荷 10g（后下），川芎 10g，桔梗 10g，白术 10g，制大黄 10g，玄明粉 5~10g（分冲）。水煎，分 2 次餐后温服。或服用市售丸药。

【适用病症】适用于体格肥满胖壮之第 I 期 1、2 级高血压患者。

【应用参考】一般推荐服用丸剂。本方含麻黄，常使人望而却步。本方通过调理体质，清除体内的湿热以及食积达到减轻体重、净化机体内环境的目的，从而使得血压恢复。

柴胡加龙骨牡蛎汤

【推荐处方】柴胡 15g，姜半夏 10g，党参 10g，黄芩 10g，茯苓 10g，桂枝 10g，龙骨 10g，牡蛎 10g，制大黄 10g，生姜 10g，大枣 15g。水煎，分 2~3 次温服。如便秘，用生大黄，后下。

【适用病症】适用于伴有抑郁的高血压患者，多表现为疲劳感明显，意欲低下，睡眠障碍，情绪不稳定，工作效率下降，惊恐不安，多噩梦，或有胸腹悸动。也常用于老人高血压、脑梗死以及脑血管性痴呆患者，表现为记忆力下降，思维迟钝，烦躁或失眠。

【应用参考】本方是传统的抗抑郁方，随着抑郁状态的缓解，患者睡眠改善，相关症状可以减轻或消失。舌红质老者可加黄连；脑血管性痴呆、面红者合桂枝茯苓丸；胸闷烦躁、失眠腹胀者合栀子厚朴汤。根据大便情况调整大黄用量，保持每日 1~2 次大便为好。在临睡前服用本方有利于睡眠，随着睡眠的改善，患者血压通常可以逐渐稳定，降压药亦可逐渐减量。首诊通常给予 7 日量，症状改善后可减量长期服用。

桂枝加龙骨牡蛎汤

【推荐处方】桂枝 15g，白芍 15g，炙甘草 10g，生姜 15g，大枣 20g，龙骨 15g，牡蛎 15g。水煎，分 2 次温服。

【适用病症】适用于体型瘦弱的高血压人群，常伴精神疲倦，眠浅多梦，短气汗出，头昏头痛。

【应用参考】伴见食欲不振者，加党参、山药；伴见汗多、短气、头昏眼花者，加五味子；加制附片、巴戟天、淫羊藿后治疗更年期综合征患者的高血压疗效更佳。通常舌苔薄白者适用，而大便不成形、腹胀者慎用。

黄芪桂枝五物汤

【推荐处方】生黄芪 30~60g，桂枝 15g，赤芍 15g，生姜 30g，大枣 20g。水煎，分 2 次温服。

【适用病症】适用于伴有糖尿病、冠心病、动脉硬化、椎－基底动脉供血不足等疾病，症见头痛、胸闷、气短、乏力等的高血压患者。

【应用参考】适用本方者多为中老年人，表现为面色黄黯，皮肤松弛、干燥，容易浮肿，指甲黄厚，舌黯，脉弦涩微。使用本方要询问患者食欲，食欲旺盛者适用，如进食后腹胀、腹痛，则不适合应用。本方适于长时间服用，能改善心脑供血，平稳血压，增强体质，减少心脑血管意外事件发生的概率，但面红油光、舌红苔黄者慎用。如果自汗、浮肿，黄芪的用量可加大。椎 - 基底动脉供血不足，眩晕、头痛、气短乏力者，加葛根 30g、川芎 15g；伴有心肾功能损害的 II 期、III 期高血压患者，症见浮肿、腰腿痛者，加怀牛膝 30g。

真武汤

【推荐处方】制附片 12~30g（先煎），茯苓 15~30g，赤芍 15~20g，白术 10~20g，生姜 15~30g。水煎，分 2 次温服。

【适用病症】适用于 II ~ III 期高血压、高血压性心脏病、充血性心力衰竭、高血压合并肾功能不全等，患者面色黄黯或苍白无光，反应迟钝，精神萎靡，浮肿貌，常有肢体震颤，步态不稳，甚至无法站立，主诉以头晕、心悸、乏力、多汗为多，脉沉细，舌胖大，苔滑。

【应用参考】适用本方的患者大多有脑心肾疾病、消化系统及内分泌系统疾病，重要脏器功能常有损害，以中老年人多见。体格壮实、红光满面的高血压患者慎用。制附片有毒，需注意先煎。舌体胖大、舌黯紫、心悸者，加肉桂；血压不稳、心功能不全者，加红参、肉桂；汗出、失眠多梦、惊恐不安者，合桂枝甘草龙骨牡蛎汤；浮肿、口渴、腹泻者，合五苓散；气短、自汗，合并糖尿病者，合黄芪桂枝五物汤；伴腰痛、下肢浮肿者，合济生肾气丸。本方是传统的温阳利水剂，服药以后小便增加，血压稳定。通常给予 7 日量，症状缓解、血压平稳后，可间断性服用。

《济生》肾气丸

【推荐处方】熟地黄 25g，山药 12g，山茱萸 12g，泽泻 9g，牡丹皮 9g，茯苓 9g，肉桂 5g，制附片 5g，怀牛膝 20g，车前子 10g。水煎，分 2 次温服。或服用市售丸药。

【适用病症】适用于表现为慢性腰痛、膝软，伴见短气乏力、少腹不仁、消渴、尿不利、下半身水肿的高血压肾病或高血压患者。

【应用参考】本方适用于食欲旺盛者，腹胀、食欲不振者不宜；形体壮实，脸色黯红而有油光，脉滑数者慎用，误用本方可出现皮疹、恶心、腹痛等不良反应。本方药力迟缓，通常需要较长久服用，疗程为 1~3 个月，丸剂可用于巩固治疗。

⌒ 讨论 ⌒

高血压治疗仍是医学难题，适合用经方治疗的高血压人群有服用降压药效果不明显或不良反应较大者、伴有并发症者、心理压力大且恐惧服用降压药而自觉症状明显者三类。经方治疗高血压可有效改善症状，控制血压和改善高血压患者体质，防止并发症，控制病情的发展。

对于继发性高血压，当积极治疗原发病，例如肾脏病、嗜铬细胞瘤、肾动脉瘤等，恶性高血压应积极治疗，可考虑中西医结合治疗。高血压患者需要进行规范、长期的治疗，注意保持血压稳定，防范脑血管并发症的发生。目前多数高血压患者还需要规范服用降压药。除上述常用经方外，后世方中的天麻钩藤饮、镇肝熄风汤以及二仙汤等也常有不错的疗效。适合服用三黄泻心汤、黄连解毒汤的高血压患者，可以考虑改用黄连上清丸，服药方便，价格低廉，疗效确切。黄连上清丸组成为三黄泻心汤及凉膈散加味，原方多用于治疗头昏脑涨、牙龈肿痛、口舌生疮、咽喉红肿、耳痛耳鸣、暴发火眼、大便干燥、小便黄赤等属于上焦风热的病症，如高血压、高脂血症、动脉硬化、糖尿病、牙周炎、习惯性便秘、头面部炎症、上呼吸道感染等，尤其是对于那些面部潮红、大便秘结、体质比较壮实的中老年人，黄连上清丸是价廉物美的中成药。黄连上清丸中大黄的含量较多，所以服用以后往往出现轻微腹泻。

糖尿病

糖尿病是以糖代谢紊乱为主要表现的临床综合征，由遗传和环境因素共同作用引起。由于胰岛素分泌量少，或作用缺陷引起碳水化合物、脂肪、蛋白质、水和电解质等代谢紊乱，以慢性（长期）高血糖为主要特征。临床中、晚期多表现为"三多一少"，即多饮、多食、多尿、体重下降；严重者可发生糖尿病酮症酸中毒、糖尿病非酮症高渗性昏迷或乳酸性酸中毒；长期糖尿病可致眼、肾脏、心脑血管、胃肠、泌尿等多系统损害，也是致残、致死的主要原因。临床常见的糖尿病为 2 型糖尿病，也称之为非胰岛素依赖型糖尿病，是人体无法有效利用胰岛素的结果。主要是由体重过重和缺乏运动所致，特征如下：①发病缓慢，常没有或很少有糖尿病症状；②不依赖胰岛素，无酮症发生倾向，但感染及应激反应时可发生酮症；③多数发病于 40 岁以后，与遗传有关，肥胖者多见。糖尿病的并发症最为严重。糖尿病性视网膜病是失明的主要病因，50% 的糖尿病患者会出现神经损害，常见症状是麻刺感、疼痛、麻木或手脚酸软。足部神经和血管损害增加了患者患足部溃疡的可能，最终可导致截肢。10%~20% 的糖尿病患者死于肾衰竭，50% 的糖尿病患者死于心血管疾病（主要是心脏病和中风）。常用方治如下。

葛根芩连汤

【推荐处方】葛根 60g，黄芩 15g，黄连 10~20g，生甘草 5g。水煎，分 2 次温服。

【适用病症】适用于糖尿病血糖较高（一般超过 10mmol/L）并见口渴、多汗、乏力、头晕头痛、脉数者，常有胃肠道症状，如腹胀，矢气，便溏黏臭，食纳佳，舌黯红，苔黄腻。

【应用参考】适用本方者大多体格壮实，满面油腻，头晕，项背僵紧，怕热多汗，汗出黏臭，易腹泻，口气重，脉数滑，血糖居高不下。大便干结或黏腻臭秽者加制大黄 10g；舌黯紫者加肉桂 10g。本方是治疗早、中期糖尿病的基本方。通常给予半个月量，症状缓解后仍需较长时间服用。

黄连汤

【推荐处方】姜半夏 15g，黄连 10g，肉桂 10g，干姜 10g，生甘草 5g，大枣 15g，党参 15g。水煎，分 2 次温服。

【适用病症】适用于糖尿病性胃轻瘫，症见食欲不振，恶心呕吐，嘈杂烧心，腹痛腹胀，口苦口臭，或口腔溃疡等。

【应用参考】适用本方者，其人多瘦弱黄黯，腹部多扁平，腹肌菲薄而缺乏弹性，舌质黯淡，苔白厚，或厚腻，或水滑，脉弱，无力，空大，或细弱，大多心率缓慢。患者大多伴有失眠多梦以及焦虑、胸闷、心悸、自汗等精神神经症状，或有抑郁或酒精成瘾等，小便不畅、无力，少腹部拘急或不仁等，血糖控制通常一般，常诉用药或进食"既不能太凉，又不能太热""虚不受补"等。头痛、腹冷痛者，加吴茱萸，或另外加服附子理中汤；便秘加制大黄。方中黄连的用量可根据血糖高低适当增减。血糖稳定后可减量间断性服用。在糖尿病早、中期，伴有胃脘痞满者可选用半夏泻心汤。

白虎加人参汤

【推荐处方】生石膏 30~120g（先煎），知母 15g，粳米 40g，生甘草 5g，人参 10g（另炖，兑）。水煎，分 2 次温服。

【适用病症】适用于糖尿病"三多一少"症状明显者。本方还适用于糖尿病见烦渴多饮、口舌干燥、便秘、多汗或易汗、形体消瘦者，或糖尿病酮症酸中毒表现为乏力、食欲减退、多饮多尿、头晕头痛者。

【应用参考】适用本方者大多明显消瘦，皮肤白净而少光泽，大便干结如栗，口渴感十分明显，汗多，怕热喜冷，唇舌正常或偏淡，舌面多干燥。皮肤黧黑、黄肿、满面红光者，均非本方所宜。口干渴甚，大便干结者，加生地黄、玄参、麦冬；口臭，牙龈肿痛，口腔溃烂者，加黄连10~15g；大便不成形，进冷食不适者，加干姜。人参是本方中主要药物，西洋参、白参、红参可酌情选用。首诊通常给予7日量，如症状减轻可间断性服用。

竹叶石膏汤

【推荐处方】竹叶15g，生石膏30~60g（先煎），姜半夏10g，麦冬30g，人参10g，生甘草5g，粳米30g。水煎，分2次温服。

【适用病症】适用于渴饮多汗、乏力消瘦、唇干便结、食欲不振的糖尿病患者，可伴见低热不退、五心烦热或干咳痰少，舌象多嫩红少苔，脉象多细软无力。

【应用参考】本方可以加北五味子，即合生脉饮以提高疗效。方中人参可酌情用党参、西洋参、生晒参或太子参，疗效可靠。方中粳米可用山药等量替代。舌淡或大便不成形者慎用本方。

柴胡桂枝干姜汤

【推荐处方】柴胡20g，桂枝15g或肉桂10g，干姜10g，天花粉15g，黄芩10g，牡蛎10g，生甘草5g。水煎，分2次温服。

【适用病症】适用于口渴少饮、胸胁苦满、胸腹动悸、汗出乏力、心烦、便溏或便干的糖尿病患者，多见于身心疲劳，呈现上热下寒病理状态的中青年。

【应用参考】渴饮多汗、乏力消瘦、唇干便结者合竹叶石膏汤；渴而饮水不多，纳佳，便溏黏臭，舌红苔黄腻者合葛根芩连汤；兼见精神萎靡、失眠者合茯苓四逆汤。

大柴胡汤

【推荐处方】柴胡20~30g，黄芩10g，姜半夏10g，枳壳20g，赤芍15g，大黄10g，生姜10g，大枣15g。水煎，分2次温服。

【适用病症】适用于胖壮体格伴有高血压、高脂血症或胆囊炎、胆石症的糖尿病患者。

【应用参考】本方治疗糖尿病常加黄连，伴高血压、脑出血者加黄连，即合三黄泻心汤；烦躁失眠、胸闷腹胀、舌红脉数者，合栀子厚朴汤；面色黧红、便秘、烦躁者，合桃核承气汤。服药以后，大多可出现腹泻，一般以每日2~3次为宜。本方针对特定体质用药，通常可守方服用较长时间，症状改善后，可减量继续服用，以改善体质。如长期服用则需调整大黄的用量或用制大黄，大便畅通即可。

桃核承气汤

【推荐处方】桃仁 10g，大黄 10g，桂枝 10g，生甘草 5g，芒硝或玄明粉 10~15g（分次冲服）。水煎，分 2 次温服。

【适用病症】适用于瘀血与燥热互结、大便秘结的糖尿病患者，可用于糖尿病防治全程，还可用于糖尿病前期代谢综合征治疗，同时也是防治糖尿病慢性并发症的有效方剂。瘀血与燥热互结证的特征有：①口渴喜饮，心烦胸闷，手足麻感，身痛或腰腿痛，便秘尿黄；②形体偏瘦，皮肤偏干，或皮肤有瘀斑瘀点，肌肤甲错；③舌质偏红，有瘀点，苔薄黄，脉细涩或弦细。

【应用参考】口渴严重、心悸者加生地黄、玄参、麦冬；胸闷者加全瓜蒌、薤白、丹参；手足麻痹甚者加当归、川芎；若无便秘者，原方去芒硝，大黄用制大黄。服用本方可得畅便，如每日大便超过 3 次者，可减量服用。

桂枝加龙骨牡蛎汤

【推荐处方】桂枝 15g，白芍 15g，生甘草 5g，生姜 15g，大枣 20g，龙骨 15g，牡蛎 15g。水煎，分 2 次温服。

【适用病症】适用于伴精神疲倦、眠浅多梦、遗精早泄、短气汗出的糖尿病患者。适用本方者，其人脉浮大而重按无力，或面红油亮而下肢冰凉，或脐腹部动悸感明显，或气喘而头昏，或汗出淋漓，失眠多梦。

【应用参考】本方治疗糖尿病常与黄连类方、石膏类方合方使用。伴见食欲不振者，加党参、山药；伴见汗多、短气、头昏眼花者，加五味子。通常舌苔薄白者适用，而大便不成形、腹胀者慎用。

黄芪桂枝五物汤

【推荐处方】生黄芪 30~60g，桂枝 15g，赤芍 15g，生姜 30g，大枣 20g。水煎，分 2 次温服。

【适用病症】适用于糖尿病中后期，见肢体麻木，或反复皮肤感染及溃疡经久不愈者。常用于老年人糖尿病、高血压、冠心病、动脉硬化、椎－基底动脉供血不足等，能改善心脑供血，缓解头痛、胸闷、气短、乏力等症状。本方也为治疗糖尿病末梢神经炎的高效方。

【应用参考】适用本方的患者大多体胖，面黄黯，肌肉松弛，腹部松软硕大，唇舌紫黯，多汗而下肢浮肿，易于饥饿或出现低血糖反应。糖尿病伴多汗或浮肿，重用黄芪 60~120g；糖尿病伴心脑血管病变，见胸闷、活动后气促、心绞痛等，以及伴脑血管病变，如脑梗死、脑萎缩等，加葛根、川芎、丹参。糖尿病肾病水肿、严重高血压者，合桂枝茯苓丸或加丹参、石斛、怀牛膝。本方是治疗糖尿病中后期的基本方，宜长期服用，通常给予 1 个月量。使用本方要询问患者食欲，食欲旺盛者适用，如进食后腹胀、腹痛者则不适合。面红油光、舌红苔黄的糖尿病患者慎用。

《金匮》肾气丸

【推荐处方】生地黄 30g，怀山药 15g，山茱萸 15g，牡丹皮 10g，茯苓 10g，泽泻 10g，肉桂 5g，炮附子 5g。水煎，分 2 次温服。

【适用病症】常用于糖尿病中、后期出现的并发症，如糖尿病肾病见小便无力或尿失禁，尿量多、色清者，或糖尿病性皮肤病，症见局部发热、瘙痒、苔藓化者，或溃疡久不愈合、色黯肉僵者，或糖尿病所致排尿障碍及阳痿等。

【应用参考】适用本方者大多年龄大，病程长，并发症较多，其人多见消瘦憔悴，面色偏黑或面红如妆，皮肤干燥、松弛或有浮肿貌，缺乏光泽，腹诊可见下腹壁软弱松弛，按压如棉花，无抵抗感，易疲劳，常腰痛，足膝酸软无力，下半身发冷麻木，或有浮肿，脉象弦硬而空大，轻按即得，舌嫩胖大满口，或嫩红，或黯淡，或无苔。本方宜常服，能改善体质，减轻糖尿病慢性并发症相关症状。汤剂取效后可改用丸剂。本方加车前子 15g、怀牛膝 30g，名济生肾气丸，有调节膀胱内压力、改善代谢及神经功能等作用，缓解糖尿病患者的排尿障碍、发热感、性欲减退、阳痿、起立眩晕、腹泻、便秘等症状。

乌梅丸

【推荐处方】乌梅 20g，黄连 5g，黄柏 5g，党参 10g，当归 10g，细辛 3g，肉桂 10g，制附片 5~10g，干姜 5g，川椒 5g。水煎，冲入 2~4 汤匙蜂蜜，分 2 次温服。

【适用病症】适用于糖尿病伴腹痛、呕吐、腹泻、焦虑、烦躁、失眠、头痛、手脚厥冷者，其人多面黄体瘦，焦虑，抑郁以及失眠，出现呕吐、嗳气、反流或腹痛、腹泻等消化道症状，且遇冷加重，脉弦大而搏指，手足多冰凉。

【应用参考】临床应用本方一般遵守原方药物而不加减，但可酌情调整各药剂量比例。病缓者以丸治，病急者以汤服，或先服汤药，病情明显缓解后改用丸药以善后巩固。炼蜜为丸，每服 5g，日 3 次。本方含有细辛，为马兜铃科植物北细辛、汉城细辛或华细辛的干燥根和根茎，肾病患者慎用，长期服用者需定期监测肾功能。

五苓散

【推荐处方】桂枝或肉桂 12g，白术 18g，茯苓 18g，猪苓 18g，泽泻 30g。水煎，分 2~3 次温服。或制散剂，每次 5g，每日 2 次。

【适用病症】适用于糖尿病伴烦渴而小便不利，糖尿病胃轻瘫及腹泻，肥胖型糖尿病伴有脂肪肝、痛风者。

【应用参考】适用本方者通常口渴感严重，但常不喜饮水，或喜热饮，饮水即吐，或胃内不适，或有振水声，小便量少，或浮肿，大便水泻，或大便不成形；舌胖大、质嫩，边有齿痕，苔白厚腻或水滑。服本方后不宜食生冷食物及喝饮料，以多喝热开水为宜，少食高能量食品。腹胀、不思饮食、口苦口腻、呕吐恶心、舌苔白腻者，合平胃散；水样便者可加葛根、干姜。

桂枝茯苓丸

【推荐处方】桂枝 15g，茯苓 15g，赤芍 15g，牡丹皮 15g，桃仁 15g。水煎，分 2~3 次温服。

【适用病症】适用于糖尿病见下肢皮肤发黑溃疡，或伴脑梗死、脑血栓者，患者多见面色黯红，唇舌黯紫，皮肤干燥或起鳞屑，或皮肤溃疡，以下肢为明显，下腹部充实或压痛，脐两侧，尤以左侧下腹更为明显，易头昏头痛、失眠，易烦躁、发怒，情绪易激动，记忆力下降，思维迟钝，语言謇涩。

【应用参考】糖尿病足者，合黄芪桂枝五物汤，加丹参、石斛、牛膝；伴心脑血管疾病者，加葛根、川芎、丹参；糖尿病肾病者，肌酐、尿素氮居高不下且大便干结者，可加大黄、怀牛膝、石斛；浮肿、蛋白尿者，加黄芪 30~60g。本方多用于糖尿病中、后期，需要长时间服用。

桂枝加芍药生姜各一两人参三两新加汤

【推荐处方】桂枝 15g，炒白芍 20g，甘草 10g，生晒参 10g 或党参 30g，生姜 20g，大枣 20g。水煎，分 2 次温服。

【适用病症】适用于血糖控制不理想，极度疲劳，身体疼痛麻木，消瘦明显，面色苍白，舌黯淡者。多用于治疗糖尿病并发症，如糖尿病周围血管病变、糖尿病周围神经病变、糖尿病视网膜病变、糖尿病肾病等。

【应用参考】适用本方者多体重下降明显，皮肤苍白干燥，极度疲劳，脉多浮大而弱或沉细无力，舌质多黯淡。关节疼痛者加白术、制附片；溃疡久不愈合者加黄芪；面黄、便溏、身体困重者加茯苓、白术、制附片。本方忌空腹服用，服用后进食热粥，忌食生冷。

∽ 讨论 ∾

糖尿病的发病率呈明显上升趋势，病因未明，有些患者的典型症状不多，甚至很多人无任何症状，只是在合并并发症时追溯到本病，需要引起临床医生的重视。治疗糖尿病除了必要的药物治疗外，合理饮食、选择性适量食用瓜果戒绝烟酒、舒畅情绪、劳逸适度，结合运动、监测血糖等措施亦非常必要。经方治疗糖尿病的优势在于可改善体质，预防和治疗并发症，提高患者生活质量。适合使用经方治疗的糖尿病类型为使用胰岛素或口服药物控制血糖不理想，或出现并发症，或有其他非糖尿病相关症状但无有效治疗措施者。

高脂血症　肥胖症

高脂血症是指各种原因导致的血浆中总胆固醇和 / 或甘油三酯水平升高的一类疾病。高脂血症的主要危害是导致动脉粥样硬化，进而导致众多的相关疾病，如脑卒中、冠心病、心肌梗死、心脏猝死、胰腺炎等。其中冠心病及急性胰腺炎常常是致命性的。此外，高脂血症也是促进高血压、糖耐量异常、糖尿病、脂肪肝、肝硬化、胆石症的重要危险因素。

肥胖症是一种慢性病，是指体内脂肪贮积过多。除了肌肉特别发达的人以外，体重超过标准体重 20% 或以上者认为是肥胖。单纯性肥胖症是指无明显的内分泌和代谢性疾病病因引起的肥胖，属于非病理性肥胖。单纯性肥胖症与年龄、遗传、生活习惯及脂肪组织特征有关，平常我们所见到的许多肥胖者，大多数属于这种肥胖。病理性肥胖，主要是指因某种疾病如库欣综合征、甲状腺功能减退等引起的肥胖。

肥胖症的主要表现为不同程度的脂肪堆积，显著肥胖者常伴易热、多汗、行动不灵活、易感疲劳；因横膈抬高常觉呼吸短促，不能耐受较重的体力活动；严重肥胖时可有血压升高、左心室肥大，最后导致心力衰竭；有些患者可伴有糖尿病或高脂血症，易发生动脉粥样硬化、缺血性心脏病、胆囊疾病、肿瘤以及月经病。

经方减肥降脂特色如下：第一，多靶点减肥降脂，改善体质，调节月经，消除疲劳感，提高生活质量。第二，舒适减肥降脂，让人感觉舒适，可将食欲、睡眠、月经调整到最佳状态。第三，无损伤减肥降脂，对肠胃肝肾无不良反应。第四，个体化减肥降脂，辨个体的体质倾向，针对性用方。常用方治如下。

大柴胡汤

【推荐处方】柴胡30g，黄芩10g，姜半夏15g，枳壳20g，白芍15g，大黄10g，生姜10g，大枣20g。水煎，分2次温服。

【适用病症】适用于伴有胰腺炎、胆囊炎、胆石症、胃食管反流病、高血压、支气管哮喘、多囊卵巢综合征等疾病的肥胖、高脂血症患者。

【应用参考】适用本方者大多上半身饱满，体格肥胖壮实，面宽，肩宽，颈短，胸宽厚实。女性多丰乳肥臀，男性多大腹便便。上腹部膨隆，按压充实有力，或有明显压痛，大多腹肌紧张。中老人多见，但也有年轻人，营养过剩者居多。患者大多有内热，如舌红苔黄腻，满面油光者，加黄连；舌质紫黯，血黏度高者，合桂枝茯苓丸。

三黄泻心汤

【推荐处方】大黄10g，黄连5g，黄芩10g。沸水泡服2次。

【适用病症】适用于伴有高血压、高脂血症、高血糖、痤疮、便秘等的肥胖患者。本方有清热泻火、除痞、通便等功效，适用于内火旺盛的肥胖者。

【应用参考】适用本方者，大多体型壮实肥胖，面色潮红，有油光，头发粗黑油亮，头皮油多，眼睛突出，光亮充血，唇红舌红，舌苔黄腻，怕热上火，出血，食欲旺盛，烦躁不安。本方不宜连服、久服，可以采用隔日服用的方法。如果服用后腹泻腹痛明显者，可以减量，或加干姜、甘草，或考虑为其他方证，辨证选用其他处方。

越婢加术汤

【推荐处方】生麻黄10g，生石膏30g，生甘草3g，白术或苍术15g，生姜10g，大枣20g。水煎，分2次温服。

【适用病症】适用于伴有多汗、浮肿、关节痛、皮肤瘙痒等症状的肥胖症患者。

【应用参考】适用本方者大多体型胖壮，浮肿貌，唇红，咽红，特别适用于肥胖导致行走困难者。此外，患者多汗怕热，畏闷热潮湿，平时饮食肥美，易患皮肤黏膜病。患者除肥胖外，常可兼夹湿疹、皮炎、疣、荨麻疹、足癣、痛风、关节炎、关节腔积液、结膜炎、扁桃体炎、肾炎、特发性浮肿、多囊卵巢综合征等病症。血脂高者，加泽泻；伴皮肤病者，加薏苡仁；舌苔厚腻者，重用苍术，用量达30g以上；伴多汗、口渴、关节痛者，合五苓散、防己黄芪汤。

防己黄芪汤

【推荐处方】粉防己 20g，生黄芪 30g，白术 15g，生甘草 5g，生姜 15g，大枣 20g。水煎，分 2~3 次温服。

【适用病症】适用于以下肢肿痛、多汗、浮肿为特征的水性肥胖、单纯性肥胖。

【应用参考】本方最适用于生活富裕、缺乏锻炼的 50 岁以上女性，男性亦可，症见体型肥胖，肤色黄，身体困重，有明显的疲劳感，多伴膝关节疼痛，下肢浮肿，口渴，多汗，其水在肌表积聚，犹如水囊。减肥通常配五苓散，并可加牛膝、麻黄；如血压高或肾脏损害者，可去甘草。服用本方后，患者的尿量会不同程度增加。

五苓散

【推荐处方】桂枝或肉桂 12g，茯苓 18g，白术 18g，猪苓 18g，泽泻 30g。水煎，分 2 次温服。或按以上比例研粉为散剂，用米汤或开水冲服，也可用麦片粥或脱脂酸奶调服，每次 5~10g，每日 2 次，连服 2~3 个月。

【适用病症】适用于伴有浮肿、腹泻以及高脂血症、脂肪肝、高尿酸血症等的肥胖患者。

【应用参考】适用本方者，大多体内停水，多见口渴，渴感明显，茶杯不离身，常喝热水润口，喝多则胃内不适，小便量少，色黄不畅，欲尿而不得出，或浮肿，或有体腔积液，舌胖大，质嫩，边有齿痕，苔白厚腻，或为水滑苔。用本方减肥可加防己、黄芪、麻黄、葛根、怀牛膝等。肥胖、高脂血症见多汗怕热、头痛烦躁、渴甚饮冷、尿短赤涩、舌胖苔薄者，以五苓散加寒水石、石膏、六一散，即桂苓甘露饮，不仅适用于单纯性肥胖，对内分泌失调导致的肥胖症也常有机会应用。

防风通圣散

【推荐处方】生麻黄 10g，荆芥 10g，防风 10g，生石膏 20g，六一散 15g(包)，白芍 15g，当归 10g，栀子 10g，黄芩 10g，连翘 15g，薄荷 10g(后下)，川芎 10g，桔梗 10g，白术 10g，制大黄 10g，玄明粉 5~10g(分冲)。水煎，分 2 次餐后温服。或服用市售丸药。

【适用病症】适用于腹部皮下脂肪充盛，即以脐部为中心的膨满型（腹型）肥胖患者，大多伴有皮肤病、便秘等。儿童肥胖者应用机会较多。

【应用参考】适用本方者多为体内有食毒、风毒、水毒等蓄积留滞，其人大便不通畅，汗腺不发达，性腺发育不良，脂类、糖类代谢障碍，大多体型壮实肥胖，体毛明显，较少出汗，腹壁肥厚，按之有底力，脐部尤其饱满，皮肤易过敏而生红疹、瘙痒，易生痤疮、毛囊炎、皮炎等。除肥胖外，患者多伴有高血压、高脂血症、多囊卵巢综合征、湿疹、荨麻疹、银屑病、痤疮、毛囊炎、习惯性便秘等。本方不仅能减肥，尚有通便、止痒、通经、解毒的功效，也是中国传统的保健防病方。本方对"胖墩"儿童有效，可以控制体重，促进智力和生殖器的发育。服药后大便日行2次为宜。

五积散

【推荐处方】生麻黄10g，肉桂10g，白芍10g，生甘草10g，干姜10g，苍术40g，厚朴10g，陈皮15g，茯苓10g，姜半夏10g，枳壳15g，川芎10g，当归10g，桔梗15g，白芷10g。水煎，分2次温服。也可按原方比例做成袋泡剂，沸水泡服或煎服，每服20g，每日2~3次。

【适用病症】适用于以体型肥胖、关节痛、皮肤干燥以及消化道症状明显为特征的肥胖患者。

【应用参考】适用本方者大多体型如大土豆，黄黯肥胖，皮肤多干燥粗糙，面部易有痤疮和黄褐斑，身体困重，乏力感明显，恶寒，不易出汗，容易关节痛，尤其是肩背部痛、腰腿痛，遇冷更明显，腹冷痛，苔白腻，经常眩悸，易头痛，易于惊恐，易失眠多梦，或咳嗽痰多，或月经不调。本方不仅仅是减肥方，具有散风寒、除身痛、除腹胀、化痰饮、调月经的功效，故还是一张整体调理方。患者大多伴有感冒、胃肠炎、慢性气管炎、腰椎病、颈椎病、肩周炎、焦虑症、创伤后应激障碍、双相情感障碍、精神病、眩晕症、黄褐斑、痤疮、月经不调、多囊卵巢综合征等疾病。

真武汤

【推荐处方】制附片15~30g（先煎），茯苓15g，白芍15g，白术15g，生姜20g。水煎，分2次温服。

【适用病症】适用于以困倦、浮肿、眩晕、心悸、震颤为临床特征的肥胖，甲状腺功能低下的肥胖者多见。

【应用参考】适用本方者大多面黄浮肿虚胖，体重不断增加，而体力日渐低下，男性或性欲减退，女性或月经不调，或嗜睡，或记忆力减退，反应迟钝，舌胖大，脉沉微。本方证辨证为虚寒性肥胖，本方能促进新陈代谢，消除浮肿，控制体重。体格壮实，皮肤干燥粗糙，闭经或月经错后者，加麻黄。

温胆汤

【推荐处方】姜半夏 20g，竹茹 10g，炒枳壳 20g，陈皮 15g，生甘草 5g，茯苓 20g，生姜 15g，大枣 15g。水煎，分 2 次温服。

【适用病症】本方适用于伴有失眠、抑郁的肥胖患者，特别是对食欲反常，导致摄入过多的肥胖患者有效。

【应用参考】本方适用的食欲反常多指发作性贪食，某些神经症患者，特别是年轻女性患者，反复出现不可抑制的暴食行为，短时间内迅速吃光大量食物，作为欲求不满的代偿行为，由此导致肥胖。方中半夏、枳壳是化痰行气药，要重用，根据"肥人多痰"的经验，一些化痰药物可以用于减肥，如枳壳、半夏、竹茹等。本方身心同调，还可改善患者心理问题。

葛根芩连汤

【推荐处方】生葛根 60g，黄芩 15g，黄连 5g，生甘草 5g。水煎，分 2 次温服。

【适用病症】适用于高脂血症、高血糖伴胃肠道症状，如腹胀、便溏、矢气多而臭、渴而饮水不多、食纳佳、舌红苔黄腻、脉弦滑有力者。

【应用参考】适用本方的患者大多体型偏胖，超重，脸形、腹围大，面色红润，皮肤油性，汗出黏手，喜肉食和海鲜，多饮酒、抽烟，工作压力大，运动较少。大便干结者，加制大黄 10g；舌黯紫者，加肉桂 10g。本方调治高脂血症通常需较长时间服用。

桂枝茯苓加大黄牛膝方

【推荐处方】桂枝 15g，茯苓 15g，牡丹皮 15g，赤芍 15g，桃仁 15g，制大黄 10g，怀牛膝 30g。水煎，分 2 次服用。

【适用病症】适用于高脂血症及高黏滞血症患者。

【应用参考】高脂血症与高黏滞血症常相伴发生而危害身体，高黏滞血症常常导致冠心病的发生，甚至诱发急性心肌梗死。高黏滞血症早期主要表现：①晨起头晕，晚上清醒；②午餐后犯困；③蹲着干活则气短；④阵发性视力模糊；⑤体检验血时，往往针尖阻塞，血液很快凝集在针管中，进行血流变学测定时，血液黏度在"+++"以上，其他各项指标也显著升高。桂枝茯苓加大黄牛膝方有较强的活血化瘀功能，可防治高脂血症导致的心脑血管病变。适用本方者，体格通常不虚弱，面色多红或黯红，皮肤干燥或起鳞屑，唇色黯红，舌质黯紫等，下腹多充实有力，或有压痛。伴胸闷痛、头痛者，可加川芎、丹参；伴下肢浮肿、腰腿痛者，怀牛膝剂量可加至 50g；头晕明显、面色黯红或黄黯，气短多汗者，可加黄芪、川芎、葛根；胆囊炎、胆石症、胰腺炎者，合大柴胡汤。

桃核承气汤

【推荐处方】桃仁 10g，大黄 10g，桂枝 10g，生甘草 6g，芒硝或玄明粉 10~15g（分次冲服）。水煎，分 2 次温服。

【适用病症】桃核承气汤证在临床上普遍存在，常常被忽略。本方在糖尿病、高血压、高脂血症、脑中风、肥胖等病症中大有用武之地，值得关注。

【应用参考】适用本方的人群特征为脸红体壮，大便干结难行，烦躁易怒，皮肤偏干燥，甚至肌肤甲错，舌质偏红，有瘀点，脉来有力，少腹部或有按压不适。服用本方可得畅便，如每日大便超过 3 次者，可减量服用。本方单用效卓，但也常合方使用。病情明显减轻后，常去芒硝，并将生大黄改用熟大黄，峻攻之方变成调理之剂。

⁍ 讨论 ⁌

有些高脂血症与肥胖症患者没有症状，有些患者症状很多，主要根据体重指数、皮下脂肪、体型、血脂等客观指标与饮食、运动等生活方式，结合临床表现与中医诊察信息制定综合调理方案。经方治疗高脂血症多适用于：①服用降脂药效果不明显或导致肝功能损害者；②高脂血症已经导致动脉硬化、冠心病、胰腺炎等相关疾病者。疗效评判主要看自我感觉是否好转，某些症状是否消失或改善，体重是否减轻，血脂指标是否下降。

经方减肥降脂的原则是不关注数字，而重视感觉，不看体重看精神，不求漂亮求健康，所以，评判减肥的效果要关注患者的精神状态、月经、食欲、睡眠以及其他健康指标等。

比起指标的下降来说，让人感觉舒适，应该是经方传统的取效目标。经方减肥降脂的优势：一是安全；二是整体调理体质。经方调理可减轻疲劳感，消除赘肉，保护重要脏器作用，结合饮食调整和运动锻炼达到减肥降脂的目的，因而作用面比较广。

慢性肝病

我国为慢性乙型病毒性肝炎大国，慢性肝病门诊常见的疾病有慢性肝炎、自身免疫性肝病、肝硬化、血吸虫性肝病等，属中医学"积聚""胁痛""黄疸""臌胀"

等范畴，但其实这些情况的出现多是慢性肝病的病情发展及其并发症。慢性肝病临床无特效药物，需要积极采用中医药干预，中医药治疗的目标是明显改善症状，控制病情发展，延缓肝损害进程，改善预后并提高生活质量。常用方治如下。

茵陈蒿汤

【推荐处方】茵陈 30g，栀子 15g，大黄 10g。水煎，分 2 次温服。

【适用病症】常用于急性病毒性肝炎、重症肝炎、胆道感染等见黄疸色鲜明，小便色黄短少，腹满，舌红苔黄腻的阳黄者，也可治疗妊娠期肝内胆汁淤积症。

【应用参考】本方是古代治疗阳黄的高效方。阳黄表现为身目黄染，色鲜明，黄红隐隐，色如橘皮，兼有身热便结、口干烦躁、舌红脉数等热象，患者的营养状况通常较好。重症肝炎多采用中西医结合治疗，茵陈蒿汤也是常用处方之一。本方治疗黄疸多与大小柴胡汤合用。使用本方不必见便秘。方中大黄不后下，量不得太大，也可用制大黄，原文方后注"小便当利，尿如皂荚汁状，色正赤，一宿腹减，黄从小便去也"，可见此处大黄非取其通便之效，而是用其退黄以除腹满。本方除口服以外，还可以用于灌肠以退黄。

小柴胡汤

【推荐处方】柴胡 15g，黄芩 10g，姜半夏 10g，党参 10g，生甘草 5g，生姜 10g，大枣 20g。水煎，分 2 次温服。

【适用病症】适用于慢性迁延性肝炎，此病缠绵难愈，常表现为右上腹不适、肝区隐痛、胸闷、食欲不振、精神抑郁等症状，与"胸胁苦满"相似，首选小柴胡汤。

【应用参考】小柴胡汤似乎有干扰素样作用，服用以后患者多感觉精神好、食欲好，有控制病情发展的效果，但乙肝表面抗原转阴的效果不明确。本方治疗肝病宜小剂量、长期服，每日 1 剂，也可每 2 日服 1 剂，通常服用 2 个月以后复查一次。如果肝功能不见好转，反而恶化，则应停用。小柴胡汤治疗慢性肝炎患者以青年人为多，其人多肤色黄黯，偏瘦，舌脉无明显异常，肝功能指标尚正常，但平时容易食欲不振，睡眠障碍，常用小柴胡汤加茯苓、猪苓等，或与五苓散合用。

小建中汤

【推荐处方】桂枝 15g，白芍 30g，生甘草 10g，生姜 15g，大枣 30g，饴糖 30g（烊化）。水煎，分 2 次温服。

【适用病症】小建中汤是强壮性保肝药，适用于慢性肝炎、肝硬化、自身免疫性肝病患者，这些患者大多消瘦，并有大便干、小腿抽筋等症状。

【应用参考】肝病患者糖代谢紊乱明显时，饴糖一般不用，可用麦芽替代。本方还可酌情加味龙骨、牡蛎、山药、枸杞子、鳖甲、当归、丹参、北沙参等。治疗自身免疫性肝病和胆汁淤积性肝硬化，芍药当重用，可赤芍、白芍各用30g，降胆红素的效果较佳。本方治疗肝病见黄疸时，芍药以赤芍为宜，也可赤芍、白芍同用。

柴胡桂枝干姜汤合当归芍药散

【推荐处方】柴胡20g，桂枝15g或肉桂10g，干姜10g，天花粉15g，黄芩10g，牡蛎10g，生甘草10g，当归15g，川芎10g，白芍15g，炒白术10g，泽泻15g。水煎，分2次温服。

【适用病症】本合方适用于慢性肝炎、肝硬化以及自身免疫性肝病患者，有较好的疗效。

【应用参考】适用本合方的人群常有以下特征。①浮倦貌：颜面虚浮，色黄而少光泽，营养状况一般或稍差，神情抑郁，疲倦貌，表情淡漠。②汗悸渴利：易出汗，颈部以上易出汗或盗汗，多失眠，易惊悸，甚至可有脐部跳动，多有口干渴，但喝水不解渴，腹泻或大便不成形。③烦劳疲乏：胸闷气短，身心疲惫，疲乏感较明显。④腰腹不适：腰腹部有酸重或疼痛感，或伴有月经失调。浮肿明显或伴有腹水者还可合五苓散。

茵陈五苓散

【推荐处方】茵陈30g，桂枝12g，猪苓18g，白术18g，茯苓18g，泽泻30g。水煎，分2次温服。

【适用病症】适用于慢性肝炎、肝硬化见轻度黄疸或胆红素偏高者。本方对改善肝功能、降低总胆红素等均有帮助，但以有下肢浮肿、大便不成形者效果较好。

【应用参考】如有腹水，加怀牛膝、赤芍。如无黄疸，可去茵陈。本方也可用于脂肪肝患者。经常酗酒，伴有腹泻者，可加葛根。如浮肿、血清白蛋白低下者，白术可重用至60g。对于肝硬化见面色黄，肌肉松，有浮肿貌，大便不成形，或容易腹泻者，可用五苓散，其中白术应重用。五苓散的服法需要注意，应多喝温开水，使全身出汗，可以增加疗效。服药期间不宜食用生冷不消化的食品。本方建议使用散剂，散剂经济，便于服用，也有较好疗效，值得提倡。

真武汤

【推荐处方】制附子 10~20g（先煎），茯苓 20g，白芍或赤芍 15g，生姜 15g，白术 20g。水煎，分 2 次温服。

【适用病症】本方是传统的温阳利水剂，多用于肝硬化失代偿期及低蛋白血症患者。

【应用参考】腹水难消，用真武汤合五苓散、怀牛膝，其中制附子有用至 30g 者，白芍、赤芍同用，也可各用 30g，近期消除腹水有效。本方证阳虚的程度较五苓散更甚。五苓散证心、肾功能多无障碍，而真武汤证多有心、肾功能不全；精神状态上，五苓散证多属正常，而真武汤证或精神萎靡，或昏迷；浮肿程度上，五苓散证也较真武汤证为轻浅。

茵陈四逆汤与茵陈术附汤

【推荐处方】茵陈四逆汤：茵陈 20~30g，制附片 10~20g（先煎），干姜或炮姜 10~20g，生甘草 10~20g。水煎，分 2~3 次温服。

茵陈术附汤：茵陈 20~30g，白术 10~20g，制附片 10~20g（先煎），干姜或炮姜 10~20g，生甘草 10~20g。水煎，分 2~3 次温服。

【适用病症】两方适用于慢性肝病属阴黄型，症见身冷畏寒，身如熏黄，小便自利，脉沉，舌润。

【应用参考】茵陈术附汤对比茵陈四逆汤多一味白术，侧重太阴脾土，有半个附子理中汤意。

三黄泻心汤

【推荐处方】大黄 10g，黄连 5g，黄芩 10g。沸水泡服 2 次。

【适用病症】本方为经典的止血方，有清热泻火、除痞通便等功效，适用于肝硬化门静脉高压症食管静脉曲张破裂的上消化道出血、吐血，其人体格壮实，面色潮红，舌质黯红，苔厚或黄。

【应用参考】适用本方者通常大便不溏或干结，服本方后大便变稀，次数变多。平素大便稀溏或泄泻、体质虚弱、精神萎靡、消瘦脉弱者慎用。

桂枝加黄芪汤

【推荐处方】桂枝 15g，炒白芍 15g，炙甘草 15g，生姜 15g，大枣 20g，生黄芪 10~20g。水煎，分 2 次温服。

【适用病症】适用于表现为黄汗、自汗或频繁外感的慢性肝病患者。

【应用参考】适用本方的患者通常是虚弱的瘦人；方中黄芪剂量不宜过大；本方治疗肝病宜用桂枝，不宜用肉桂，生姜虽可以干姜替代，但生姜效更佳；本方的使用禁忌与桂枝汤一致。

⚬⁓ 讨论 ⁓⚬

治肝病中，茵陈蒿汤、茵陈五苓散、茵陈术附汤、茵陈四逆汤侧重治疗黄疸，茵陈五苓散、小柴胡汤合五苓散、柴胡桂枝干姜汤合当归芍药散、真武汤侧重治疗有浮肿或腹水者，三黄泻心汤为门静脉高压吐血而备，桂枝加黄芪汤、小建中汤为调理、强壮体质所用。桂枝去芍药加麻黄细辛附子汤、牡蛎泽泻散与鳖甲煎丸三方治疗肝硬化腹水与脾肿大有使用的机会。而柴胡加龙骨牡蛎汤在伴有失眠、抑郁的慢性肝病中是较为常用的。慢性肝病除了积极治疗外，注重饮食营养、戒绝烟酒、舒畅情绪、适度锻炼、严禁劳累、定期复查等措施亦非常重要。慢性肝病属于疑难病，也是中医治疗之优势病种，除了慢性肝炎、自身免疫性肝病、肝硬化、血吸虫性肝病外，毛细胆管炎、肝癌等疾病也可参考使用以上经方。

呕吐

呕吐是指胃内容物从口而出的一类病症。呕吐在临床上较为常见，其症状本身常为机体的保护性反应，亦为某些急重病的临床信号，且反复、持续、剧烈的呕吐既痛苦，又可引起严重的并发症，故及时、有效、妥当的处理极其必要。呕吐多系消化系统本身病变引发，但也可由其他系统或全身性疾病所致，故明确呕吐的原发病因及对因治疗至关重要。

中医诊疗的呕吐主要涉及西医学的下列疾病。

（1）内科疾病：急慢性胃炎、胃扩张、胃黏膜脱垂、急性肝炎、食物中毒、消化性溃疡、胃泌素瘤、胃癌、糖尿病胃轻瘫、糖尿病酮症酸中毒、尿毒症、甲状腺功能亢进危象、椎动脉型颈椎病发作、颅内高压症、胃肠神经官能症、神经性呕吐等。

（2）外科疾病：急性胆囊炎、胆管疾病、急性胰腺炎、阑尾炎、幽门梗阻（十二指肠溃疡或幽门管溃疡活动期、胃窦溃疡、胃癌等常见）、十二指肠壅积症、胃大部切除术后各种并发症、各种肠梗阻等。

（3）五官科疾病：慢性咽炎、青光眼、屈光不正、梅尼埃病、迷路炎等迷路病变。

（4）痛经、早孕反应。

（5）药物导致的胃肠道反应。

根据不同原发疾病、体质倾向和发作特点，适合治疗呕吐的常用经方如下。

小半夏汤

【**推荐处方**】姜半夏 15~30g，生姜 15~30g（切片）。水煎，少量频服。

【**适用病症**】适用于各种以呕吐涎水为主诉的疾病，如梅尼埃病、神经性呕吐、药源性呕吐、妊娠呕吐、贲门或幽门疾病、胃炎、胃扩张、胃大部切除术后、尿毒症等，表现为恶心呕吐，多涎沫或清水，或咳稀痰，无口渴，舌苔白腻滑润。

【**应用参考**】兼见眩晕、心悸、心下痞者，加茯苓，名小半夏加茯苓汤；见欲呕伴心胸间不适者，用姜半夏 30g，水煎后加入生姜汁 15~20ml 再煎，候冷少量多次频服，名生姜半夏汤；见干呕频频、时吐涎沫难以受纳者，用姜半夏与干姜粉末各 5g，水煎顿服，名半夏干姜散；妊娠呕吐不止者，姜半夏、人参与干姜粉末以 2∶1∶1 的比例，用生姜汁糊丸，如梧桐子大，每服 10 丸，日服 3 次，名干姜人参半夏丸。半夏一般用姜制半夏，其药材基原目前市面有旱半夏与水半夏，后者为伪品。适合用小半夏汤治疗的患者多为敏感体质，对治疗药物的反应也敏感，所以用量不必太大，宜逐步增加剂量。大半夏汤、小半夏汤都主治呕吐，但大半夏汤所主为胃反，其呕吐具有规律性，呕吐间隔时间长，其治多为梗阻性呕吐。从人体水津的状态来看，一为有水饮而用生姜散饮，一为津亏而用人参和白蜜润养。

黄连汤

【**推荐处方**】黄连 5g，肉桂 10g，人参 10g，半夏 15g，生甘草 10g，干姜 10g，大枣 20g。水煎，分 2~5 次温服。

【**适用病症**】适用于呕吐伴见恶心、腹痛腹泻、心烦失眠的急慢性胃肠炎、胃肠功能紊乱。

【**应用参考**】适用本方的人群常为唇舌偏黯，体瘦肤黄，舌嫩淡红。不欲食而舌质偏淡者，肉桂用量宜为黄连的 3 倍以上；心烦而脉滑者，黄连用量稍增加。服用本方宜少量频服，呕吐得止可以继续服用调治。黄连汤可以根据病情加减演变为甘草泻心汤、半夏泻心汤、生姜泻心汤，该四方均为临床治呕常用方。

葛根加半夏汤

【**推荐处方**】葛根 20g，生麻黄 10g，桂枝 10g，白芍 10g，生甘草 5g，姜半夏

15g，生姜 15g，大枣 20g。水煎，分 2 次餐后温服。

【适用病症】本方有较强的散寒解表功效，适用于受凉后引发或加重的疾病，如感冒、酒后受凉、胃肠炎、颈椎病、落枕等伴见呕吐者，多伴见恶寒无汗，头项强痛，疲乏身困，脉弦紧有力。

【应用参考】本方治疗呕吐，方中葛根剂量不宜太大。适用本方证者通常咽部不红，无明显充血。本方宜白天餐后服用，服用本方后如有心悸多汗者，需停服。瘦弱体质者受凉感冒见呕吐者，宜考虑桂枝汤、小柴胡汤等方剂。

吴茱萸汤

【推荐处方】吴茱萸 10~20g，人参 10g，生姜 30g，大枣 20g。水煎，分 3 次温服。

【适用病症】适用于多种疾病导致的呕吐，表现为吐涎沫或清水，或干呕，伴有头痛而手足厥冷，舌苔润滑。

【应用参考】伴下利者加干姜；精神萎靡、尺脉沉迟者加制附片；呕吐清水者还可合用小半夏加茯苓汤；胃酸过多、嗳气频频者合用旋覆代赭石汤；头痛头晕、胃脘胀满、有振水音者合用苓桂术甘汤。本方为温热性止吐止痛剂，方证相应则起效快，痛吐定。吴茱萸药性燥烈，口感极差，入煎之前可用开水冲洗 1~3 遍，口感会有所改善而不影响药效。吴茱萸有一定毒性，大剂量使用要慎重，煎煮时间要长，一般武火煮开后再用文火慢煨半小时以上。常浓煎餐后温服。误用本方或过用久服可出现口舌上火、黏膜糜烂的不良反应，可服用绿豆甘草汤缓解。

大半夏汤

【推荐处方】姜半夏 20~60g，人参 15g，白蜜 100~200ml，加水 400~600ml，搅拌混匀，文火慢煨，浓煎取 120~150ml。分 3 次少量缓缓咽下。

【适用病症】适用于慢性胃炎、消化性溃疡、贲门失弛缓症、胃癌、不完全性幽门梗阻、神经性呕吐、术后或放化疗后胃肠道反应、高年体衰及久病消耗等胃反状态。

【应用参考】胃反指朝食暮吐或暮食朝吐，呕吐物多为涎沫或未消化食物，其人久病，消瘦枯憔，口淡，饮食无味，喜稀恶干，大便干结，或有噎膈等，舌淡红，苔白，脉重按无力，心下痞硬。方中人参可以酌情选用党参、高丽参、生晒参、西洋参。宜分次少量频频温服。

小柴胡汤

【推荐处方】柴胡 15~30g，黄芩 10g，姜半夏 10g，党参 10g，生甘草 5g，生姜 15g，大枣 20g。水煎，分 2 次温服。

【适用病症】本方为经典和解剂，为治疗疾病处在迁延期的常用方，适用的疾病非常广泛。适用的情形为呕吐伴见默默不欲饮食，胸胁苦满，或有寒热，苔薄。

【应用参考】治疗呕吐时的服药量不宜过大，本方宜去渣再煎，少量频服。咽喉或食管有异物感，痰多或多涎者，宜合用半夏厚朴汤，即柴朴汤；肿瘤放化疗后、肾炎、急性胃肠炎、伤暑患者常常除了呕吐外，还伴有尿量减少，浮肿，口渴，常需合用五苓散，即柴苓汤；胸闷腹胀、脘痞不食、苔白腻者需合用平胃散，名柴平煎。

柴胡桂枝汤

【推荐处方】柴胡 12g，黄芩 5g，姜半夏 10g，党参 10g，生甘草 5g，桂枝 10g，炒白芍 10g，生姜 10g，大枣 15g。水煎，分 2 次温服。

【适用病症】适用于虚弱体质外感呕吐者，常见其人愁苦貌，表现为恶心呕吐，胃脘疼痛，纳呆嗳气，腹中气窜，胸胁满闷，身痛不适，可兼低热、微恶寒，或往来寒热、恶风自汗等表证。

【应用参考】本方原方由小柴胡汤与桂枝汤的各半剂量合方而成。本方应趁热服用，服药后避风并盖被取微汗。

大柴胡汤

【推荐处方】柴胡 15~30g，黄芩 10g，姜半夏 15g，枳壳 15g，生白芍 15g，大黄 10g，生姜 25g，大枣 20g。水煎，分 2 次服。

【适用病症】适用于急慢性胃炎、胆汁反流性胃炎、反流性食管炎、胃窦炎、功能性消化不良、胆囊炎、胆绞痛、胆石症、胰腺炎等疾病所致呕吐，常伴嗳气，反酸，胃脘胀闷，口干口苦，大便干结，剑突下按压不适，舌黯红苔厚，脉弦有力。

【应用参考】适用于本方者体格多不弱，进食后脘闷腹胀加重。本方服用后可出现畅便，如大便每日超过 3 次，可减量服用；本方证也有大便不干，甚至腹泻者，如伴见腹痛腹胀、舌苔厚且心下按压不适感明显，仍然可以考虑应用本方。胸骨后烧灼感或咽部充血发红者加生山栀；脘闷腹胀、嗳气明显者加厚朴、苏梗；烦躁失眠者加黄连；胸闷、大便秘结者，再加全瓜蒌，即合用小陷胸汤。

五苓散

【推荐处方】桂枝或肉桂 12g，茯苓 18g，猪苓 18g，白术 18g，泽泻 30g。水煎，分 2 次温服。或用散剂更佳。

【适用病症】历代用本方治疗"水逆"，即渴饮，入水即吐，呕吐水液，伴见口渴，头痛，身困，水泻或大便不成形，汗出而小便不利，舌胖苔润，以上症状在放化疗的胃肠反应、婴幼儿肠胃炎、胃肠型感冒等病症中常可出现。

【应用参考】呕吐较明显，水煎药液不得下者，可按上方药物剂量比例打成散剂，每用 10g，米粥热调，分次喂服。外感低热、胸闷恶心、食欲不振者，合小柴胡汤；兼胸闷恶心、嗳气腹胀、咽喉异物感、舌苔厚腻者，合半夏厚朴汤。

《外台》茯苓饮

【推荐处方】茯苓 15g，党参 10g，白术 15g，枳壳 15g，陈皮 15g，生姜 20g。水煎，分 2~3 次温服。

【适用病症】适用于胃扩张，胃下垂，胃潴留，胃窦炎，幽门梗阻，功能性消化不良，胃神经官能症等疾病引起的呕吐。

【应用参考】适用本方者多表现为呕吐痰水伴见心胸痞闷，饮食不能消化，或胃脘有振水音，舌淡，苔滑润。本方常加姜半夏 15g，即合用小半夏加茯苓汤，可增强止呕疗效。

半夏厚朴汤合四逆散

【推荐处方】柴胡 15g，白芍 15g，枳壳 15g，生甘草 5g，姜半夏 15g，厚朴 15g，茯苓 15g，紫苏或苏叶 10g。水煎，分 2 次温服。

【适用病症】适用于有神经质倾向，呕吐与紧张情绪、精神压力等因素明显关联，有较多主观症状的患者。

【应用参考】适用本方者常有如咽部异物感、嗳气恶心、脘腹阵痛、胸闷腹胀、肢冷脉弦等紧张性躯体性症状。伴心烦失眠，舌质偏红者，加生山栀；舌质黯淡，舌苔润，或肠鸣易泻者，合用桂枝汤。本方宜少量频服，同时配合进行心理疏导。

温胆汤

【推荐处方】姜半夏 15g，茯苓 15g，陈皮 15g，生甘草 5g，枳壳 15g，竹茹 10g，生姜 15g，大枣 15g。水煎，分 2 次温服。

【适用病症】适用于恶心，呕吐，伴惊恐，眩晕，平素常有失眠多梦，心悸短气，乏力自汗，舌苔腻，脉滑者。

【应用参考】兼见腹胀、咽喉异物感者，合半夏厚朴汤；见失眠口苦、胸闷烦躁、舌红苔厚腻者，加黄连。适用本方者多为敏感的半夏体质，宜采用少量频服法，同时配合进行心理疏导。

❦ 讨论 ❦

呕吐首先需要排除一些急危重症，避免漏诊、误诊及延误病情。反复、持续、剧烈的呕吐应尽可能完善相关检查以明确疾病诊断，力图及时、有效、妥当处理。呕吐诊疗期间应重视合理饮食以及放松心情，注意进食可能诱发或加重呕吐，饮食以适量、清淡、易消化为宜。若呕吐频繁或怀疑为胃肠梗阻者，应果断禁食并转诊。妊娠恶阻为妊娠特有病种，为呕吐的一种特殊类型，诊治时除了可以参考章节辨证治疗外，还应注意到其用药的特殊性。以上只是经方治疗呕吐的一些举例，呕吐的方证表现类型非常繁杂，在《伤寒杂病论》中共有48首治疗呕吐的经典方，除了上述之外，还有桂枝汤、小青龙汤、桂枝芍药知母汤、苓甘五味姜辛夏汤、茯苓泽泻汤、猪苓散、猪苓汤、黄芩加半夏生姜汤、外台黄芩汤、干姜黄芩黄连人参汤、栀子生姜豉汤、竹叶石膏汤、竹皮大丸、大黄甘草汤、调胃承气汤、橘皮竹茹汤、橘皮汤、厚朴生姜半夏甘草人参汤、甘草干姜汤、附子理中丸、附子粳米汤、大建中汤、真武汤、四逆汤、金匮肾气丸、乌梅丸等，均有临床应用机会。

消化道炎症与溃疡

消化道疾病是临床常见病、多发病，疾病种类较杂，尤以炎症、溃疡、息肉、功能紊乱、肿瘤为多。本章节重点讨论炎症与溃疡的证治。

（1）反流性食管炎：反流性食管炎是由胃内容物反流至食管引起，常常发生于饭后，病因为食管括约肌张力减弱或胃内压力高于食管。

（2）急性胃炎：急性胃炎是由多种病因引起的急性胃黏膜炎症，急性发病，常表现为上腹部症状。内镜检查可见胃黏膜充血、水肿、出血、糜烂（可伴有浅表溃疡）等一过性病变。病理组织学特征为胃黏膜固有层见到以中性粒细胞为主的炎症细胞浸润。

（3）慢性胃炎：慢性胃炎是指由各种原因所致的胃黏膜慢性炎症改变，临床以上腹饱满、不适、隐痛为主要表现。慢性胃炎主要分慢性浅表性胃炎和慢性萎缩性胃炎，两者有时同时存在。

（4）胆汁反流性胃炎：常见于胃切除、胃肠吻合术后，好发于中老年人，主要症状为上腹部饱胀感或不适，隐痛或剧痛，常呈周期性发作，可伴腹胀、嗳气、反酸、烧心、恶心、呕吐、食欲减退和消瘦等，少数还可有胃出血。

（5）消化性溃疡：消化性溃疡是指胃和十二指肠等处发生的溃疡，以十二指肠溃疡较多见，男性多于女性，青壮年发病率最高。临床表现为周期性、规律性、局限性的中上腹部疼痛，常伴有食欲减退、嗳气、反酸、恶心、呕吐等。

（6）慢性结肠炎：慢性结肠炎是一类慢性、反复性、多发性、因各种致病原因导致的肠道炎性水肿、溃疡、出血病变。病变局限于黏膜及黏膜下层，常见部位为乙状结肠、直肠，甚至整个结肠。本病特征为病程长，呈慢性反复发作，以腹痛、腹泻为主要症状，黏液便，便秘或泄泻交替发生，时好时坏，缠绵不断，青壮年多见。

（7）溃疡性结肠炎：溃疡性结肠炎是慢性非特异性溃疡性结肠炎的简称，为一种原因未明的直肠和结肠的慢性炎症性疾病。主要临床表现为腹泻，黏液脓血便，腹痛和里急后重。病情轻重不等，多反复发作或长期迁延，呈慢性经过。本病可发生于任何年龄，以 20~50 岁多见。男女发病率无明显差别。

患者常以脘痞、嘈杂、反酸、嗳气、腹胀、肠鸣、大便失调、失眠、消瘦等来诊，经方医学从整体切入，对应不同个体特征和病证，治疗消化道疾病常选用下列经方。

半夏泻心汤

【推荐处方】姜半夏 15g，黄连 3~5g，黄芩 15g，党参 15g，炙甘草 10g，干姜 15g，大枣 20g。水煎，分 2~3 次温服。

【适用病症】适用于胃肠病以上腹部不适、恶心呕吐为主诉者，例如慢性浅表性胃炎、糜烂性胃炎、反流性胃炎、消化性溃疡、功能性胃病见心下痞，呕吐，下利而烦热。

【应用参考】本方多用于体质较好的中青年人，其人唇红，舌红，舌苔黄腻，多伴有睡眠障碍和腹泻倾向。消瘦、食欲不振、贫血者慎用。本方可治疗各种胃病，尤其适用于慢性浅表性胃炎见黏膜水肿，糜烂，有斑点状出血者以及消化性溃疡伴有幽门螺杆菌感染者。服用本方以后，能较快改善上腹部隐痛、饱胀、恶心、呕吐等不适症状。服用有效以后，需要小剂量守方续服，疗程常在 3 个月以上。本方一般不需要加减，原方即有明显的效果。如果为久治未愈的面色黯、舌质黯淡者，可加肉桂 10g；舌苔黄厚、腹痛者，加制大黄 5g。

甘草泻心汤

【推荐处方】生甘草20g，黄连3~5g，黄芩15g，姜半夏15g，干姜10g，党参15g，大枣20g。水煎，分2次服。

【适用病症】本方古代用作止利剂以及治狐惑病的专方，适用于口腔溃疡、胃溃疡、溃疡性结肠炎以及直肠溃疡等病症。

【应用参考】适用本方的人群多为唇红、舌红、烦躁、失眠、脉滑者。如有发热，结节性红斑，关节炎，虹膜炎，可加黄柏、柴胡，柴胡剂量应在20g以上。方中甘草用量一般多在10g以上，也有用至30g者，但甘草多用需要注意反酸、腹胀及浮肿等不良反应。

大柴胡汤

【推荐处方】柴胡25g，黄芩15g，姜半夏15g，枳壳15g，白芍15g，大黄10g，生姜15g，大枣20g。水煎，分2次温服。

【适用病症】适用于胃食管反流、胆汁反流性胃炎、厌食、消化不良以及肠易激综合征、胆囊切除术后腹泻、脂肪肝腹泻、肠梗阻（粘连性肠梗阻及麻痹性肠梗阻）、习惯性便秘等病症。

【应用参考】适用本方的患者多见上腹部胀痛，进食后更甚，伴有恶心呕吐、反酸、嗳气、食欲不振、口干口苦、便秘、舌苔厚等。剑突下常有压痛和胀满。本方也可用于肠易激综合征伴有胆道疾病者，或胆道手术以后的腹泻，多伴有比较剧烈的腹痛腹胀，按压上腹部比较充实或有压痛。腹泻者，用制大黄，用量不宜大，3g即可。咽部红、胸骨后有烧灼感者，加山栀子；伴有舌红、烦躁、失眠者，加黄连、山栀子；腹胀气者加厚朴；伴有焦虑、腹满者，可合栀子厚朴汤。虽然腹泻，但见腹痛腹胀、舌苔厚者，特别是有腹证支持者，仍然可以使用本方。腹泻、大便黏臭者，加黄连。本方宜空腹服用，病情好转后可减量或间断性服用。

黄芩汤

【推荐处方】黄芩15g，生白芍10g，生甘草10g，大枣20g。水煎，分2次温服。

【适用病症】适用于溃疡性结肠炎见腹痛出血者，也可用于细菌性痢疾、肛裂、痔疮出血者，其症多见腹痛如绞，或阵作，或里急后重，腹泻或便下脓血或鲜血，患者多发热，或自觉肛门灼热，或烦躁身热等。

【应用参考】适用本方者唇色多深红如朱，舌质多黯红，脉象滑数。女性月经血多黏稠，有血块。本方药量可根据病情轻重而调整，如出血黏稠，量多有血块，重用黄芩，用量可达 30g；若腹绞痛甚者，重用芍药，用量可达 30g；如腹痛、大便欠畅，加制大黄，腹泻、烦热者，加黄连；出血多者，加阿胶。

白头翁汤

【推荐处方】白头翁 10g，秦皮 10g，黄柏 10g，黄连 5g，大枣 30g。水煎，分 2 次服。

【适用病症】适用于溃疡性结肠炎、慢性结肠炎等见便血或脓血便者。

【应用参考】适用本方者多体格壮，大便臭秽，黏滞不爽，里急后重，肛门坠胀灼热。出血已久者，加甘草、阿胶，即白头翁加甘草阿胶汤；常有合方黄芩汤的机会；食欲不振者加党参；体弱者加人参。精神倦怠、口唇淡白干枯、脉沉缓者慎用。

葛根芩连汤

【推荐处方】葛根 60g，黄芩 20g，黄连 5~10g，生甘草 10g。水煎，分 2~3 次温服。

【适用病症】古代用葛根芩连汤治疗腹泻伴喘而汗出、脉促，现代用于治疗急性肠炎、痢疾等感染性疾病以及糖尿病腹泻与酒后腹泻。

【应用参考】本方除治疗急性痢疾、肠炎外，也常用于治疗糖尿病腹泻、醉酒以及酒后腹泻等。顽固性腹泻可谓是部分糖尿病患者的一个突出症状，其腹泻呈间断性，大便为棕色水样，量不多，无黏液和血，多发生在凌晨和晚上，每日数次，部分患者会出现腹泻与便秘交替发生的症状，大便次数虽多，但少有腹痛。糖尿病性腹泻常因忧虑、情绪激动而复发，并与血糖控制状态有关。对酒醉后腹泻者，葛根芩连汤效果明显，酒醉以后常常口渴异常，葛根也常用于解酒。适用本方的人群大多体格比较壮实，肌肉相对发达厚实，平时大便不成形或腹泻，全身困重，尤其以项背强痛不舒为特征，平时好酒之人多见。大便干结者，加制大黄；舌黯紫者，加肉桂。

三黄泻心汤合四逆汤

【推荐处方】制附片 10~30g（先煎），生甘草 10g，干姜 10g，黄连 3~5g，黄芩 10g，大黄 10g。水煎，分 2~3 次温服。

【适用病症】适用于老年男性患慢性胃病，其人面晦神萎，中脘痞闷，上火失眠，便溏尿清，舌黯胖淡。

【应用参考】胃脘不适者加党参、大枣；食欲不振者加人参；颈背不适或疲倦感明显者加葛根；心悸、舌黯者加肉桂。制附片注意先煎减毒；本方不宜加味过多；方中药物剂量可根据寒温进行比例调整，以契合病情。

乌梅丸

【推荐处方】乌梅 20g，细辛 5g，干姜 10g，黄连 10g，当归 10g，制附片 10g，川椒 10g，桂枝或肉桂 10g，人参 10g，黄柏 10g。水煎去渣，蜂蜜适量兑入，分 2 次温服。

【适用病症】适用于慢性胃肠病常规治疗无效，证属寒热虚实交错者，如克罗恩病、溃疡性结肠炎、细菌性痢疾、慢性胆囊炎、胆道蛔虫病、胃食管反流、肠易激综合征、胃肠神经官能症、消化不良等见厥冷、腹绞痛、烦躁、呕吐、腹泻者。

【应用参考】适用本方者多数营养不良，体质虚弱，脸色多黄，或青黄中浮红，手足多冰凉，其人多焦虑、抑郁以及失眠，脉弦硬大而搏指，呕吐反流而腹痛，腹泻，或腹部绞痛，半夜或凌晨发病者居多。本方通常用原方，药味极苦，中病即止。通常给予 5 日量，如症状缓解可减量。

四逆散

【推荐处方】柴胡 15g，炒白芍 15g，炒枳壳 15g，生甘草 10g。水煎，分 2 次温服。

【适用病症】适用于功能性胃肠病，如胃炎、胃溃疡、胃肠神经官能症、胃下垂、肠易激综合征、慢性结肠炎、习惯性便秘、结肠冗长、饮食积滞性腹痛等，症见反复腹痛腹胀，或便秘，或腹泻，发病与精神因素相关者比较适合用本方。

【应用参考】本方为经典的解痉止痛方，能缓解心理压力所导致的躯体症状，特别是对消除腹痛腹胀、缓解怕风等有效，多用于中青年患者，女性多见，其人两胁、下腹肌比较紧张，四肢冷，脉多弦。恶心呕吐、腹胀者，合半夏厚朴汤；头痛、失眠者，加川芎 15g。本方多服久服会出现腹泻、乏力感等，停药后消失。本方通常给予 3~5 日量，采用间断服用方法。

柴胡桂枝汤

【推荐处方】柴胡 15g，黄芩 10g，姜半夏 10g，党参 10g，生甘草 5g，桂枝 10g，白芍 10g，生姜 10g，大枣 15g。水煎，分 2 次温服。

【适用病症】适用于慢性胃炎、胃肠功能紊乱，表现为胃脘疼痛，纳呆嗳气或恶心，腹中气窜，胸胁满闷，身痛不适，可兼低热、微恶寒或往来寒热、恶风自汗等表证。

【应用参考】表证明显者可加苏叶；方中白芍可根据大便情形调整，便干者用生白芍，便不干者用炒白芍。如兼有表证，本方应趁热服用，服药后避风并盖被取微汗。

桂枝加附子汤

【推荐处方】桂枝 10g，肉桂 5g，炒白芍 15g，炙甘草 15g，生姜 15g，大枣 20g，制附片 10g。水煎温服。

【适用病症】适用于身体瘦弱者的胃肠型感冒、急慢性肠炎、肠痉挛、消化性溃疡、肠系膜淋巴结炎等疾病，表现为腹痛喜温喜按，大便溏薄，伴见多汗怕冷，神萎身痛，舌淡苔薄，脉弱。

【应用参考】汗多、心悸者，加龙骨、牡蛎；面黄、便溏、身体困重者，加茯苓、白术，即合真武汤。本方宜餐后服，忌空腹服用，服药后不能进食生冷食物。本方药力中等，如果腹痛较剧烈，或伴表寒之证明显，可考虑用乌头桂枝汤。

小建中汤

【推荐处方】桂枝 15g，生白芍 30g，炙甘草 10g，生姜 15g，大枣 30g，饴糖 30g（另烊）。水煎，分 2 次温服。

【适用病症】适用于慢性萎缩性胃炎、胃及十二指肠溃疡、功能性胃病、慢性肠炎、习惯性便秘、不完全性肠梗阻、结肠冗长等慢性腹痛，疼痛多为阵发性、慢性。也常用于小儿的胃肠道疾病，如婴幼儿便秘、胃肠型过敏性紫癜、消化性溃疡、巨结肠等病症，患者多有面色黄、心悸消瘦、喜食甜食、小腿抽筋、大便干结的表现。

【应用参考】本方是经典的理虚方，为强壮性解痉止痛剂，适用于以腹痛、消瘦为特征的疾病，肥胖、浮肿者慎用。经常恶心呕吐者，或经常咽喉肿痛者，不宜使用本方。面色黄、肌肉松弛、浮肿貌者，加黄芪 15g；食欲不振、消瘦者，加党参 15g。表现为"腹满时痛"的各种痉挛性腹痛者可去饴糖，为桂枝加芍药汤；大便不通，按之腹部充实之腹痛为"大实痛"，排除适用外科手术治疗的疾病，可再加大黄，名桂枝加大黄汤。饴糖属麦芽糖类，如纳差或不喜甜食，也可用麦芽代替。

四逆汤

【推荐处方】制附片 15~30g（先煎 30~60 分钟），生甘草 10g，干姜 10~15g。

水煎，分2次温服。

【适用病症】适用于以消化道功能衰竭、下利清谷为特征的消化道疾病，如急性胃肠炎、慢性结肠炎、小儿秋季腹泻、慢性迁延性肝炎、肝硬化等。

【应用参考】四逆汤是经典的温阳剂，适用于阳虚阴寒证。其传统方证为：①下利清谷不止，腹胀满；②四肢厥逆而恶寒；③脉微欲绝。下利清谷不止指腹泻不止，泻下物为一些不消化物，或清稀的水样物，伴有腹胀、食欲不振等症状。四肢厥逆指手脚冰冷至肘过膝，全身畏寒喜暖，同时多伴有精神萎靡，思睡，意识淡漠。脉微欲绝是本方证的关键，多见沉、细、微、软，或按之如游丝，或重按至骨方得，或空浮无力等。有的患者脉虽大而重按无力，临床应用本方时多加人参。四逆汤主治的不是一种疾病，而是一种体质状态，患者多形体偏胖，面色多晦黯、苍白或黯黄，肌肉松软，按之无力，皮肤多干燥，晨起面多浮肿，目睛无神或眼胞易浮肿，精神萎靡，面带倦容，唇色黯淡干枯，舌质淡胖而黯，多有齿痕，舌苔白（或黑）润或白滑，平时畏寒喜暖，四肢常冷，尤其以下半身冷为著，易疲倦，好静恶动，大便常稀溏不成形，小便清长，口不干渴或渴不多饮，或喜热饮等，这种患者即"阴寒体质"。把握四逆汤体质状态，对于有效、安全地使用姜附剂至关重要。若患者面色红润，口臭声粗，大便燥结，小便短赤，脉数滑有力，舌质红瘦，苔焦黄或黄腻，决不可用本方。四逆汤用于救急，姜、附的用量一定要大。近代名医祝味菊、范中林、吴佩衡等均是大剂量使用姜附剂的高手。附子大量（15g以上）使用必须久煎。本方三药合煎，其毒性比分煎显著降低。

⸙ 讨论 ⸙

重视胃肠病症患者的心理疏导和健康教育：①注意饮食规律，避免饮食失节，如避免饥饱无常、暴饮暴食，忌食腥冷肥腻、辛辣刺激、甘咸味重、煎炸炙烤等食物，强调规律饮食，少量多餐，细嚼慢咽；②注意放松心情，谨忌忧思恼怒，保持精神愉悦、情绪稳定等；③戒除烟酒无度、熬夜伤身等不良生活方式；④注意防寒保暖，避免劳累过度等。

临床在诊治消化系统病症时需注意其疾病种类，结合体质状态、病史诱因、病程演变、起居环境等方面的相关特点诊疗，特别要注意病症的加重因素以及兼症，有条件的可完善胃肠镜等相关检查，明确诊断则有利于经方的选择及预后的评估。胃肠病症通常单纯应用中药治疗即可取得较满意的疗效，一般不主张中医治疗的同时又服用西药，中药取效后通常需坚持治疗，方药可间断服用或采用逐渐减量的方法至停药，疗程常在3个月以上。

关于溃疡性结肠炎：该病治疗尚属医学界难题，需要内外科协作，中西医携手，共图病情稳定。

常见的消化道炎症、溃疡病症常合并胃肠功能紊乱，可参考胃肠功能紊乱章节，互为补充。

以上着笔的方证只是一个粗线条式的常用经方诊疗大概，而三黄泻心汤方证、小陷胸汤方证、栀子厚朴汤方证、厚朴三物汤方证、桃核承气汤方证、黄连温胆汤方证、麦门冬汤方证等在临床亦常可遇到，并且诊疗过程中可以发现有不少是以合方方证的方式出现，值得我们重视，可以按照方证进行全面融会贯通，辨证选方。

胃肠功能紊乱

胃肠功能紊乱，病因多源，是一类门诊常见的慢性疾病，起病缓慢，病程久远，呈慢性持续与反复发作状态，以胃肠运动与分泌功能紊乱为主要特征。其主要临床表现在胃部或 / 和肠道，胃部表现以反酸、烧心、恶心呕吐、嗳气厌食、食后饱胀多见；肠道表现为不规则的腹部胀痛、便秘或腹泻等。常伴有精神心理方面的症状，如焦虑、抑郁、疲乏、健忘、头晕、胸闷、盗汗、失眠等。

胃肠功能紊乱是中国人的常见病、多发病，中医学治疗该病经验丰富，不少经方疗效肯定，不仅有对病专方，也有调理体质的通治方。中医药擅长调整身心状态，临床上，胃肠神经官能症、消化不良、胃肠术后功能紊乱、胃下垂、胃扩张、胃潴留、慢性胃窦炎、贲门失弛缓症、肠易激综合征等均可参照本章节治疗，常选用下列经方。

黄连汤

【推荐处方】黄连 5g，肉桂 10g，人参 10g，半夏 15g，生甘草 10g，干姜 10g，大枣 20g。水煎，分 2~5 次温服。

【适用病症】适用于胃痛伴心烦失眠、恶心欲呕或腹痛腹泻者，其人常唇舌偏黯，体瘦肤黄。

【应用参考】不欲食而舌质偏淡者，肉桂用量 2~3 倍于黄连；心烦而脉滑者，黄连用量稍增加。本方原文记载用桂枝，临床上以肉桂为佳。服用本方宜少量频服，每次可进 50ml 左右，每日 2~5 次。

半夏厚朴汤

【推荐处方】姜半夏 25g，茯苓 20g，厚朴 15g，苏叶 10g，生姜 25g。水煎，分

3~4 次温服。

【适用病症】适用于功能性胃病，患者有较多的主观症状，但检查无阳性发现。症状主要为腹胀、腹痛、咽喉有异物感、嗳气、恶心、食欲不稳定等。也常用于小儿厌食症、胃食管反流、神经性呕吐、肠易激综合征、食管痉挛、贲门失弛缓症、胃下垂、胃肠型感冒以及焦虑症、抑郁症、失眠等伴有消化道症状者。

【应用参考】厌食患儿多面黄，大便干结，舌苔多厚，可用本方加枳壳、连翘等，不仅可以恢复食欲，还能让患儿变得活泼。焦虑失眠、胸腹胀满者，加山栀子、连翘、黄芩、枳壳；四肢冷、腹痛者，合用四逆散。咽喉部有异常感觉是本方的适应证，特别是咽喉有较多黏痰，或者口舌有黏腻不适感者最为适用。本方多用于敏感型体质且症状明显的患者，服法应遵循仲景"日三夜一"的经验，以保证足够的药量。如作为维持量，也可改为每日服两次或一次。本方通常给予 3~5日量，并采用间断性服用方法，如服 3 日停 2 日，并配合必要的心理疏导。

四逆散合半夏厚朴汤

【推荐处方】柴胡 15g，炒白芍 15g，炒枳壳 15g，生甘草 10g，姜半夏 15g，厚朴 15g，茯苓 15g，苏叶 10g，生姜 10g。水煎服。

【适用病症】适用于肠易激综合征，患者大多表现为生性敏感，办事谨慎，平时非常关心身体，害怕吹风受寒，饮食也喜热怕生冷，忌口讲究，但症状依然发作。

【应用参考】本方有除胀、止痛的作用，其中四逆散能解痉止痛，调节胃肠道张力，半夏厚朴汤则能降低肠道敏感度，消除患者紧张情绪。本方可以调节患者情绪，提升食欲，改善睡眠，缓解腹胀、胸闷等躯体症状，从而巩固止泻止痛的疗效，对于便秘者，则能起到通便理气的效果。心烦意乱者，加山栀子；病程迁延反复，或有肠鸣，舌淡黯者，加桂枝或肉桂。

柴胡加龙骨牡蛎汤

【推荐处方】柴胡 15g，黄芩 10g，姜半夏 10g，党参 10g，桂枝 10g，茯苓 15g，制大黄 10g，龙骨 10g，牡蛎 10g，生姜 15g，大枣 15g。水煎，分 2 次温服。如便秘用生大黄，后下。

【适用病症】适用于伴有抑郁倾向的慢性胃炎、肠易激综合征、胃肠神经官能症等胃肠病症，表现为情感低落，兴趣丧失，自我评价下降，睡眠或食欲下降等，患者常诉说疲倦乏力、头晕头痛、胸闷心悸、失眠、胃痛、腹胀、便秘或腹泻、性欲减退、体重减轻等。

【应用参考】适用本方者大多腹部充实，两胁下按之有抵抗感或僵硬感，大便干结等，如腹部松软、大便不成形者慎用。本方有缓泻作用，有些患者服药后可能会出现腹泻、腹痛，停药后即可缓解。腹泻或大便黏、肛门热痛者，加黄连5g；焦虑不安、胸闷腹胀者，合栀子厚朴汤。腹泻者，可去大黄，加甘草5g。

苓桂术甘汤

【推荐处方】茯苓30g，桂枝15g，白术10g，生甘草10g。水煎，分2次温服。

【适用病症】适用于瘦弱体质者患胃下垂、胃扩张、胃潴留、胃窦炎等疾病，其人面黄虚浮或眼袋明显，舌黯淡胖大，有齿痕，多伴见心下胀满或胃脘部有振水音，平素易腹泻，胸闷心悸，无口渴，不多饮，可有小便不利。

【应用参考】体型偏瘦，伴有心悸明显，状如奔豚者，加大枣；面色发黯，精神萎靡者，可加制附片或合用真武汤；舌苔腻者，方中白术可以换成苍术。

《外台》茯苓饮

【推荐处方】茯苓15g，党参10g，白术15g，枳壳15g，陈皮15g，生姜20g。水煎，分2~3次温服。

【适用病症】适用于胃扩张、胃下垂、胃潴留、胃窦炎、幽门梗阻、功能性消化不良、胃肠神经官能症等疾病，辨证要点为心胸痞闷，呕吐痰水，饮食不能消化，或胃脘有振水音，舌淡，苔滑润。

【应用参考】适用本方者大多消瘦，面色黄，缺乏光泽，唇舌黯淡，或面部轻度浮肿，腹壁软弱无抵抗，扁平，按压胃内有振水音和上腹部积气，腹部动悸明显，多伴有头晕头痛，胸闷气短，脉弱，血压低。呕吐者加姜半夏15g；呕吐剧烈、烦躁头痛者，合吴茱萸汤；头晕目眩、心悸者，合苓桂术甘汤；恶心多痰者，合半夏厚朴汤；胸闷痛者，合茯苓杏仁甘草汤，或合桂枝枳实生姜汤。便秘用生白术，用量可达30g以上，或加火麻仁。

小建中汤

【推荐处方】桂枝15g，生白芍30g，炙甘草10g，生姜15g，大枣30g，饴糖30g（另烊）。水煎，分2次温服。

【适用病症】适用于慢性萎缩性胃炎、胃十二指肠溃疡、功能性胃病、慢性肠炎、习惯性便秘、不完全性肠梗阻、结肠冗长等慢性腹痛，疼痛多为阵发性、慢性。也常用于小儿的胃肠道疾病，如婴幼儿便秘、胃肠型过敏性紫癜、消化性溃疡、巨结肠等病症，患者多有面色黄、心悸消瘦、喜食甜食、小腿抽筋、大便干结的特征。

【应用参考】本方是经典的理虚方，为强壮性解痉止痛剂，适用于以腹痛、消瘦为特征的疾病，肥胖、浮肿者慎用。经常恶心呕吐或经常咽喉肿痛者，不宜使用本方。面色黄、肌肉松弛、浮肿貌者，加黄芪15g；食欲不振、消瘦者，加党参15g。治疗"腹满时痛"的各种痉挛性腹痛可去饴糖，为桂枝加芍药汤；大便不通，按之腹部充实的"大实痛"，排除采用外科手术治疗的疾病后，可再加大黄，名桂枝加大黄汤。饴糖属麦芽糖类，如纳差或不喜甜食，也可用麦芽代替。

大建中汤

【推荐处方】蜀椒10g，干姜20g，人参10g，饴糖50g（烊）。水煎，分2次温服，服后喝一小碗热粥，并温覆避风寒，禁忌生冷。

【适用病症】适用本方的腹部剧烈冷痛可牵连心胸部，呕吐频繁，不能饮食，或可见肠型凸起而拒按，手足冷，舌淡苔白。如有进食生冷的诱因，且起病急剧，多为肠蛔虫症、肠梗阻、肠痉挛等病症。

【应用参考】使用本方前需排除外科手术指征。本方常与附子粳米汤或乌梅丸合用。方中饴糖可用红糖替代。

甘草干姜汤

【推荐处方】生甘草30g，干姜15g。水煎，分2次温服。

【适用病症】适用于以分泌物、排泄物增多为特征的胃肠道疾病，如急慢性胃炎、上消化道溃疡、肠炎、小儿腹泻等。患者代谢低下，恶寒明显，分泌物及排泄物明显增多，清稀而无臭秽气味。本方还用于误服下剂及凉药而导致伤阳腹泻者，以及伴有呕吐或咳吐大量清稀痰涎的一类疾病。

【应用参考】本方为治疗寒性腹泻的基本方。生活中常用生姜祛寒健胃，干姜比生姜老辣，配上甘草以后，对于比较严重的腹泻，出现烦躁者，效果要比单用生姜为好。本方干姜与甘草的剂量比例可以调整。

理中汤

【推荐处方】人参15g，干姜15g，白术15g，炙甘草5g。水煎，分2~3次温服。

【适用病症】适用于虚寒性胃肠病，临床表现为消化液分泌亢进，如呕吐清水或酸水，腹泻，为水样便或溏便，并有怕冷，口不干渴，多涕、多涎、多尿等分泌物增多且清稀不臭的症状。慢性胃炎、消化性溃疡、功能性消化不良、慢性肠炎、肠易激综合征、肿瘤放化疗后等可以出现以上情况。

【应用参考】适用于本方者，面色多黄黯，消瘦，食欲不振，舌苔白，以儿童、老人尤其多见。舌红脉数者慎用。心悸、腹痛者加肉桂 5g；口疮、腹泻者加黄连 3g；全身状况差、脉微弱、精神萎靡者加制附子 10g。服用本方后 3~4 日，可能出现浮肿，可继续服用本方，浮肿可自然消失。本方通常给予 7 日量，症状缓解后应减量继续服用，以巩固疗效，也可用中成药附子理中丸调护。

乌梅丸

【推荐处方】乌梅 20g，细辛 5g，干姜 10g，黄连 10g，当归 10g，制附片 10g，川椒 10g，桂枝或肉桂 10g，人参 10g，黄柏 10g。水煎去渣，兑入适量蜂蜜，分 2 次温服。

【适用病症】适用于慢性胃肠病经常规治疗无效，证属寒热虚实交错者，如克罗恩病、溃疡性结肠炎、细菌性痢疾、慢性胆囊炎、胆道蛔虫病、胃食管反流、肠易激综合征、胃肠神经官能症、消化不良等见厥冷、腹部绞痛、烦躁、呕吐、腹泻者。

【应用参考】适用本方者多数营养不良，体质虚弱，脸色多黄，或青黄中浮红，手足多冰凉，其人多焦虑、抑郁以及失眠，脉弦硬大而搏指，呕吐反流而腹痛，腹泻，或腹部绞痛，半夜或凌晨发病者居多。本方通常用原方，本方药味极苦，中病即止。通常给予 5 日量，如症状缓解可减量。

⌒ 讨论 ⌒

对久治不效的胃肠病症须注意进行消化道腔镜检查或复查，以避免误诊、漏诊的发生。

消化道病症临床多为数种疾病兼夹或前后并发，而经方医学的整体思路恰好可以发挥优势，通常能取得满意的疗效。常见的消化道炎症、溃疡病症常与功能性消化不良、胃肠神经官能症、肠功能紊乱兼夹，可互参，互为补充。

经方治疗胃肠功能紊乱除了具有缓解症状快、调整心理状态佳、增强体质明显的特点外，还具有疗效好、不良反应小、价格低廉等优势。

胃痛

胃痛，又称胃脘痛，系指上腹部近剑突下部位发生疼痛的病症。主要涉及西医学的急性胃炎（包括急性单纯性胃炎、急性糜烂性胃炎）、慢性胃炎（包括慢性浅表性胃炎、慢性萎缩性胃炎）、胃窦炎、十二指肠炎、十二指肠溃疡、胃溃疡、胆汁反流性胃炎、反流性食管炎、胃黏膜脱垂症、胃下垂、胃痉挛、神经性胃痛、功能性消化不良、胃癌、胃大部切除及胃肠吻合术后等疾病。

胃痛首先需要排除急诊外科疾病以及以胃痛为主要表现的其他内科疾病，例如急性心肌梗死、急性心包炎、大叶性肺炎等，以避免漏诊、误诊。

根据不同个体和发作表现特点，临床治疗胃痛常选用下列经方。

半夏泻心汤

【推荐处方】姜半夏 15g，黄连 3~5g，黄芩 15g，党参 15g，炙甘草 10g，干姜 15g，大枣 20g。水煎，分 2~3 次温服。

【适用病症】适用于各种胃炎、消化性溃疡引起的胃痛。

【应用参考】适用本方者通常体质较好，不虚弱，胃脘疼痛常伴胃脘痞闷不适，或有恶心嗳气，多见唇舌红，苔黄腻，常伴有失眠和腹泻。方中黄连用量不宜过大，过大会抑制食欲；甘草多用可能导致反酸、腹胀及浮肿等不良反应；原方中半夏用量较大，与主治呕吐有关，如呕吐不明显者半夏量可减少；本方尽量用原方，方中黄芩、干姜可酌情减量；上腹部满闷不适明显者可加枳实；心下振水音明显者加茯苓；腹胀多气，叩之如鼓者，加厚朴；胃病日久，舌质不红、偏黯淡，或面色黄黯，消瘦者，加肉桂；上消化道出血，糜烂性胃炎，或舌苔黄腻、腹胀腹痛、大便不畅者，加大黄；伴见口腔溃疡疼痛者，加大甘草剂量至 15~20g，即甘草泻心汤；肠鸣明显者干姜减至 5g，加生姜 20g，即生姜泻心汤。消瘦、食欲不振、贫血者慎用。

黄连汤

【推荐处方】黄连 5g，肉桂 10g，人参 10g，半夏 15g，生甘草 10g，干姜 10g，大枣 20g。水煎，分 2~5 次温服。

【适用病症】适用于胃痛伴心烦失眠、恶心欲呕或腹痛腹泻的各种疾病。

【应用参考】适用本方的人群常为唇舌偏黯、体瘦肤黄者。本方原文记载组成为桂枝，临床上以肉桂为佳；不欲食而舌质偏淡者，肉桂用量 2~3 倍于黄连；心烦而脉滑者，黄连用量稍增加。服用本方宜少量频服，每次可进 50ml 左右，每日 3~5 次。

四逆散合半夏厚朴汤

【推荐处方】柴胡 15g，白芍 15g，枳壳 15g，生甘草 5g，姜半夏 15g，厚朴 15g，茯苓 15g，紫苏 15g 或苏叶 10g。水煎，分 2~3 次温服。

【适用病症】适用于有神经质倾向的胃脘疼痛患者，发病与精神因素相关，患者有较多的主观症状，例如胃脘阵痛、胸闷腹胀、咽喉有异物感、嗳气恶心、腹痛等。

【应用参考】适用本合方者上腹部及两胁下腹肌比较紧张，按之较硬，四肢冷，脉多弦，女性尤多。患者众多症状中，咽喉部有异常感觉比较多见，特别是咽喉有较多黏痰感，或者口舌有黏腻不适感，有重要方证诊断价值。伴心烦失眠、舌质偏红者，加生山栀；伴焦虑失眠、腹胀满、舌咽红者，加生山栀、连翘、黄芩、枳壳；舌质黯淡、舌苔润，或肠鸣易泻者，合用桂枝汤。使用本合方可配合心理疏导。症状明显的患者，本方服法应遵循仲景"日三夜一"的经验，以提高疗效。

大柴胡汤

【推荐处方】柴胡 25g，黄芩 15g，姜半夏 15g，枳壳 20g，生白芍 20g，大黄 10g，生姜 15g，大枣 20g。水煎，分 2 次温服。

【适用病症】适用于急慢性胃炎、胆汁反流性胃炎、反流性食管炎、胃窦炎、功能性消化不良等疾病，表现为胃脘胀痛，伴嗳气，或反流，或吐酸，口干口苦，大便干结，剑突下按压不适。

【应用参考】适用本方者体格多不弱，进食后胃痛、腹胀加重，大便干结，舌苔厚，上腹部按压硬满，疼痛明显。如无以上指征者，慎用本方。胸骨后有烧灼感或咽部充血发红者，加生山栀；腹胀、嗳气者，加厚朴、紫苏梗；烦躁失眠者，加黄连；胸闷、大便秘结者，加全瓜蒌，即合用小陷胸汤。本方服用后可出现畅便，如大便每日超过 3 次，可减量服用。服药期间要少吃油腻甘甜以及煎炸等高热量、难消化食品。本方证也有大便不干，甚至腹泻者，如伴见腹痛腹胀、舌苔厚且心下按压不适感明显，仍然可以考虑应用本方。

柴胡加龙骨牡蛎汤

【推荐处方】柴胡 15g，姜半夏 10g，党参 10g，黄芩 10g，茯苓 10g，桂枝 10g，生龙骨 10g，煅牡蛎 10g，制大黄 10g，生姜 10g，大枣 20g。水煎，分 2 次温服。

【适用病症】适用于伴有睡眠障碍、情感低落的胃痛患者。

【应用参考】适用本方者的胃痛常伴见腹胀，食欲下降，大便不调，还常表现有疲倦乏力、头晕头痛、胸闷心悸、体重减轻等。原方大黄是生大黄，因剂量较难把握，有些患者会出现腹泻腹痛，改用制大黄更为稳妥而疗效亦佳；大便稀而黏滞不爽者用制大黄 3g；伴腹泻，舌黯质红、苍老而苔厚者，加黄连，舌质偏淡胖者，须去大黄，并加甘草 5g；焦虑不安、胸闷腹胀者，合栀子厚朴汤。使用本方者大多腹部充实，两胁下按之有抵抗感或僵硬感，大便多偏干结等，腹部松软而大便不成形者慎用；有些患者服药后可能会出现腹泻腹痛，停服后即可缓解。

柴胡桂枝汤

【推荐处方】柴胡 15g，黄芩 10g，姜半夏 10g，党参 10g，生甘草 5g，桂枝 10g，白芍 10g，生姜 10g，大枣 15g。水煎，分 2 次温服。

【适用病症】适用于胃脘疼痛伴有纳呆嗳气或恶心，腹中气窜，胸胁满闷，身痛不适者，可兼低热、微恶寒或往来寒热、恶风自汗等表证。

【应用参考】适用本方者腹证表现为腹直肌紧张，剑突下按压有不适感。表证明显者可加苏叶；方中白芍可根据大便情形，便干用生白芍，不干用炒白芍。本方证的胃痛常与风寒有关，故应趁热服用药物，服药后避风并盖被取微汗。

小建中汤

【推荐处方】桂枝 15g，白芍 30g，生甘草 10g，生姜 15g，大枣 30g，饴糖 30g（烊）。水煎，分 2 次温服。

【适用病症】适用于慢性阵发性胃脘疼痛，常在饥饿时加重，其人多有面色黄、心悸消瘦、喜吃甜食、大便干结的表现。

【应用参考】食欲佳、面色黄、肌肉松弛、虚浮貌者，加黄芪，即黄芪建中汤；食欲不振、消瘦者，加党参 15g；本方桂枝 15g 也可换成桂枝 5g 与肉桂 10g，缓解胃痛的疗效更佳。经常恶心呕吐、咽喉肿痛以及肥胖、浮肿者不宜使用本方。

附子理中汤

【推荐处方】制附片 10~15g（先煎），党参 15g，炒白术 15g，干姜 15g，炙甘草 10g。水煎，分 2 次温服。

【适用病症】适用于慢性胃炎、消化性溃疡、功能性消化不良、胃大部切除术后等表现为虚寒性胃脘痛者，常伴见消化液分泌亢进，如呕吐清水或酸水，腹泻，为水样便或溏便，甚至多涕、多涎、多尿等分泌物增多且清稀不臭，并有怕冷，口不干渴。

【应用参考】胃痛已久或有心悸或伴腹痛者，加肉桂 10g；胃痛较剧烈，或伴呕吐、肠鸣者，加生姜、花椒，并在服药后喝热粥，即合用大建中汤之意；腹泻而兼口疮者，加黄连 1~3g。适用于本方者多见面色黄黯，纳呆消瘦，舌淡苔白，儿童、老人尤其多见。舌红脉数者慎用本方。症状缓解后应减量继续服用本方以巩固疗效，也可用中成药附子理中丸调护。

⌒ 讨论 ⌒

急性胃痛需注意鉴别是否为胃穿孔、急性胰腺炎等急腹症，如是需及时转诊外科。对久治不效的胃痛须注意定期复查胃镜以避免误诊、漏诊的发生。重视胃痛患者的健康教育：①注意饮食规律，避免饮食失节，如避免饥饱无常、暴饮暴食，忌食腥冷肥腻、辛辣刺激、甘咸味重、煎炸炙烤等食物，强调规律饮食，少量多餐，细嚼慢咽。②注意放松心情，谨忌忧思恼怒，保持精神愉悦、情绪稳定等。③戒除烟酒无度、熬夜伤身等不良生活方式。④注意防寒保暖，避免劳累过度等。胃痛系常见病、多发病，临床需注意其疾病种类，结合体质状态、病史诱因、病程演变、起居环境等方面的相关特点诊疗，特别要注意胃痛的加重因素以及兼症，有条件的可完善胃镜等相关检查，明确诊断则有利于经方的选择及预后的评估。胃痛通常单纯应用中药治疗即可取得较满意的疗效，一般不主张中医治疗的同时又服用西药，中药取效后通常需坚持治疗，方药可间断服用或采用逐渐减量的方法至停药，疗程常在3个月以上。以上方证只是一个粗线条式的诊疗大概，而三黄泻心汤方证、小陷胸汤方证、栀子厚朴汤方证、厚朴三物汤方证、桃核承气汤方证、黄连温胆汤方证、桂枝加附子汤方证、麦门冬汤方证、乌梅丸方证等在临床亦常可遇到，并且诊疗过程中可以发现有不少是以合方方证的方式出现，值得我们重视。此外需要说明的是，有不少经方既可治疗胃痛，又可用于腹痛的治疗，所以本章节学习讨论时宜与腹痛章节相互参考补充，诊疗时可以按照方证进行全面融会贯通，辨证选方。

腹痛

腹痛是指以胃脘以下，耻骨毛际以上部位疼痛为主要表现的病症。内科、外科以及妇科疾病均可引起腹痛。本文仅简介排除急腹症情形之后的适合内科保守治疗的腹痛。

临床常见表现为腹痛的疾病有胃肠型感冒、急慢性肠炎、食物中毒、慢性结肠炎、肠痉挛、消化性溃疡、消化不良、肠道蛔虫症、肠系膜淋巴结炎、慢性腹膜炎、术后肠粘连、胆囊炎、慢性胰腺炎、肾绞痛、急慢性阑尾炎、各种产后腹痛、急慢性附件炎、盆腔炎、盆腔淤血综合征等。

根据不同个体和发作表现特点，临床治疗腹痛常选用下列经方。

葛根汤

【推荐处方】葛根 30g，生麻黄 10g，桂枝 10g，炒白芍 10g，生甘草 5g，生姜 15g，大枣 20g。水煎，分 2 次餐后温服。

【适用病症】适用于胃肠型感冒、肠痉挛、急性肠炎等导致的腹部不适。常由受凉或进食生冷引发，伴有大便溏薄。通常服用 1~3 剂可基本缓解症状。

【应用参考】适用本方者大多体质较为充实，尤其以外观肌肉比较结实，皮肤黝黑或黄黯粗糙者多见，以从事体力劳动或平素身体强壮的青壮年以及酒客等应用的机会较多。不宜麻黄或不耐麻黄者，可减少麻黄用量，加用紫苏叶；伴有腰部冷重、神疲乏力者，加白术、茯苓，或再加制附片。本方宜餐后服，忌空腹服用，服用后不能进食生冷。服用本方后如有心悸多汗，需停服。

桂枝加附子汤

【推荐处方】桂枝 10g，肉桂 5g，炒白芍 15g，炙甘草 15g，生姜 15g，大枣 20g，制附片 10g。水煎，分 2 次温服。

【适用病症】适用于身体瘦弱者的胃肠型感冒、急慢性肠炎、肠痉挛、消化性溃疡、肠系膜淋巴结炎等疾病导致的腹痛。

【应用参考】适用本方者多为瘦弱体质，其人面色欠红润，或黄白，或青黯，精神萎靡，或关节疼痛，汗出较多，腹痛遇凉加重而喜温喜按，大便溏薄，舌淡苔薄，脉弱。面黄、便溏、身体困重者，加茯苓、白术，即合真武汤。本方宜餐后服，忌空腹服用，服用后不能进食生冷。本方药力中等，如果腹痛较剧烈，或伴表寒之证明显，可考虑应用乌头桂枝汤。

大黄牡丹汤

【推荐处方】生大黄 10~20g，牡丹皮 10~15g，桃仁 10~15g，冬瓜子 20~30g，芒硝 6~10g（分冲）。前 4 味药水煎去渣，溶入芒硝，煮沸溶尽芒硝，急性疼痛者一次顿服，慢性病症水煎分 2 次温服。

【适用病症】适用于急慢性阑尾炎、急慢性附件炎、盆腔炎、盆腔淤血综合征、慢性增生性结肠炎、慢性腹膜炎、术后肠粘连等以下腹痛为表现的下腹部及盆腔部各种急慢性疾病，表现为下腹疼痛而按压加重或拒按，大便干结或便秘，可有寒热汗出，舌质黯红，苔黄或腻。

【应用参考】本方中生大黄与其他药同煎，大黄与芒硝的剂量可适当调整，以大便畅下为效，尤其在治疗急性阑尾炎时，常可观察到泻下猪肝样或咖啡色秽物而病情大减的现象。本方适用于治疗急性阑尾炎未成脓期，如已化脓，则用后有引起穿孔及腹膜炎之风险。治疗过程中应该密切观察病情，及时判断是否出现外科手术指征，若腹痛加剧，且出现反跳痛，则考虑阑尾穿孔可能，不可单独用中药治疗，应尽早转诊外科。本方与四逆散、大柴胡汤、薏苡附子败酱散等方剂常有合方使用的机会。

大承气汤

【推荐处方】生大黄 20g（后下），厚朴 30g，枳实 30g，芒硝 10g（分冲）。水煎，分 1~2 次温服。

【适用病症】适用于排除外科手术指征的持续性腹痛，见脘痞腹满，便秘多日，或神志迷糊，或伴恶心呕吐，舌燥苔厚（大黄舌），脉滑数实。

【应用参考】适用本方的"大黄舌"指舌红起芒刺或裂纹，舌苔黄厚而干燥，或腻浊，或者焦黑如锅巴状。"大黄舌"是临床应用大黄及大黄类方的可靠证据。如舌苔薄白，提示肠道内无积滞，大黄要慎用。大承气汤虽属攻下剂，但不拘于大便干结，也有泻下稀水甚至黏液者，并不影响使用本方，方证关键是腹痛拒按，或腹中磊磊有燥屎。本方有合用大柴胡汤的机会，如胆绞痛、消化不良等；本方证腹痛腹胀便秘已较严重，如病势尚轻，腹痛不剧，腹胀明显者，可考虑三物厚朴汤。大承气汤只服用头煎，不宜再次煎煮，否则汤液会变苦涩，不利于排便。一般空腹服用，服后一小时内不宜进食，否则影响泻下效果。大便畅通后停服或减量服用。芒硝、大黄煎煮过久，会减缓泻下作用。

大黄附子汤

【推荐处方】大黄 10g，制附片 15~30g（先煎），北细辛 10g。水煎，分 2 次温服。

【适用病症】肠梗阻、胆囊炎、胆结石、胆道蛔虫症、泌尿系结石、阑尾炎、腹股沟疝、肿瘤等疾病表现有以下特点的腹痛时常选用本方。①其人形体较壮实而精神萎靡，面色晦暗，腹痛以下腹痛或偏向一侧多见，疼痛常较剧烈，多为阵发性。一般均伴有大便数日不解，或大便干结难出，舌质黯，舌苔多厚或水滑。②腹痛有得寒加重、便畅得减的特点，其痛可由饮冷食寒，或暴受风寒引发或加重，且常伴自觉恶寒、手足厥冷等。

【应用参考】伴有胆囊炎、胆石症发作者合大柴胡汤；肾绞痛者合四逆散或芍药甘草汤。方中附子用量比较大，应先煎 1 小时以上更稳妥。本方用药比较峻烈，多用于疼痛重症，普通的疼痛不宜轻易使用。

附子粳米汤

【推荐处方】制附片 10~15g，姜半夏 15g，生甘草 5g，大枣 25g，粳米 30g。水煎米熟汤成去滓，分 2~3 次温服。

【适用病症】适用于排除外科手术指征的虚寒腹痛，常伴肠鸣，呕吐，攻冲胸胁，身寒怕冷，苔白或滑。

【应用参考】临床常合用大建中汤去人参、胶饴，名解急蜀椒汤。方中附片与半夏同用，并无配伍禁忌，可放心使用。

大建中汤

【推荐处方】蜀椒 10g，干姜 20g，人参 10g，饴糖 50g（烊）。水煎，分 2 次温服，服后喝一小碗热粥，并温覆避风寒，禁忌生冷。

【适用病症】适用于已排除外科急诊手术指征的腹部剧烈疼痛，表现为腹部冷痛，且可牵连心胸部，呕吐频繁不能饮食，或可见肠型凸起而拒按，手足冷，舌淡苔白。常有进食生冷的诱因，且起病急剧，多为肠蛔虫症、肠梗阻、肠痉挛等病症。

【应用参考】本方中饴糖可用红糖替代；本方常与附子粳米汤合用。

当归生姜羊肉汤

【推荐处方】当归 50g，生姜 100g，羊肉 250g。水 1500ml，煮取 450ml，分 3 次温服。

【适用病症】适用于虚弱体质、妇女产后、痛经、十二指肠溃疡者的腹痛，疼痛不甚剧烈，且得寒加重，腹痛可连及腰胁，而无急腹症指征。

【应用参考】若寒多者，生姜剂量可加倍；腹痛而呕吐者，加橘皮 20g；体瘦虚弱者，可加人参 20g。本汤在煨炖时可先撇去油沫，并可根据个人口味，适当添加一点蒜苗、食盐、花椒、胡椒、辣椒干、肉桂等辛香佐料。

当归芍药散

【推荐处方】当归 10g，白芍 30~50g，川芎 20g，白术 15g，茯苓 15g，泽泻 20g。水煎，分 2~3 次温服。

【适用病症】适用于妇人腹中隐痛，常伴有浮肿腹泻，疲乏头昏，或头眩心悸，口渴而小便不利或自下利，或月经不调者。

【应用参考】易紧张，情绪波动大或压力大者，合四逆散；体格胖壮，面黄困倦，或月经延期者，合葛根汤。如为孕妇腹痛用于安胎，剂量宜稍减少；本方也可按照原方剂量比例打粉，用米粥、红酒或酸奶调服，每次 10g，每日 2 次。服用本方如见腹泻，白芍的用量可酌减。

乌梅丸

【推荐处方】乌梅 20g，细辛 5g，干姜 10g，黄连 10g，当归 10g，制附片 10g，川椒 10g，桂枝或肉桂 10g，人参 10g，黄柏 10g。水煎去渣，蜂蜜适量兑入，分 2 次温服。

【适用病症】适用于肠易激综合征、克罗恩病、慢性非特异性溃疡性结肠炎、慢性细菌性痢疾、糖尿病腹泻、糖尿病胃轻瘫、肠蛔虫症、胆道蛔虫病、胆囊炎、胆汁反流性胃炎、直肠息肉、胃肠功能紊乱等疾病的腹痛，常为病程久远的慢性疾病。腹痛阵发，常伴腹泻、焦虑、烦躁、失眠、头痛、呕吐、腹泻、手足厥冷。

【应用参考】本方一般遵守原方药物而不加减，但可酌情调整各药比例。本方或可按原方比例制成蜜丸，每服 5g，日 3 次。病缓者以丸治，病急者以汤服，或先服汤药，病情明显减缓后改用丸药善后巩固。本品含有细辛，为马兜铃科植物北细辛、汉城细辛或华细辛的干燥根和根茎，肾病或肾功能不全患者慎用，长期服用者需定期监测肾功能。

⌇ 讨论 ⌇

急性腹痛首先需要排除需外科紧急处理的一些急腹症情形。腹痛不仅是腹腔内器官疾病的症状，而且是腹腔以外或全身性疾病的常见表现，临床必须仔细鉴别，从腹痛特点、兼症、起病经历、诱发与加重因素、病情演变、既往病史、年龄、性别等多方面全面诊察，尽可能完善相关检查来明确疾病诊断，避免延误病情。诊疗期间重视腹痛患者的健康教育：①注意健康饮食，食物以清淡、新鲜、松软、适量为宜。②注意放松心情，保持精神放松，紧张的情绪常常加重腹痛。③注意戒除吸烟喝酒、熬夜、过度操劳等不良生活方式。腹痛为常见多发病症，暂时撇开方证从更浅显的层面来看，临床上腹痛以寒性、实性病理实质更为多见，外寒类型中，体格壮实者用葛根汤，体格瘦弱者用桂枝加附子汤；里寒类型中，痛偏一侧，大便干结者用大黄附子细辛汤，肠鸣呕吐、寒饮攻冲作痛者用附子粳米汤；表里均寒类型中，太少两感者用麻黄细辛附子汤，外寒痼冷、腹痛剧烈者用乌头桂枝汤；虚寒类型中，太阴中虚痛者用小建中汤与黄芪建中汤，太阴阳虚痛者用附子理中汤，太阴寒盛痛者用大建中汤，厥阴经虚寒痛者用当归四逆及加吴茱萸生姜汤，虚劳厥阴虚寒痛者用当归生姜羊肉汤，少阴寒凝痛者用通脉四逆汤；气滞类型痛者用四逆散、枳实芍药散、栀子厚朴汤、八味解郁汤、柴胡桂枝汤；痰滞类型中，痰热互结者用小陷胸汤、黄连温胆汤，痰气交阻者用半夏厚朴汤；湿滞类型中，湿热者用半夏泻心汤，寒湿者用八味通阳散；实热类型者用大柴胡汤、厚朴三物汤、大承气汤、大黄牡丹汤；血瘀类型者用枳实芍药散、当归芍药散、桃核承气汤；寒热虚实错杂类型者用黄连汤、乌梅丸。临床上不少经方既可治腹痛，又可治疗胃痛，体现出"异病同治"的中医个体化诊疗特点，所以本章节宜与胃痛章节相互参考补充，诊疗时进行全面融会贯通，辨证选方。当然以上方证只是为了方便解说的一个粗线条式诊疗大概，在临床诊疗过程中还需注意合方方证这一常见的表现形式。

便秘

便秘是指由于大肠传导功能失常导致的以大便排出困难，排便时间或排便间隔时间延长为临床特征的一种大肠病症。便秘既是一种独立的病症，也是一个在多种急慢性疾病过程中经常出现的症状，本节仅讨论前者。中医药对本病症有着丰富的治疗经验和良好的疗效。常用方治如下。

桂枝加大黄汤

【推荐处方】桂枝 10~15g，生白芍 10~15g，炙甘草 5~10g，生姜 10~15g，大枣 15~30g，大黄 6~10g（后下）。水煎，分 2 次服。

【适用病症】适用于瘦弱体质者便秘，其人大便干结，或有腹痛，常有自汗、畏风、脉缓的表现。

【应用参考】适用本方者平时易紧张，情绪波动时容易面红耳赤，心悸，自汗。由于汗出多于常人，性格上易紧张，故胃肠也多处于紧张状态而影响蠕动，因而大便容易干结，若饮食再偏于辛辣煎炸则容易引起便秘。汗出多而口干舌燥者，合栝楼牡蛎散。本方证与桂枝加芍药汤证需鉴别，本方证腹部拒按，若腹部喜按喜揉者，选用桂枝加芍药汤。

厚朴七物汤

【推荐处方】桂枝 10~15g，炙甘草 5~10g，生姜 10~15g，大枣 15~30g，厚朴 20~30g，枳实 10~15g，大黄 6~10g（后下）。水煎，分 2~3 次温服。

【适用病症】适用于便秘胀重于积，多伴有皮肤病变，或荨麻疹，或湿疹，或疖疮，或青春痘，脉浮数或浮滑。此类患者的皮肤病变往往会因为便秘的加重而加重。

【应用参考】对于肾病综合征有水肿而便秘者用此方加葶苈子，对于便秘与水肿的改善效果显著。

小阴旦汤

【推荐处方】黄芩 10~15g，白芍 10~15g，炙甘草 5~10g，生姜 10~15g，大枣 15~30g。水煎，分 3 次服。

【适用病症】适用于便秘，或大便黏腻不爽，其人常唇红，咽红，舌红，苔薄白，或薄黄，或黄腻，脉弛缓而数，或细数。

【应用参考】本方用来调理湿热体质甚佳，辨证要点有两方面且必须相结合，第一点是有黄芩汤的体征，舌红，大便黏腻，或苔腻，或唇红，或口干，或咽干。第二点是有桂枝汤的症状，烘热，畏风，自汗或盗汗，脉缓，或干呕，或头目身痛等。以上两点体征与症状同时出现便可使用小阴旦汤。从体征上来看，小阴旦汤的病机主要是湿热内蕴。湿热内蕴而向外蒸腾则可导致烘热、汗出等症状，湿热扰乱胃肠则致干呕，腹中痛，下利不爽，甚则更能动血。桂枝汤的外证是因为感受风邪而起，小阴旦汤的桂枝汤疑似症乃是由于湿热在里向外发越而致，临床上需要辨别清楚。从组成上看，可以把小阴旦汤理解为黄芩汤加生姜，也可看作桂枝汤去桂枝加黄芩。小阴旦汤与以上二方皆只有一味之差，从书中所记载的主治症状来看，与桂枝汤更为相近。

大柴胡汤

【推荐处方】柴胡 30g，黄芩 15g，姜半夏 15g，枳壳 20g，生白芍 15g，大黄 10g（后下），生姜 15g，大枣 20g。水煎，分 2 次温服。

【适用病症】适用于体格胖壮、结实者的便秘，伴上腹部胀满充实、拒按，或胁下胀满，或伴高血脂、高血压，脉弦数或弦滑，舌红苔白腻或黄腻。

【应用参考】使用本方治疗便秘时常需重视腹诊，以心下部胀满充实为可靠体征。本方降压、降脂效果也较可靠，适用本方者通常伴有高血压、高血脂。唇紫或唇黑者合桂枝茯苓丸；每日清晨咯黄痰者合小陷胸汤。适用本方者大多伴有食积，平时饮食习惯偏于肥甘厚味，除了服药改善便秘外，同时也要嘱咐患者改变饮食生活习惯，多吃蔬菜，少吃肉。

调胃承气汤

【推荐处方】生大黄 10~15g，芒硝 10~15g（另包），甘草 10g。水煮生大黄、甘草，药成后入芒硝溶化，分 2~3 次温服。

【适用病症】适用于胃肠有燥结的便秘，或蒸蒸发热，或头痛，舌红苔黄，脉滑数有力。本方还可用于一些因过度食用辛辣或温补药物后而出现的短暂性上火便秘，服药后得泻则解。

【应用参考】伴咽痛，牙龈肿痛，口疮溃疡处充血色红者可加黄芩、山栀子。在热病过程中出现此证伴腹痛拒按、谵语者，可用小承气汤。服用小承气汤后转矢气而大便仍不得下者则改用大承气汤。在便秘的治疗过程中选用承气汤类方只是权宜之计，大便得下后就要即刻停药，根据情况酌情调理。

麻子仁丸

【推荐处方】大黄 10~20g，枳实 10~15g，厚朴 10~20g，火麻仁 10~30g，白芍 10~20g，杏仁 10~20g。水煎，分 2 次温服。或服用市售蜜丸。

【适用病症】适用于伴有腹胀满，小便频数，汗出多，舌苔厚而干者的便秘患者，老年人多见。

【应用参考】现今社会许多百姓误信大量饮水可排毒之说，临床上碰见许多患者长期大量饮水，一日饮用 3~5L 清水，身体代谢逐渐偏颇，越饮水越口渴，尿量多但大便干结，给予此类型患者本方治疗效果较佳，还须提醒患者调整饮水量。

当归芍药散

【推荐处方】当归 10g，生白芍 30~50g，川芎 20g，茯苓 15g，泽泻 20g，生白术 15g。水煎，日服 3 次。

【适用病症】适用于脾虚血水不利型便秘，或伴腹部隐痛，面色少华或萎黄，食少纳呆，不欲饮水，手足不温，精神不振，起立眩晕，晨起双眼睑浮肿，或月经血量少而清稀，舌淡胖，有齿痕，苔水滑。成年女性多见。

【应用参考】本方在治疗便秘时通常将散剂改为汤剂。若伴因情志抑郁则便秘加重，或伴腹部胀痛者，合四逆散。本方用于气血两虚便秘时可以增加当归、芍药和白术剂量，以达到较佳的通便效果。

甘草干姜汤

【推荐处方】炙甘草 12~24g，干姜 6~12g。水煎，分 2 次温服。

【适用病症】适用于阳虚型便秘，表现为通常一周不大便亦无所苦，畏寒嗜睡，小便清长，舌淡水润，脉沉迟。

【应用参考】本方治疗阳虚型老年人便秘效果较理想。

ᗑ 讨论 ᗑ

便秘可以分为紧缩性便秘、弛缓性便秘和狭窄性便秘三种。紧缩性便秘即所谓实证之便秘，腹部充实拒按，血压高，大便坚硬，脉沉实或沉迟有力，可用攻下法治疗。弛缓性便秘则是肠管麻痹弛缓，无力排便，大便多不干，量少而不畅，此类型便秘不可攻下，当以温化为主。狭窄性便秘为肠管自身狭窄而导致大便不通，当根据具体病因治疗。

临证治疗便秘时首先必查上、中、下三焦之异常，三焦通畅则大便自畅。上焦异常引起之便秘多是因为肺失宣降，如表邪不解，肺气失宣，大肠亦不能正常通降，此类型往往使用麻黄剂后大便就能通畅，若是因胸中有热，肺气不降而引起便秘，则可使用麻杏甘石汤。治疗便秘的思路主要不是考虑如何通便，而是要找出大便不通的缘由，解决根源问题则便秘一症可随之而解。以上经验仅供参考。

在中医临床中可治便秘的方子众多，本节选用的方子只是冰山一角，临床还会用到温脾汤、建中汤、桂枝茯苓丸等经方，便秘的治疗过程中不能仅过于重视便秘一症，应当把它看作是一兼症或是体质的某一"小环境"，着重整体调整，往往更能取得满意的效果。

湿阻

湿阻是指湿邪滞于脾胃引起的以全身困重乏力、胸闷腹胀、口淡纳呆、苔腻为主症的病症。多发于夏季梅雨时节，在我国东南沿海及气候潮湿地区尤为常见。

古代文献中并无湿阻病名，但"湿证""湿病""伤湿"等病证中包括本病。《金匮要略》有"痉湿暍病"篇，论述外湿致病的多种证候及治法，在治疗禁忌中提出"过汗，误下，火攻"三禁。唐代王焘《外台秘要》中明确指出："治湿不利小便，非其治也。"宋代严用和《重订严氏济生方·诸湿门》中也指出："治湿之法，不可大发汗，慎不可以火攻之，唯当利其小便。"

历代医家对湿邪致病的病因病机、治法方药的论述中有不少属于湿阻的内容。西医学中胃和十二指肠疾病以及其他内科杂病，出现湿阻病证者，可参照本章节论治。常用方治如下。

半夏厚朴汤合五苓散

【推荐处方】姜半夏 15g，厚朴 15g，苏叶 10g，桂枝 12g，茯苓 18g，猪苓 18g，白术 18g，泽泻 30g，生姜 25g。水煎，分 2~3 次温服。

【适用病症】适用于四肢困重，头重如裹，脘腹痞胀，纳食不香，口淡无味或有甜味，苔白腻，脉濡滑者。

【应用参考】服用本方后宜饮热开水，忌食生冷食物。本方证亦可温服芳香化湿的藿香正气散（多种剂型）。

半夏厚朴汤合半夏泻心汤

【推荐处方】姜半夏 15g，厚朴 15g，苏叶 10g，茯苓 15g，黄连 5g，黄芩 10g，党参 10g，甘草 5g，干姜 10g，大枣 15g。水煎，分 2~3 次温服。

【适用病症】适用于口苦黏腻，胸闷腹胀，纳呆，渴不欲饮，尿短赤，大便不爽，或有低热，苔黄腻，脉濡数者。

【应用参考】大便不爽者加制大黄 5~10g。舌苔黄腻而厚或发热者，改用甘露消毒丹。

三仁汤

【推荐处方】杏仁 15g，滑石 18g，白通草 6g，白蔻仁 6g，竹叶 6g，厚朴 6g，生薏苡仁 18g，姜半夏 15g。水煎，分 2~3 次温服。

【适用病症】适用于身热不扬，口黏，胃脘痞闷，小便短少，大便不畅，舌胖润，苔薄腻，脉濡者。

【应用参考】发热不退，有口苦、舌苔厚腻者，改用蒿芩清胆汤。

竹皮大丸

【推荐处方】生竹茹 15g，生石膏 15g，桂枝 9g，生甘草 9g，白薇 6g，大枣 12g。水煎，分 2~3 次温服。

【适用病症】适用于每到夏季就食纳减少，疲乏，低热，到秋凉则上述症状逐渐消失的"疰夏"证。

【应用参考】方中白薇剂量宜小，量大容易发生恶心呕吐的不良反应。身热多汗，口渴心烦，神萎少气，消瘦憔悴，舌红苔干，脉虚数者，改用竹叶石膏汤。气阴不足之体，暑湿留恋不去的低热不退患者可改用王氏清暑益气汤。

《外台》茯苓饮

【推荐处方】茯苓 30g，党参 15g，白术 15g，枳壳 30g，陈皮 30g，生姜 30g。水煎，分 2~3 次温服。

【适用病症】适用于面色萎黄，疲乏无力，肢体困重，脘腹不舒，纳食不香，厌油腻，大便溏薄或泄泻，舌淡胖，苔薄润，脉濡缓者。

【应用参考】苔厚者用苍术，不用白术。阳虚明显者，加肉桂、制附片。症状基本缓解后可改用香砂六君子汤或参苓白术散善后。

∽ 讨论 ∾

湿阻在临床上比较常见，多发于夏秋梅雨季节，以脾胃的运化功能减退和失调为主要临床特征。湿邪致病，又有外湿与内湿之分。湿邪侵袭人体是湿阻的致病条件，与环境潮湿、饮食不当等影响脾胃的运化有关。湿从寒化，多易伤阳；湿从热化，多易伤阴。

湿邪黏腻，湿性缠绵，湿阻起病一般缓慢，迁延难除，病程较长。诊治当衡量湿邪的寒热偏颇以及正邪的矛盾，初病多实证，后期多为脾虚失健。

湿阻患者生活与工作方式的调整非常重要，夏令梅雨季节，避免过食生冷、瓜果、啤酒及肥甘油腻之品，适度进行体育锻炼以增强体质，避免久居潮湿之处或长期冒雨涉水作业，汗后及时更换衣物。

肾脏病

肾脏病是一类严重危害人类健康的常见病的统称，主要包括不同类型的肾炎、急性肾衰竭、肾结石、肾囊肿等。本章节推荐的处方主要用于慢性肾脏病。慢性肾脏病是绝大多数肾脏疾病（肾小球肾炎、隐匿性肾炎、肾盂肾炎、过敏性紫癜肾炎、红斑狼疮肾炎、痛风肾病、IgA 肾病、肾病综合征、膜性肾病、糖尿病肾病、高血压肾病、间质性肾炎、多囊肾等）的统称。

肾脏病的发生，除了包括肾脏本身疾病以外，还包括由全身系统性疾病累及肾脏的疾病，例如糖尿病肾病、红斑狼疮肾炎等，因此，个体化治疗是关键。经方治疗肾脏病应遵循"有是证用是方"的原则，重在识别方证，注意适用人群。肾脏病的治疗非常困难，缓解肾脏病进展，控制并发症是主要目标。治疗肾脏病可以选用下列经方。

麻黄连翘赤小豆汤

【推荐处方】生麻黄 10g，连翘 15g，赤小豆 30g，桑白皮 20g，杏仁 15g，生甘草 5g，生姜 10g，大枣 20g。水煎，分 2 次温服。

【适用病症】适用于伴有表证或兼见皮肤瘙痒、水疱、糜烂、渗出等表现的肾病。

【应用参考】适用本方者通常体格壮实，水肿无汗，身痒。如伴有皮损诸症，可合栀子柏皮汤；伴有阳黄，合茵陈蒿汤。

越婢加术汤

【推荐处方】生麻黄 10g，生石膏 30g，生甘草 3g，白术或苍术 15g，生姜 10g，大枣 20g。水煎，分 2 次温服。

【适用病症】适用于尿酸盐肾病，即痛风肾病。

【应用参考】适用本方者以中老年男性多见，其人体格壮实或肥胖，皮肤黄白，有浮肿貌，腹部按压比较充实，易患皮炎湿疹，脉象有力，容易出汗，口渴喜饮，多见关节肿痛，特别是膝关节肿大，常无法站立，行走困难。本方据传统用药习惯，浮肿者，用白术；腹胀、苔厚腻者，用苍术；关节痛剧者，加制附片 15g；关节红肿者，加黄柏；血脂高者，加泽泻；面色黯红、便秘者，合桂枝茯苓丸。本方服用后，可能出现发汗或小便增多。高龄老人、体弱多病或营养不良者慎用或忌用。

桂枝茯苓加大黄牛膝方

【推荐处方】桂枝 15g，茯苓 15g，赤芍 15g，牡丹皮 15g，桃仁 15g，制大黄 10g，怀牛膝 15g。水煎，分 2~3 次温服。

【适用病症】适用于肾脏病见瘀血者，糖尿病肾病、痛风肾病等患者多用。

【应用参考】本方为活血化瘀方，主治以腰部以及下肢疼痛为特征的瘀血性疾病，无瘀血者慎用。适用本方者多面色潮红或黯红，唇色黯红，舌质黯紫，皮肤干燥，易起鳞屑，特别是下肢皮肤更为明显，或小腿易抽筋，或下肢浮肿，腹部大体充实，易便秘，腰腿疼痛无力等。本方治疗肾脏病通常赤芍用至 30g，多合四味健步汤；四肢麻木、下肢溃疡者加黄芪。

防己黄芪汤

【推荐处方】粉防己 20g，生黄芪 30g，白术 15g，生甘草 5g，生姜 15g，大枣 20g。水煎，分 2~3 次温服。

【适用病症】适用于表现为浮肿伴有汗出身重、腰腿不适者，如特发性水肿、急慢性肾小球肾炎、慢性风湿病性心脏病、肺源性心脏病等。

【应用参考】气喘胸满、浮肿明显者加麻黄 5~10g；腹痛者加生白芍 30g；下肢疼痛者加怀牛膝 30g；血脂高者加泽泻 30g；口渴、汗多者合五苓散；黄芪、防己的用量宜大，防己用至 20g 以上，黄芪用至 30g 以上；因浮肿，甘草的用量宜小。

广防己含有易导致肾功能不全的马兜铃酸，不宜使用。体瘦、纳呆、腹胀者慎用本方。

黄芪桂枝五物汤

【推荐处方】生黄芪 30~60g，桂枝 15g，赤芍 15g，生姜 30g，大枣 20g。水煎，分 2 次温服。

【适用病症】适用于肾病综合征、慢性肾病、多发性骨髓瘤见浮肿、蛋白尿者。

【应用参考】适用本方的人群体型多偏胖，肌肉松弛，皮肤缺乏弹性，面色黄黯或黯红，舌胖大紫黯，嘴唇黯，四肢末端紫黯，指甲多黄厚，腹部大而松软，按之无抵抗感以及痛胀感，食欲旺盛，下肢多有浮肿，局部皮肤干燥或发黯，四肢易麻木，容易乏力，头晕，气短，多汗，运动后加重。心脑血管疾病患者多见，中老年人多见。自汗、遇风鼻塞者，合白术、防风；尿蛋白居高不下、浮肿明显者，加怀牛膝；舌体胖大、脉沉者，合真武汤。如腹胀，食欲不振，黄芪减量。本方可长期服用。

小建中汤

【推荐处方】桂枝 15g，白芍 30g，生甘草 10g，生姜 15g，大枣 30g，饴糖 30g（烊）。水煎，分 2 次温服。

【适用病症】适用于过敏性紫癜肾炎见腹痛、便秘者。

【应用参考】适用本方者多面色黄，喜甜食，易饥饿，脉弱，舌苔薄而不厚。面红油亮、咽痛、舌苔黄腻者，慎用本方。服用本方若出现肠鸣、腹泻，可减少白芍的用量。

荆芥连翘汤

【推荐处方】荆芥 10g，防风 10g，栀子 10g，黄芩 10g，黄连 5g，黄柏 10g，柴胡 10g，白芍 10g，枳壳 10g，生甘草 5g，当归 10g，生地黄 10g，川芎 10g，白芷 10g，桔梗 10g，薄荷 10g（后下），连翘 15g。水煎，分 2 次服用。

【适用病症】适用于年轻女性 IgA 肾病、红斑狼疮肾炎患者。

【应用参考】适用本方者以青年女性多见，其人面色潮红，有油光，唇红饱满，咽喉充血，舌红，易于过敏，易患痤疮，扁桃体肿大，伴鼻窦炎、疱疹、口腔溃疡、牙龈出血等，易患盆腔炎、宫颈糜烂、阴道炎等。本方可以看作是四逆散、黄连解毒汤、四物汤的加味方。本方苦寒，食欲不振、年老体弱、脸色发青、眼圈发黑者慎用。本方不宜长期大剂量服用，症状缓解后，可逐步减量。肝功能异常者禁用，使用本方 2 个月以上应监测肝功能。

小柴胡去生姜加黄柏白芍汤

【推荐处方】柴胡 20g，黄芩 15g，姜半夏 10g，党参 10g，生甘草 5g，生白芍 15g，黄柏 10g，大枣 20g。水煎，分 2 次温服。

【适用病症】适用于女性 IgA 肾病、红斑狼疮肾炎、干燥综合征肾病患者。

【应用参考】适用本方者的热象较荆芥连翘汤证为轻，患者大多唇舌偏红，食欲欠佳，易过敏，易患口腔溃疡，月经色红、量大。服用激素后食欲旺盛、面红者，加生地黄 30g。

小柴胡合当归芍药散

【推荐处方】柴胡 15g，黄芩 5g，姜半夏 10g，党参 10g，生甘草 5g，当归 10g，川芎 15g，白芍 20g，白术 15g，茯苓 15g，泽泻 15g，生姜 15g，大枣 30g。水煎，分 2~3 次温服。

【适用病症】适用于女性 IgA 肾病、红斑狼疮肾炎、干燥综合征肾病等患者。

【应用参考】适用本方者，多见脸色黄，有明显的疲劳感，情绪低落或抑郁，怕风，身痒痛，面部或两下肢轻微浮肿，月经不调或不孕，性欲减退等。患者多伴有桥本甲状腺炎、自身免疫性肝病、类风湿关节炎、慢性荨麻疹等免疫性疾病。皮肤瘙痒者，加荆芥、防风；小便隐血者，加墨旱莲、女贞子。服用本方过程中出现发热，不必用抗生素，可将本方柴胡加量，等待其体温自然恢复正常。此方可以采用一剂服 2 日或者隔日服用的办法，一般服用 3 个月甚至半年以上。

黄连阿胶汤

【推荐处方】黄连 10g，黄芩 10g，白芍 15g，阿胶 10g(烊)，鸡蛋黄 2 枚(冲)。水煎前 3 味，去药渣，化入阿胶，稍冷，入鸡蛋黄 2 个，搅和，分 2 次温服。也可用溏心鸡蛋另服替代鸡蛋黄。

【适用病症】适用于肾脏病伴有干燥综合征、血小板减少等病，出现口干舌燥，或皮下紫癜、牙龈出血、鼻衄者。

【应用参考】适用本方者以女性多见，其人皮肤白或面色潮红，昔润今糙，唇红，舌红，目红，肌肉较坚紧，失眠多梦，身热，心悸或心动过速，脉数，易皮下紫癜，易鼻衄，易腹痛便血，月经多提前，或经间期出血，血色多鲜红而质地黏稠，或有血块，舌质多深红，或有口腔溃疡。出血明显、大便干结者，加生地黄、大黄。本方黄连的用量较大，不宜长期服用，症状缓解后即应减量。食欲不振者慎用。

五苓散

【推荐处方】猪苓 18g，泽泻 30g，白术 18g，茯苓 18g，桂枝或肉桂 12g。水煎，分 2~3 次温服。散剂每次 5g，每日 2 次。

【适用病症】适用于以浮肿或高尿酸血症为表现的肾脏病，如肾性高血压、痛风、高尿酸血症等，症见水肿，口渴而小便不利，或水入则吐，或下利。

【应用参考】腰腿疼痛、血压高者加怀牛膝 30g；本方有合小柴胡汤、柴胡桂枝干姜汤的机会。服用五苓散后宜饮热开水，忌食生冷食物。

猪苓汤

【推荐处方】猪苓 15g，茯苓 15g，泽泻 15g，阿胶 15g（烊），滑石 15g。水煎，分 2~3 次温服。

【适用病症】适用于患泌尿系统疾病，表现为下半身肿，伴小便不利、尿色黄赤、淋漓涩痛者，或有发热、渴欲饮水，或有心烦不得眠的病症。

【应用参考】本方证在《伤寒杂病论》中虽然未提及水肿，但有养阴清热利水的功效，故可以治疗阴虚水肿。肾阴不足所产生的水液病变在病理上的特征有阴虚导致水停以及肾阴虚不能上济心火，产生内热，停水与内热相互搏结，则形成水热互结这一特殊的病理结果。

真武汤

【推荐处方】制附片 15~30g（先煎），茯苓 15g，白芍 10g，生姜 15g，白术 10g。水煎，分 2~3 次温服。

【适用病症】适用于慢性肾炎、肾病综合征见下肢水肿，或周身水肿，以及伴有腹水、心衰者。

【应用参考】本方常用于伴见心下悸、头眩、身瞤动、振振欲僻地、小便不利、四肢沉重疼痛、自下利的各种水肿。传统中医学认为少阴病阳虚水泛证包括阳虚和水饮内停两个方面。制附片用量如达 10g 以上，应先煎 20 分钟，可逐渐增加剂量，如达 30g 以上，必须先煎 60 分钟以上。

《济生》肾气丸

【推荐处方】生地黄 20~40g，山药 15g，山茱萸 15g，泽泻 15g，牡丹皮 15g，茯苓 15g, 肉桂 5g, 制附子 5g, 怀牛膝 15g, 车前子 10g。水煎, 分 2~3 次温服。或服用市售丸药。

【适用病症】适用于面色发黑, 消瘦憔悴, 小便点滴, 或有腹水或下肢浮肿的各种慢性肾脏病。

【应用参考】适用本方者多面色偏黑或黧黄, 少光泽, 脉象弦硬, 舌胖大嫩红, 脐以下松软无力, 食欲旺盛, 但易疲劳, 时常出现烦热感, 或心悸胸闷, 或头昏, 或腰膝酸软, 或下半身冷。头痛、血压居高不下者, 可加白菊花、枸杞子; 大便干结、舌质紫黧者, 可合桂枝茯苓丸。

⁀⊱讨论⊰⁀

（1）水肿是因体内水液潴留, 泛溢肌肤, 以肢体或颜面对称性浮肿为表现的一类疾病, 包括西医学的急性肾小球肾炎、慢性肾小球肾炎、肾病综合征、肾衰竭、心功能不全、肝硬化、内分泌性水肿、营养不良性水肿、特发性水肿等。西医学肾脏病是中医学水肿病的主要病种之一。

（2）治疗肾脏病急性水肿的麻黄类方有越婢汤、越婢加术汤、麻黄连翘赤小豆汤、麻黄附子汤、甘草麻黄汤, 均为治水的名方。《金匮要略》言: "腰以上肿, 当发汗乃愈。" 麻黄类方常用来治疗水肿, 但需要排除麻黄的禁忌证, 且水肿消退后需要转方善后。

（3）非肾病源性的其他水肿亦可参考本节治疗。

淋证

淋证是指小便频数短涩, 滴沥刺痛, 欲出未尽, 小腹拘急, 或痛引腰腹的病症。淋证既是一种独立的证候, 也是许多疾病的一个高发症状, 同时又是传统中医学中的一个疾病, 故又名淋病。

淋证好发于已婚女性, 每因劳累、情志变化、不洁房事等诱发而反复。结合不同临床特征可明确具体淋证类型, 例如热淋起病多急, 小便短赤, 灼热刺痛, 或伴有发热; 石淋以小便排出砂石为特点, 或排尿时突然中断, 尿道窘迫疼痛, 或腰腹绞痛难忍; 气淋小腹胀满较明显, 小便艰涩疼痛, 尿后余沥; 血淋为淋痛尿血; 膏淋者见小便浑浊如米泔水或滑腻如膏脂; 劳淋则小便不甚涩痛, 但腰痛绵绵, 淋沥不已, 时作时止, 遇劳即发。

淋证主要涉及西医学中的急慢性肾盂肾炎、膀胱炎、尿道炎、泌尿系结石、泌尿系结核、急性前列腺炎、慢性细菌性前列腺炎、前列腺增生、化学性膀胱炎、尿道综合征、膀胱癌、丝虫病或结核引发的乳糜尿以及淋病等疾病。

根据不同原发疾病、体质倾向和发作特点，可选择以下经方治疗。

猪苓汤

【推荐处方】猪苓 15g，茯苓 15g，泽泻 15g，滑石 15g，阿胶 15g（烊入）。水煎，分 2 次温服。

【适用病症】适用于膀胱炎、尿道炎、急慢性肾盂肾炎、肾积水、肾结石、膀胱结石、乳糜尿、前列腺炎、放射性膀胱炎以及各种尿血。

【应用参考】本方为古代的治淋专方，具有清热利尿止血的功效，可通治各种泌尿系感染，适用于以尿频、尿急、尿痛、排尿窘迫、尿失禁等一系列尿路刺激症状为特征的疾病。在使用时尽量用原方。尿路感染伴发热者合小柴胡汤；尿路结石、腹痛腰痛者合四逆散；尿道灼热感可合用栀子厚朴汤，或加生山栀 12g、生甘草 6g、制大黄 3g；大便秘结者加生大黄 10g；无尿血或无红细胞者可去阿胶，换成墨旱莲 20~30g；小便黄赤，兼有足癣、湿疹、盆腔炎、阴道炎者，加连翘 30g、栀子 15g、黄柏 10g。腹胀、食欲不振者慎用本方，需辨其他方证论治。

五苓散

【推荐处方】桂枝或肉桂 12g，茯苓 18g，猪苓 18g，白术 18g，泽泻 30g。水煎，分 2 次温服。也可打成散，每次 10g，每日 2 次。

【适用病症】适用于以口渴多饮、尿频及小便短少、尿涩不畅为表现的无痛性淋证。

【应用参考】适用本方治疗的淋证通常尿检无红细胞、白细胞，而猪苓汤证的尿检常可见到红细胞、白细胞。本方证的排尿异常常表现为尿次与尿量的改变，猪苓汤证的排尿异常常表现为尿急、尿痛、尿涩感明显，而柴胡类方的淋证通常有尿意窘迫感。低热、胸闷恶心、食欲不振者，合小柴胡汤，即柴苓汤；腹胀、嗳气、咽喉有异物感、舌苔厚腻者，合半夏厚朴汤，即八味通阳散；暑天多汗、头痛烦渴、尿涩短赤者，加滑石 15g、寒水石 15g、石膏 20g、生甘草 5g，即桂苓甘露饮。服用五苓散后宜饮些热开水，取微汗为宜，并忌食生冷食物。

四逆散

【推荐处方】柴胡 15g，生白芍 15g，枳壳 15g，生甘草 10g。水煎，分 2~3 次温服。

【适用病症】适用于急迫性尿失禁、尿道综合征、泌尿系结石急性发作的绞痛等。

【应用参考】本方为理气减压方，泌尿系结石急性发作者可合用猪苓汤。部分患者服药后有轻度腹泻，可照常服药。

小柴胡汤

【推荐处方】柴胡 12~20g，黄芩 10g，制半夏 10g，党参 10g，生甘草 5g，生姜 15g，大枣 20g。水煎，分 2~3 次温服。

【适用病症】适用于发热性疾病迁延期，常用于急慢性肾盂肾炎。

【应用参考】如尿道刺激症状明显时，可合用猪苓汤；兼见尿量减少、浮肿、口渴者，合五苓散。

柴胡加龙骨牡蛎汤

【推荐处方】柴胡 15g，制半夏 10g，党参 10g，黄芩 10g，茯苓 10g，桂枝 10g，龙骨 10g，生牡蛎 10g，制大黄 10g，生姜 10g，大枣 15g。水煎，分 2 次温服。

【适用病症】适用于前列腺疾病出现淋证表现者。

【应用参考】本方原方中还有毒性中药铅丹，在淋证中可用琥珀 5~10g（分次冲服）代替。有些患者会出现腹泻腹痛，停药后即可缓解。焦虑不安、胸闷腹胀者合栀子厚朴汤；烦躁、少腹部疼痛、便秘者合桃核承气汤；大便稀、体偏瘦弱者，去制大黄，加生甘草。

大黄牡丹汤

【推荐处方】生大黄 10~20g，牡丹皮 10~15g，桃仁 10~15g，冬瓜子 20~30g，芒硝 6~10g（分冲）。前 4 味药水煎去渣，溶入芒硝，煮沸溶尽芒硝，急性疼痛一次顿服，慢性病症水煎分 2 次温服。

【适用病症】适用于淋证伴有下腹痛的肾结石绞痛、急慢性阑尾炎、急慢性附件炎、盆腔炎、盆腔淤血综合征、输卵管结扎术后综合征、阴道血肿、前列腺炎、睾丸炎、前列腺肥大等病症。

【应用参考】本方与四逆散、大柴胡汤有合方使用的机会。方中生大黄与其他药同煎，大黄与芒硝的剂量可适当调整，以大便畅下为效。本方一般适用于腹痛轻证，无腹膜炎及化脓、穿孔之风险者。治疗过程中应该密切观察病情，及时判断是否出现外科手术指征，如有则应尽早转诊外科。

桃核承气汤

【推荐处方】桃仁 15g，制大黄 15g，桂枝 15g，炙甘草 5g，芒硝 10g（冲服）。分 2~3 次温服。

【适用病症】适用于以少腹急结、其人如狂为特征的淋证患者，相关病症有肾结石绞痛、急性盆腔炎、输卵管结扎术后综合征、阴道血肿、前列腺炎、睾丸炎、前列腺肥大等。

【应用参考】本方为古代治蓄血病的专方，为经典的泻下逐瘀方，本方常单独应用，或与四逆散、大柴胡汤、柴胡加龙骨牡蛎汤等柴胡剂合方。无瘀血指征或虽有瘀血证但体质虚弱者慎用本方。

大黄附子汤

【推荐处方】大黄 10g，制附片 15~30g（先煎），北细辛 10g。水煎，分 2 次温服。

【适用病症】适用于泌尿系结石绞痛呈持续状态。

【应用参考】淋证伴见腹痛，且得寒加重，大便秘结，伴见恶寒或身痛，舌苔白，脉弦紧者适用本方，其人形体较壮实而精神萎靡，面色晦暗，腹痛以下腹痛或偏向一侧多见，疼痛常较剧烈，多为阵发性，一般均伴有大便数日不解，或大便干结难出，舌质黯，舌苔多厚或水滑。本方证的腹痛有得寒加重、便畅得减的特点，其痛可由饮冷食寒，或暴受风寒引发或加重，且常伴自觉恶寒、手足厥冷等。肾绞痛者可合用四逆散或芍药甘草汤。疼痛缓解后应停药。

真武汤

【推荐处方】制附片 10~20g（先煎），茯苓 20g，白芍 15g，生姜 15g，炒白术 10g。水煎，分 2 次温服。

【适用病症】适用于迁延或反复发作的泌尿系结石、泌尿系感染以及前列腺肥大、前列腺增生患者，尤其老年人多见。

【应用参考】适用本方者常有畏寒肢冷，头晕倦怠，浮肿身重，舌胖苔润，脉沉或细弱。见尿涩或尿痛者，加车前子；舌黯淡、心悸动者，加肉桂。

知柏地黄汤

【推荐处方】生地黄 25g，山药 12g，山茱萸 12g，泽泻 9g，牡丹皮 9g，茯苓 9g，炒黄柏 12g，炒知母 12g。水煎，分 2 次温服。

【适用病症】适用于淋证反复发作，尿急、尿痛、尿短赤，或伴血尿，其人常有潮热盗汗，遗精腰酸，头昏耳鸣，口咽发干，颧红唇红，舌红苔薄，脉细数。

【应用参考】淋证发作期尿频、尿急、尿痛者常加木通、生甘草、淡竹叶各6g，即合用导赤散；淋证发作期尿血者常合用二至丸或直接用猪苓汤。本方适用于虚热性病证，对虚寒性患者不宜；对胃口差、舌苔厚者，本方不宜；本方丸药亦常用作各种热型淋证患者的善后调理，通常需服用3个月，可减少淋证发作。

《金匮》肾气丸

【推荐处方】熟地黄25g，山药12g，山茱萸12g，泽泻9g，牡丹皮9g，茯苓9g，肉桂5g，制附片5g。水煎，分2次温服。或服用市售丸药。

【适用病症】适用于劳累易发的淋证患者，常表现为短气乏力，易疲劳而怕冷，或下肢水肿，或腰痛膝软，少腹不仁，或有消渴，舌胖，苔润滑，脉沉。

【应用参考】伴有腰痛、下肢浮肿或有肾积水者，加怀牛膝、车前子，名济生肾气丸。本方适用于食欲旺盛者，腹胀、食欲不振或易腹泻者不宜。本方需久服，丸药一疗程为3个月。

∽ 讨论 ∾

（1）注意中医学的淋证与西医学的淋病两个疾病概念不同：中医学的淋证包括西医学具有"小便频数短涩，滴沥刺痛，欲出未尽，小腹不适"等表现的淋病。西医学淋病可按照中医学淋证进行相应的方药治疗。

（2）重视审因论治：淋证是许多疾病的一个突出主症或继发症状，应尽量处理好原发疾病，优先考虑病因治疗。

（3）进行健康教育：例如注意外阴清洁，慎房事，不憋尿，多喝水，注意休息，清淡饮食，调畅情志。

（4）各项检查无异常的尿道综合征患者，通常背负心理压力，其人亦常易紧张或有焦虑倾向，在方药治疗的同时，一般需要进行适当的心理疏导。

（5）方证鉴别如下。

猪苓汤：为治淋第一方，举凡热淋、血淋、石淋等尿路刺激症状明显者，优选之。

五苓散：所治小便不利包括多种小便异常，但通常无尿痛。

四逆散：在结石绞痛时常有用武之地，气淋者须先想到柴胡剂。

小柴胡汤：肾盂肾炎患者有淋证表现时常须用此方。

柴胡加龙骨牡蛎汤：前列腺疾病患者有淋证表现时多可用到。

大黄牡丹汤：适用于伴有下腹疼痛、大便干结的盆腔内诸病伴淋证表现者。

桃核承气汤：适用于小便不利兼有蓄血表现者。

大黄附子汤：其人寒象明显，舌白，脉紧，按之有力。

真武汤：老头老太本汤多多；膏淋劳淋真武堪用。

知柏地黄汤：辨方证为"肾阴不足，虚火扰窍"者用之。

金匮肾气丸：知柏与金匮为阴阳对立，均能治淋，又擅善后。

（6）淋证涉及的病种较广泛，治疗绝不是以上一些方药所能涵括的，很多时候还会出现其他如黄连阿胶汤、白头翁汤、大柴胡汤、栝楼瞿麦丸等方证。临床不仅要注意结合西医学的检查手段，尽量及早明确诊断，还要注意到症状缓解后的及时转方和善后处理。

骨关节病

骨关节疾病的范围较广，常见的有颈椎病、腰椎病、骨关节炎、肩周炎、风湿性关节炎、类风湿关节炎、股骨头坏死、滑囊炎、滑膜炎、痛风性关节炎等，中医学统称为痹证。

颈椎病又称颈椎综合征，是颈椎骨关节炎、增生性颈椎炎、颈神经根综合征、颈椎间盘突出症的总称，是一种以退行性病理改变为基础的疾患，主要由于颈椎长期劳损，骨质增生，或椎间盘突出，韧带增厚，致使颈椎脊髓、神经根或椎动脉受压，进而出现一系列功能障碍。此病多见于40岁以上患者。

腰椎病是腰椎间盘突出、腰椎骨质增生、腰肌劳损、腰扭伤等疾病的统称，临床典型症状是腰痛及腿部放射性疼痛，有的伴有下肢麻木、冷感及间歇性跛行。

骨关节炎是一种最常见的关节病变，其名称极多，如肥大性骨关节病、退行性骨关节病、退变性关节病、增生性骨关节炎或骨关节病，均指一种疾病，其患病率随着年龄增长而增加，女性比男性多发。骨关节炎以手的远端和近端指间关节、膝、肘和肩关节以及脊柱关节最容易受累，而腕、踝关节则较少发病。骨质增生是骨性关节炎的一种表现，属于骨关节的一种退行性改变。

肩周炎是肩周肌肉、肌腱、滑囊和关节囊等软组织的慢性炎症，50岁左右的人比较常见。

类风湿关节炎是一种以关节滑膜炎为特征的慢性全身性自身免疫性疾病，滑膜炎持久反复发作，可导致关节内软骨和骨的破坏，关节功能障碍，甚至残废。

对应不同个体特征和病证，治疗骨关节病常选用下列经方。

芍药甘草汤

【推荐处方】生白芍 30~60g，生甘草 10~20g，水煎，分 2 次服。

【适用病症】适用于各种肌肉痉挛性疾病及以脚挛急、疼痛为特征的疾病，如腓肠肌痉挛、坐骨神经痛、急性腰扭伤、腰肌劳损、腰椎病、糖尿病足、下肢静脉血栓形成、股骨头缺血性坏死、骨质增生症、足跟痛等。

【应用参考】本方是古代的解痉止痛方，适用本方者大多易于下肢疼痛、腹痛、便秘、肌肉痉挛。其体型胖瘦皆有，但多肌肉坚紧，尤其是腹壁肌肉比较紧张，按之比较硬，不按不痛，一按即痛；腰背部肌肉紧张拘挛者亦多见；疼痛多为牵扯样、阵发性、针刺样或电击样。下肢疼痛、麻木，抽筋，站立行走屈伸困难是本方证的特征。大便干结难解，或如栗状，或经常脐腹部疼痛者，用本方更好。剧痛者，加制附片。

桂枝茯苓丸

【推荐处方】桂枝 15g，茯苓 15g，赤芍 15g，牡丹皮 15g，桃仁 15g。水煎，分 2~3 次温服。

【适用病症】适用于腰椎间盘突出症、腰椎椎管狭窄症、硬脊膜外血肿、盆腔骨折、腰肌劳损腰扭伤、踝关节扭伤、痛风性关节炎、坐骨神经痛、糖尿病足、下肢静脉血栓形成、股骨头缺血性坏死、骨质增生症、足跟痛等。

【应用参考】本方是经典的活血化瘀方，如果患者没有瘀血指征，或反而容易出血，凝血机制障碍者忌用本方。腰腿痛适用本方者多为面红或紫红，腹部充实，左下腹触及抵抗感，有压痛，头痛昏晕，失眠烦躁，动悸，便秘，舌质黯，或有瘀点。不符合以上特点者慎用本方。疼痛剧烈者，加制附片 15g（先煎）、细辛 10g；大便秘结者，加怀牛膝 30g、制大黄 10g；腰痛，腿痛，间歇性跛行，大便干结，肌肤甲错，两目黯黑者，加水蛭 10g、土鳖虫 10g。

麻黄细辛附子汤

【推荐处方】麻黄 10g，细辛 10g，附子 10~20g。水煎，分 2~3 次温服。

【适用病症】适用于有明显怕冷、无汗、精神萎靡、脉沉细的腰痛及骨关节痛患者。本方尤其适用于以痛势剧烈、突发，并且遇冷加剧为特征的腰腿痛患者，相关病症有坐骨神经痛、腰椎间盘突出、腰扭伤、骨质增生、颈椎病、痛风性关节炎、风湿性关节炎、类风湿关节炎、癌症转移疼痛等。

【应用参考】本方是古代的温热性止痛兴奋剂，为经典温经散寒方，适用于以精神萎靡、恶寒无汗、身体疼痛、脉沉为特征的疾病，其人当面色黄黯，脉沉，如患者怕热汗多、面色红白、脉数，则本方慎用或忌用。疼痛剧烈者，附子可逐步加量，但附子有毒，需要久煎，通常每增加 10g，需要增加煎煮时间 15 分钟。腰腿肌肉痉挛疼痛者，加白芍 30g、甘草 10g；便秘者，加大黄 10g；项背拘急、皮肤干燥者，合葛根汤。服用本方后须避风取汗。本方不能长期大量使用，一般得效以后可停服或减少用量。

黄芪桂枝五物汤

【推荐处方】生黄芪 30~60g，桂枝 15g，赤芍 15g，生姜 30g，大枣 20g。水煎，分 2 次温服。

【适用病症】适用于骨关节疾病表现为肢体疼痛、麻木无力、僵硬、运动障碍及肌肉萎缩者。本方可用于骨关节炎、颈椎病、腰椎间盘突出症、肩周炎、骨质增生、糖尿病并发症等。

【应用参考】适用本方者多为中老年人，其人多面色黄黯，皮肤松弛干燥，容易浮肿，指甲黄厚，舌黯，脉弦涩微。面红油光、舌红苔黄者慎用；食欲不振、腹胀便秘者慎用。腰腿痛者，加怀牛膝 30g；项背痛者，加葛根 30g；关节肿痛、口渴、浮肿、多汗者，加黄芪 30g、白术 20g、粉防己 30g。

桂枝加附子汤

【推荐处方】桂枝 10g，肉桂 5g，白芍 15g，炙甘草 15g，生姜 15g，大枣 20g，制附片 10g（先煎）。水煎，分 2 次温服。药后喝一碗热稀粥，并注意避风保暖。

【适用病症】适用于骨关节病见出汗多、怕风明显、身体疼痛者。本方多用于治疗颈椎病、关节炎、腰椎间盘突出症、腰肌劳损、腰椎退变增生、更年期骨关节冷痛、骨关节炎、痛风性关节炎、糖尿病并发症等。

【应用参考】疼痛剧烈者，可以加大制附片用量，但因制附片有毒，如果用量大于 15g，要先煎 30 分钟以上。更年期女性关节痛、局部肿大不明显且怕冷、多汗、失眠、疲劳者，加龙骨 15g、牡蛎 15g；颈椎疼痛者，加葛根 30g；关节肿大、关节腔有积液者，加白术 30g。

桂枝芍药知母汤

【推荐处方】桂枝 20g，白芍 15g，生甘草 10g，麻黄 10g，生姜 20g，白术 15g，知母 15g，防风 15g，制附片 20g（先煎 30~40 分钟）。水煎，分 2 次温服。

【适用病症】适用于全身性关节肿痛剧烈难忍，甚至关节肿大变形，行走困难者。本方多用于银屑病关节炎、风湿性关节炎、类风湿关节炎、痛风性关节炎、膝关节滑膜炎、膝关节积液、化脓性关节炎、股骨头坏死、腱鞘炎等。

【应用参考】本方是古代治疗关节痛的专方，有散寒止痛消肿的功效，适用于以关节肿大疼痛、行走困难为主，而其人面色黄黯无光泽或贫血貌，怕冷，出汗，发热，气短的关节疾病患者。关节无疼痛者一般不用本方；关节肿痛发红而有灼热感，身体无畏寒怕冷，尿赤便干，烦躁亢奋，舌红脉滑，属热痹者，慎用本方。本方不宜空腹服用。

当归四逆汤

【推荐处方】当归 10~15g，桂枝 10~15g，生白芍 10~15g，生甘草 5~10g，通草 5g，细辛 5g，大枣 20~30g。水煎，分 2 次温服。

【适用病症】适用于骨关节病见关节痛而手足冷、乌紫者。雷诺病、类风湿关节炎、血管炎、红斑性肢痛症、坐骨神经痛、腰痛等应用本方的机会较多，其痛多为刺痛、绞痛、牵扯痛等，疼痛呈慢性化，心率慢、体格壮实的成年人多见。

【应用参考】适用本方者多见面青白或青紫，四肢冰冷，指尖为甚，多伴有麻木，冷痛，黯红甚至青紫，遇冷更甚，甚至甲色、唇色、面色、耳廓较苍白或乌紫，脉细缓，甚至迟。如无以上指征者慎用。方中细辛有小毒，古人有"细辛不过钱"的说法，其实，这是指散剂而言，汤剂不受此限制，不过，为防止中毒，还是应该严格把握适应证和禁忌证，凡心动过速、心律不齐者慎用。疼痛剧烈者，加制附片 15g（先煎）；呕吐清水者，加吴茱萸 5g、生姜 30g。

小柴胡去生姜加黄柏白芍汤

【推荐处方】柴胡 20g，黄芩 15g，姜半夏 10g，党参 10g，生甘草 5g，生白芍 15g，黄柏 10g，大枣 20g。水煎，分 2 次温服。

【适用病症】适用于晨僵明显的各种风湿性疾病。

【应用参考】本方是清热退肿方，适用于类风湿关节炎、强直性脊柱炎等风湿病关节痛，症见早晨腰痛，关节僵硬，怕冷，对环境、气候敏感，此病多反复发作，血沉快，C 反应蛋白升高。适用本方者大多有内热，可见唇红、苔黄腻、怕冷、口腔溃疡频发、咽痛、腹泻或大便黏滞等。女性月经量少者，加当归 10g、川芎 15g；怕风明显、肌肉酸痛，或有皮肤过敏者，加荆芥 20g、防风 15g。

<h1 style="text-align:center">〜◦ 讨论 ◦〜</h1>

关节痛是骨关节疾病的主要症状，但由于关节痛是一个主观倾诉，每个患者所反映的关节痛症状，其实际含义各不相同，表现的方证状态与所适用的经方也各不相同。经方治疗骨关节病，不仅关注消除关节肿痛等局部症状，同时重视个体差异，强调异病同治、因人而异。

腰痛

腰痛是指因外感、内伤或挫闪导致腰部气血运行不畅，或失于濡养引起腰脊或脊旁部位疼痛为主要症状的一类病症。

内科、外科、妇科、骨伤科、康复理疗科等临床科室中有大量的腰痛患者，腰痛既是一个独立证候，又是多种疾病的一个常见症状，主要涉及西医学中的以下疾病。

（1）脊柱腰段的各种疾病：如腰椎间盘各种病变、骨质增生、骨质疏松、强直性脊柱炎、肥大性脊柱炎、腰椎小关节错位，骨折，腰椎管狭窄，脊髓压迫症，脊髓炎，腰骶神经炎等。

（2）腰部肌肉的外伤与劳损性疾病：如腰扭伤、腰部软组织挫伤、腰肌筋膜炎等。

（3）盆腔疾病：如妇科慢性附件炎、盆腔淤血综合征，男科前列腺炎等。

（4）泌尿系统疾病：如各种肾脏病、泌尿系结石以及泌尿系统炎症等。

（5）其他疾病：如血液病、内分泌疾病、代谢性疾病、结核、肿瘤以及心因性因素等全身性疾病在腰部的表现。

腰痛在是一种极其常见的重要病种，根据不同原发疾病、人群体质倾向和腰痛发作特点，可选择以下经方治疗。

葛根汤

【推荐处方】葛根 30g，生麻黄 10g，桂枝 15g，生白芍 15g，生甘草 10g，生姜 15g，大枣 30g。水煎，分 2 次温服。

【适用病症】适用于急性腰痛，如腰部扭伤或感受风寒以后腰痛加重者。

【应用参考】本方常用于体格壮实、易疲劳困倦、易受凉感冒、皮肤干燥、咽部不红的腰痛患者。如体质瘦弱者，可将方中麻黄去掉，变成桂枝加葛根汤应用，亦有良效。素有大便干结者，宜加大黄 5~10g 或制大黄 10~15g。对于风湿在表的腰痛患者，可改用麻黄加术汤，而对于寒湿在表的腰痛患者要考虑应用麻黄杏仁薏苡甘草汤。

五积散

【推荐处方】生麻黄 10g，肉桂 10g，白芍 10g，制半夏 10g，陈皮 15g，枳壳 15g，苍术 20g，白芷 10g，川芎 10g，甘草 10g，当归 10g，茯苓 10g，桔梗 10g，厚朴 10g，干姜 10g，生姜 15g。水煎，分 2 次餐后温服。

【适用病症】适用于伴见恶寒无汗、头晕疲乏、身困疼重、腹胀恶心、大便失调、舌苔白腻者的各种腰痛。

【应用参考】适用本方者体格偏胖，寒湿偏重。本方偏温燥，形体消瘦、心烦口渴、唇舌黯红者慎用。

越婢加术附汤

【推荐处方】生麻黄 10~15g，生石膏 30~50g，生甘草 5g，生姜 10g，大枣 15g，炒白术 10g，制附片 10g。水煎，分 2 次餐后温服。

【适用病症】适用于腰痛伴腿脚疼痛或膝关节肿痛、口渴汗出、脉浮而二便无异常者。

【应用参考】兼见下肢水肿、脉沉者加茯苓、粉防己。本方含麻黄，使用时需要排除麻黄禁忌证。

桂枝芍药知母汤

【推荐处方】桂枝 20g，白芍 15g，生甘草 10g，麻黄 10g，生姜 20g，白术 15g，知母 15g，防风 15g，制附片 20g（先煎 30~40 分钟）。水煎，分 2 次温服。

【适用病症】适用于风湿热、类风湿关节炎、强直性脊柱炎等风湿性疾病以及腰椎骨质增生、腰椎间盘突出、腰肌筋膜炎、坐骨神经痛、梨状肌综合征等骨关节及其周围组织疾病的腰痛患者。

【应用参考】适用本方者其人身体偏弱，平素怕冷，伴见头晕乏力，关节肿痛或腿脚疼痛。心功能不全者慎用本方。

柴胡桂枝汤

【推荐处方】柴胡 15g，黄芩 10g，姜半夏 10g，党参 10g，炙甘草 5g，桂枝 10g，白芍 10g，生姜 10g，大枣 15g。水煎，分 2 次温服。

【适用病症】适用于腰背疼痛伴表证与胃肠症状者。

【应用参考】本方治疗腰背疼痛或周身疼痛，常伴见表证与胃肠症状，如低热或不发热，微恶寒或往来寒热，恶风自汗，身体或关节疼痛，胸胁满闷，心下不适，恶心或嗳气，或有纳食无味、腹中气窜等诸多不适，且其人常愁眉苦脸。方中白芍可根据大便情形选用，便干用生白芍，便不干用炒白芍。如表证明显者，可加羌活、独活。本方应趁热温服，服药后避风并盖被取微汗。

柴胡加龙骨牡蛎汤

【推荐处方】柴胡15g，黄芩10g，姜半夏10g，党参10g，茯苓15g，肉桂10g，龙骨10g，牡蛎10g，制大黄10g，生姜15g，大枣20g。水煎，分2次温服。

【适用病症】适用于慢性迁延性腰部酸痛，肌肉酸楚而有发紧感者。

【应用参考】适用本方者常伴见抑郁失眠，阳痿，疲乏怕冷，脉弦有力，严重者可出现周身不适，其人常有压力过大或情感挫折等精神心理应激史，腰部酸痛也是疲累的表现，大多患者腹部充实，大便偏干，两胁下按之有抵抗感或拘紧感，本方常有良效。如腹肌松软、大便不成形者，使用本方通常无效；如伴焦虑腹胀、舌红咽红者，合用栀子厚朴汤。

大柴胡汤合桃核承气汤

【推荐处方】柴胡15~30g，黄芩10g，姜半夏15g，炒枳壳20g，生白芍或赤芍15g，桂枝12g，生甘草5g，桃仁12g，芒硝10g（冲），大黄10g，生姜15g，大枣20g。水煎，分2次温服。

【适用病症】适用于腰痛剧烈或突然发作的情况，其人体格壮实，颜面与唇舌黯红，伴见烦躁不安，失眠头痛，便秘，心下及胸胁部按压不适，下腹部或少腹按压不适，脉弦有力。

【应用参考】成年女性还常有月经不调或者闭经，以及经前烦躁、痛经、经血紫黑等。方中药物剂量可灵活调整，以大便畅下为度。药后大便量及次数增加，腰痛即可减轻。体质虚弱者慎用本方。

桂枝茯苓加大黄牛膝方

【推荐处方】肉桂12g，茯苓12g，牡丹皮12g，桃仁12g，赤芍12g，制大黄10g，怀牛膝30g。水煎，分2次温服。

【适用病症】适用于各种非急性腰痛，特别是腰椎部位疼痛，常伴头昏便干，膝下发凉，脸颊、唇舌黯红或紫，下肢皮肤干燥，少腹部充实，按压有抵抗或压痛者。

【应用参考】方中药物剂量可灵活调整，以大便畅下，日行2~3次为宜，怀牛膝有较好的健腰作用，但需剂量大，通常30g以上。本方也有与柴胡剂合方的机会，常与柴胡加龙骨牡蛎汤或大柴胡汤合用。

当归芍药散

【推荐处方】当归10g，白芍30~50g，川芎20g，白术15g，茯苓15g，泽泻20g。水煎，分2次温服。

【适用病症】适用于中青年或中老年妇女，症见慢性腰痛，伴腹中隐痛，疲乏头昏或头眩心悸，口渴而小便不利，或浮肿腹泻，或月经失调。

【应用参考】伴见疲劳，口干，大便失常，或稀溏，或干结者，合柴胡桂枝干姜汤；体格胖壮、面黄困倦，或月经延期者，合葛根汤；精神不振或病程久远者，加肉桂、制附片。

防己黄芪汤

【推荐处方】汉防己20g，生黄芪30g，炒白术15g，生甘草5g，生姜15g，大枣20g。水煎，分2次温服。

【适用病症】适用于中老年人慢性腰痛，尤其是各种骨关节退行性病变所致腰腿疼痛，伴见下肢浮肿、身重汗出、肌肉松软无力者。

【应用参考】伴有头晕头痛、腰腿无力者，加葛根；伴有胸痛、头晕或心绞痛者，加川芎、丹参；浮肿明显或伴有下肢疼痛者，加怀牛膝；下肢肿甚伴见精神萎靡者，合真武汤。方中黄芪、防己的用量宜大，黄芪可用至60g。甘草用量应小，以3~6g为宜。

甘姜苓术汤

【推荐处方】炙甘草10g，干姜20g，茯苓20g，炒白术15g。水煎，分2次温服。

【适用病症】适用于急性腰扭伤、腰肌筋膜炎（腰肌劳损）、腰椎间盘突出症、坐骨神经痛、骨关节炎及肾结石等腰痛的治疗。

【应用参考】适用本方治疗的腰痛特点是腰腹冷痛、沉重，伴身体困重，口淡不渴，小便自利。乏力、颈项腰背酸痛者，合葛根汤；浮肿多汗者，合防己黄芪汤；腰背或关节疼痛严重，并有恶寒、腹泻、四肢厥冷、脉沉者，加肉桂、制附片，或改用四逆汤。阳旺火热类体质者慎用本方。

当归四逆加吴茱萸生姜汤

【推荐处方】当归15g，桂枝15g，白芍15g，北细辛10g（先煎），木通5g，炙甘草10g，吴茱萸5g，生姜15g，大枣30g。甜酒酿或黄酒与水各半煎药，分2次温服。

【适用病症】适用于腰肌劳损、慢性前列腺炎、慢性附件炎等疾病导致的腰痛。

【应用参考】本方止痛效果良好，但需严格对应方证，所治腰痛的特点是常伴周身其他部位疼痛，如腹痛、头痛、关节痛，有手足冰冷发紫或苍白等厥冷貌，脉细。细辛有小毒，古人有"细辛不过钱"的说法，但是指散剂而言，汤剂不受此限制，但应该严格把握细辛的适应证和禁忌证。细辛剂量达10g以上时止痛效果良好，但需要先煎20分钟以上，以保证安全。本方可加制附片10g，与北细辛一起先煎。心动过速、心律不齐者慎用本方。

桂枝去芍药加麻黄细辛附子汤

【推荐处方】桂枝10~15g，生麻黄5~10g，北细辛5~10g，制附片10~15g，生甘草5g，生姜10~15g，大枣10~15g。水煎，分2次温服。

【适用病症】适用于伴见恶寒肢冷、痹而不仁、周身冷痛、腹满肠鸣、大便稀薄、脉沉或弦的腰痛患者。现代临床多用于治疗具有以上特点的肾下垂、各种肾脏病引起的腰痛以及风湿性关节炎、强直性脊柱炎等风湿性疾病所致腰痛。

【应用参考】《伤寒杂病论》原文有"当汗出，如虫行皮中，即愈"，提示本方宜按照桂枝汤法服，温服汤液后覆被取微汗。有室性心律失常者慎用本方，或者去麻黄而以苏叶或独活替代以保证安全。

桂枝附子汤

【推荐处方】桂枝10g，肉桂5g，炙甘草10g，生姜15g，大枣20g，制附片20g（先煎半小时）。水煎，分2次温服。

【适用病症】适用于伴见恶风寒，喜温按，素怕冷，精神不振，或小便不利，或大便溏薄，舌淡苔薄的腰痛或腰痛身疼患者。

【应用参考】适用本方的人群通常身体偏瘦弱，面色欠红润，精神萎靡，或关节疼痛，冷汗出，脉沉细或虚大无力。大便偏干、小便畅利，或有眩晕、头昏头重者，上方去桂枝、肉桂，加炒白术10g，制附片减量，即桂枝去桂加白术汤，又名白术附子汤；大便溏、身体困重、脸色黄而发黯者，加茯苓、白术；如胃纳差者，再加党参；如果腰痛较剧烈，或伴表寒之证明显者，可考虑用乌头桂枝汤，即制川乌 10~15g 用蜂蜜 2~3 两煎 30~45 分钟后去渣，另用桂枝汤一剂水煎去渣，两药液合并混匀温服。本方及其系列方宜餐后服，忌空腹服用，服用后不能进食生冷；治疗期间需注意保暖，忌食生冷。

《金匮》肾气丸

【推荐处方】熟地黄 25g，怀山药 12g，山茱萸 12g，泽泻 9g，牡丹皮 9g，茯苓 9g，肉桂 5g，制附片 5g。水煎，分 2 次温服。或服用市售丸药。

【适用病症】适用于糖尿病肾病、慢性肾炎、肾病综合征、肾盂肾炎、肾结核、泌尿系结石等疾病所致腰痛。

【应用参考】适用本方者通常为慢性腰痛膝软，常伴有短气乏力，少腹不仁，消渴，尿不利，下半身水肿。如腰痛伴见下肢浮肿或有腹水者，宜加怀牛膝、车前子，名济生肾气丸，药效更佳。本方药力迟缓，对应治疗慢性疑难病症，通常需要服用较长时间，疗程为 1~3 个月。慢性肾性腰痛的巩固治疗可服用丸剂。本方适用于食欲旺盛者，腹胀、食欲不振者不宜。

《千金》独活寄生汤

【推荐处方】独活 10g，桑寄生 20g，杜仲 10g，怀牛膝 15g，北细辛 5g，秦艽 10g，茯苓 10g，肉桂 10g，防风 10g，川芎 10g，党参 15g，甘草 5g，当归 10g，白芍 10g，生地黄 15g。水煎，分 2 次温服。

【适用病症】适用于老年女性之日久腰痛者。

【应用参考】适用本方者常表现为腰膝疼痛、痿软，肢节屈伸不利，或麻木不仁，畏寒喜温，心悸气短，舌淡苔白，脉细弱。

∽ 讨论 ∾

腰痛不仅是腰部的一个局部症状，治疗时还常要注意腰部以外或全身性疾病的临床表现。必须仔细鉴别，从起病经过、伴见兼症、腰痛特点、诱发与加重因素、病情演变、既往病史、年龄性别等方面全面诊察，尽可能完善相关检查，力求明确诊断。急性腰痛首先要排除需外科处理的诸如腰椎压缩性骨折、急性胰腺炎等情形。腰痛的治疗优先对因治疗，即重视原发疾病的针对性治疗。对疼痛明显者，在对因治疗的同时要兼顾对症减痛处理。对慢性腰痛者除了中药治疗外，还应考虑其他措施，进行综合治疗，例如牵引、推拿、针灸、拔罐、理疗、药物外敷等，以利于患者康复。慢性腰痛除上述治疗措施外，还要注意生活调摄和腰部保健，如腰部保暖，腰托固护，避免操劳过重、腰部损伤及潮湿阴冷的环境。

临床上还有不少经方可以用来治疗腰痛，以上常用经方同样适用于各种腰腿疼痛的治疗。

尪痹（类风湿关节炎）

类风湿关节炎是一种常见的以对称性累及手足小关节的慢性多关节炎为主要表现的全身性、异质性自身免疫性疾病。主要病理改变为关节滑膜的慢性炎症，血管翳形成，软骨和软骨下骨破坏，最终造成关节畸形和强直，功能丧失。类风湿关节炎的病因和发病机制目前还不完全清楚。

本病属中医学"痹证"范畴。痹证是由于人体正气不足，风寒湿热等外邪袭入，闭阻经络，气血运行不畅所致的以肢体关节、肌肉、筋骨疼痛，酸楚，麻木，重着，肿胀，关节屈伸不利，甚至僵硬，畸形或累及脏腑等特征为主要表现的一类病症的总称。

自《内经》以来，对于痹证病因的探讨颇多，历代医家大多根据自身临床实践经验有所体会，但是总体来看，不外乎外因、内因和其他因素三大类。①外因：多为外感六淫之邪，外感六淫是痹证发病的重要外因。②内因：包括情志失调和正气亏虚。先天禀赋不足及妇女产后在中医学也属正虚范畴。③其他因素：包括饮食劳逸、痰浊瘀血、跌扑损伤等。就发病而言，主要包括邪盛和正虚两方面。邪盛是痹证发生的重要条件，所谓邪盛，是指外感风、寒、湿、热等邪气，扰乱经络气血，导致运行不畅，甚则痹阻不通而为病，多见于痹证初起，此时发病较快，来势较急，病程较短，故以邪实为主。而正虚则是痹病发病的根本，只有正气亏虚，外邪才可袭而为病。

一、西医学治疗简介

类风湿关节炎治疗的目的在于控制病情，改善关节功能和预后。应强调早期治疗、联合用药和个体化治疗的原则。治疗方法包括一般治疗、药物治疗和外科手术和其他治疗等。强调患者教育及整体和规范治疗的理念。药物治疗有非甾体抗炎药、生物制剂、糖皮质激素、中草药制剂如雷公藤、白芍总苷、青藤碱、雷公藤多苷片、昆明山海棠片、独一味胶囊等。外科治疗常用的手术主要有滑膜切除术、人工关节置换术、关节融合术以及软组织修复术。

二、传统中医治疗简介

传统中医治疗包括辨证分型论治、针灸疗法、中药外敷、中药离子导入、中药泡洗、中药熏治、中药全身浸浴、中药穴位贴敷等外治法，以及手法与其他康复治疗方法等。常用方治如下。

麻杏苡甘汤

【推荐处方】生麻黄 10g，杏仁 10g，薏苡仁 20g，生甘草 5g。水煎，分 2 次温服。

【适用病症】适用于急性期风湿型类风湿关节炎。

【应用参考】适用本方者多为新发，病程尚短，外感风湿，伤及皮毛，引起关节肌肉酸痛，关节肿痛不甚，呈游走性，恶风，关节局部皮色正常，无热感，无明显关节畸形及功能障碍，晨僵不著，或者以全身疼痛为主，可伴发热。

麻黄加术汤

【推荐处方】生麻黄 10~15g，桂枝 10~15g，杏仁 10~15g，甘草 5~10g，苍术或白术 10~15g。水煎，分 2~3 次饭后温服。覆被取微汗为度，不可大汗淋漓。

【适用病症】适用于寒湿型类风湿关节炎患者。

【应用参考】适用本方者的关节肿胀，疼痛较甚，痛有定处，遇寒则重，得热则减，关节不可屈伸，晨僵明显，局部发冷，皮色苍白。偏湿盛者，仲景称为"湿家"，身烦疼，以酸痛麻木为主，治疗首选麻黄加术汤。

乌头汤

【推荐处方】生麻黄 10g，白芍 10~15g，生黄芪 10~15g，甘草 5~10g，制川乌 10~15g。前 4 味水煎去渣，制川乌用蜂蜜 2~3 两煎 30~45 分钟，去渣后含蜜药液与前 4 味药液再煎，饭后一次性温服。

【适用病症】适用于疼痛剧烈的寒湿型类风湿关节炎。

【应用参考】适用本方者关节肿胀，疼痛剧烈，不可屈伸，痛有定处，遇寒则重，得热则减，晨僵明显，局部发冷，皮色苍白。乌头汤证与麻黄加术汤证的区别在于是剧痛还是重着。

越婢加术汤

【推荐处方】生麻黄 10~15g，生石膏 30~50g，生甘草 5g，生姜 10g，大枣 15g，炒白术 10g。水煎，分 2 次餐后温服。

【适用病症】适用于湿热型类风湿关节炎。

【应用参考】适用本方者的关节肿胀微热或红肿灼热，疼痛较甚，遇冷痛减，屈伸不利，晨僵明显，多伴大便黏滞和舌苔黄腻。类风湿关节炎湿热蕴结严重者，关节红肿热痛明显，同时身重乏力，口干口苦，纳呆便秘，小便黄赤，舌红苔黄，脉弦滑数，治当清热利湿。热重于湿者选用白虎加苍术汤，湿重于热者选用四妙散。

桂枝茯苓丸加大黄牛膝方

【推荐处方】肉桂 12g，茯苓 12g，牡丹皮 12g，桃仁 12g，赤芍 12g，制大黄 10g，怀牛膝 30g。水煎，分 2 次温服。

【临床应用】适用于湿瘀型类风湿关节炎。适用本方者的关节肿大、畸形，皮色黯黑，僵硬，屈伸不利，肌肉萎缩。本方有合柴胡剂使用的机会，如与柴胡加龙骨牡蛎汤、大柴胡汤合用，常再加味石斛、丹参。

五积散

【推荐处方】生麻黄 10g，肉桂 10g，白芍 10g，制半夏 10g，陈皮 15g，枳壳 15g，苍术 20g，白芷 10g，川芎 10g，甘草 10g，当归 10g，茯苓 10g，桔梗 10g，厚朴 10g，干姜 10g，生姜 15g。水煎，分 2 次餐后温服。

【临床应用】适用于气血寒湿痰阻滞型类风湿关节炎。适于本方的人群通常胖壮不弱，周身不适的症状多样，舌苔厚腻。本方一般可坚持服用 2~3 个月，常有满意的疗效。

桂枝芍药知母汤

【推荐处方】桂枝 20g，白芍 15g，生甘草 10g，麻黄 10g，生姜 20g，白术 15g，知母 15g，防风 15g，制附片 20g（先煎 30~40 分钟）。水煎，分 2 次温服。

【临床应用】适用于寒热错杂型类风湿关节炎。本方适用于局部或全身辨证寒热不明显，或寒热并存，如见关节局部灼热而全身畏寒怕风，遇寒疼痛加剧，或关节肿胀畏寒，遇寒加重，但触之局部发热，或上肢热下肢凉，或下肢热上肢凉，舌质淡红，苔白，脉弦细。类风湿关节炎寒中有热的情况较多，热多于寒者可考虑选用白虎加桂枝汤。

黄芪桂枝五物汤

【推荐处方】生黄芪 30~60g，桂枝 15g，赤芍 15g，生姜 30g，大枣 20g。水煎，分 2 次温服。

【临床应用】适用于气血不足型类风湿关节炎。适用于本方者多为中老年人，面色黄黯少华，皮肤松弛干燥，容易浮肿，能食而气短乏力，或肢体麻木不仁，舌黯，脉弦涩微，兼有高血压、糖尿病、冠心病、动脉硬化、椎–基底动脉供血不足等，可酌情加葛根、川芎，或怀牛膝、石斛、丹参，或合桂枝茯苓丸。

讨论

本章节介绍的常用经方临床运用时宜重视局部辨证和全身辨证，根据局部表现和体质状态综合选方，可两方并用，亦可多方合用。如果体质倾向明确，尽量选用体质方，如大便秘结、体型壮实者考虑用大柴胡汤。一些病理、病机单纯的类型比较直观，如烦躁而见舌黯或有瘀斑者，可考虑桃核承气汤，疗效通常也较可靠。而在寒湿困阻这一大的类证中，需要仔细辨证和分析，大法虽然都是温阳散寒、除湿通痹，但要细辨其异，寒湿偏于中焦者宜选甘草干姜茯苓白术汤，寒湿偏于下焦者宜选甘草附子汤，偏湿重者可选白术附子汤、桂枝加术附汤，偏寒重者可选麻黄附子汤、桂枝附子汤。如寒湿痹阻严重者，可考虑用乌头汤合防己黄芪汤。而在一些病程久远、年高体弱者，其人关节肿痛程度轻，多见短气怕风，腰膝酸冷，四肢不温，多伴雷诺征，此时已成五脏虚损的虚劳证，可选用建中汤加味或《备急千金要方》独活寄生汤。

燥痹（干燥综合征）

干燥综合征是一种以侵犯外分泌腺和具有高度淋巴细胞浸润为特点的缓慢进展性自身免疫性疾病。临床除有口干、眼干外，尚有其他外分泌腺及腺体外其他器官受累而出现多系统损害的症状。目前干燥综合征确切的病因和发病机制尚不明确，西医学一般认为与遗传、免疫、病毒感染、内分泌紊乱等因素有关。

干燥综合征因其"燥象丛生"的临床表现，多数医家将其归入"燥证""内燥""燥毒"等范畴，总与水液代谢有关，对其病因病机而言，多认为由阴虚津亏、气虚失运、瘀血阻络、燥毒、虚劳而致。

燥痹是由燥邪（外燥、内燥）损伤气血津液而致阴津耗损，气血亏虚，使肢体筋脉失养，瘀血痹阻，痰凝结聚，脉络不通，导致肢体疼痛，甚则肌肤枯涩，脏器损害的病症。

西医学治疗本病目前主要是采取措施以改善症状，控制和延缓因免疫反应而引起的组织器官损害的进展以及继发性感染。而传统中医学治疗除了常规辨证分型论治、中成药治疗外，还有针灸治疗以及诸如熏洗、漱口、中药雾化等外治方法。常用方治如下。

小柴胡汤

【推荐处方】柴胡 20g，黄芩 10g，姜半夏 10g，党参 10g，生甘草 5g，生姜 10g，大枣 20g。水煎，分 2~3 次温服

【适用病症】适用于口、眼、鼻干涩且伴有情绪异常症状的干燥综合征。

【应用参考】小柴胡汤是经典的免疫调节剂，适用于自身免疫性疾病的调治。传统中医学认为小柴胡汤为少阳病主方，具有"三焦得通，津液得下"、和解枢机、助正达邪之功。本方治疗干燥综合征主要是针对气滞不畅，津液不布，阴津不能濡养诸窍，或少阳枢机不利，郁火伤阴而致燥者。但需要根据病情进行加味或合方。常有四种类型：一种是加生白芍 30g、北沙参 20g、麦冬 30g，即合芍药甘草汤与麦门冬汤，适用于体瘦、抽筋、大便干结、舌红苔净者；第二种是加黄柏、栀子、连翘，即合栀子柏皮汤加连翘，适用于关节晨僵、小便黄赤、舌红苔腻者；第三、四种即分别合用五苓散、当归芍药散的类型。

柴苓汤

【推荐处方】柴胡 20g，黄芩 10g，姜半夏 10g，生晒参 5g，生甘草 5g，白术 20g，茯苓 20g，猪苓 20g，桂枝 15g，泽泻 20g，干姜 10g，大枣 20g。水煎，分 2~3 次温服。药后避风，忌食冷物，如饮热水，使微微汗出，更佳。

【适用病症】适用于表现有五苓散证的干燥综合征患者。

【应用参考】适用本方的人群常头面部虚浮或肢体水肿，有轻度抑郁或焦虑，食欲不振，口渴而不欲饮，或饮水即吐，嗳气腹胀，恶心呕吐，腹泻或大便不成形，小便量少，舌胖大，边有齿痕。皮肤痒、关节肌肉疼痛者，加荆芥 15g、防风 15g；腹胀、嗳气者，合半夏厚朴汤；月经量少者合当归芍药散。

柴归汤

【推荐处方】柴胡 15g，黄芩 5g，姜半夏 10g，党参 10g，生甘草 5g，当归 10g，川芎 15g，白芍 30g，白术 15g，茯苓 15g，泽泻 15g，干姜 10g，大枣 20g。水煎，分 2~3 次温服。

【适用病症】适用于中年女性患干燥综合征者，多伴有桥本甲状腺炎、自身免疫性肝病、风湿性多肌痛等病史或伴发病症。

【应用参考】适用本方的人群多脸色黄，有明显的疲劳感，情绪低落或抑郁，怕冷怕风，身痒痛，面部或两下肢轻微浮肿，月经量少或闭经，性欲减退。如有过敏现象，或头痛、肢体麻木疼痛者，加荆芥 15g、防风 15g。此方可采用一剂服

2 日或者隔日服用的办法，一般服用 3 个月为 1 个疗程。

ᨆ讨论ᨆ

调治干燥综合征常要考虑小柴胡汤合方，但也有以下几种方证类型。例如干燥综合征既有邪热伤津，阴虚液耗，又有湿热壅滞，水津不布，为下焦燥热，症见口渴与小便不利、舌红苔少的猪苓汤证；干燥综合征属于肺胃津伤，气液两伤，症见口干少津、口舌破溃、咽干作燥、咳而少痰、舌苔薄、质干红、脉细数的竹叶石膏汤证以及白虎加人参汤证；干燥综合征属于中焦虚寒，寒湿内盛，阳虚不能输布津液所致，表现为口干而不欲饮，多伴腹痛、便溏而四肢不温的理中汤证；干燥综合征辨证属于阴虚血瘀，津伤血燥，以口干而舌黯红有瘀点、肌肤甲错为特点的大黄蟅虫丸证；干燥综合征属肾阳虚衰，阳虚水停，水津不布，诸窍失濡，表现为年老夜尿频、口渴纳食佳、少腹松软者的金匮肾气丸证；干燥综合征属于阳虚水滞，表现为口渴夜重与小便不利，下寒无热，脉沉的栝楼瞿麦丸证等。

大偻（强直性脊柱炎）

强直性脊柱炎是一种主要侵犯中轴关节的全身性、慢性、炎症性疾病，病变主要累及骶髂关节、脊柱和外周关节，晚期患者常常表现为脊柱关节强直畸形，严重者髋关节受累而造成终身残疾。该病病程长，反复发作，缠绵难愈，致残率高，为临床难治性疾病。

凡症见腰骶、胯疼痛，僵直不舒，继而沿脊柱由下而上渐及胸椎、颈椎（少数可见由上而下者），或见生理弯度消失，僵硬如柱，俯仰不能，或见腰弯，背突，颈重，肩随，形体羸，或见关节肿痛、屈伸不利等临床表现，甚还可见"尻以代踵，脊以代头"之征象，均可诊断为大偻。此病发病是因"阳气不得开阖，寒气从之"而形成，总与肾和督脉相关。强直性脊柱炎具有一定的遗传倾向，好发于青年人，青壮年正是肾气旺盛，精气充盛，筋骨强壮之期，反而出现腰背疼痛、腰膝酸软无力等症，当与先天禀赋不足、肾精亏虚密切相关。督脉为人身阳气之海，督一身之阳，腰为肾府，又与足太阳相表里，所以肾督两虚，寒邪最易入侵，寒邪入侵肾督，阳气不得开阖，寒气从之，乃生大偻。可见肾督阳虚是本病的内因，寒邪入侵是其外因，内外合邪，阳气不化，寒邪内盛，影响筋骨的荣养，而致脊柱伛偻，乃形成大偻。

强直性脊柱炎类似于中医学之"大偻"，根治较困难，但患者如能及时诊断及合理治疗，可以达到控制症状并改善预后的目的。通过健康教育、经方治疗、针灸推拿、中医外治、物理治疗以及生物制剂等综合治疗，缓解疼痛和发僵，控制或减轻炎症，保持良好的姿势，防止脊柱或关节变形，必要时矫正畸形关节，以达到改善和提高患者生活质量的目的。常用方治如下。

麻黄细辛附子汤

【推荐处方】生麻黄 10g，北细辛 10g，制附片 10g。水煎，分 2 次温服。

【适用病症】适用于太少合病的强直性脊柱炎。通常为素体阳虚，复感外寒引发关节疼痛，腰痛，周身疼痛，其人常有严重的恶寒感和疲倦感，常伴有背部发冷，神萎声弱，舌淡，苔水滑或白厚，脉沉迟或微弱。

【应用参考】服用本方后可以先全身发热，继而汗出而减，汗出后即可停用转方，不必尽剂。本方只能用汤剂餐后温服，不可用散末服用。方中麻黄、附子、细辛均有毒性，但经过煎煮以后，其毒性明显减轻。本方不可长期大量使用，一般得效以后可停用或减少用量。大便溏者加白术、茯苓；腰部沉重、神疲乏力者，合甘姜苓术汤；消瘦、食欲欠佳者，加桂枝、甘草、生姜、大枣，名桂枝去芍药加麻黄细辛附子汤，可减毒增效；对关节局部肿痛明显，或有红与热感，或晨僵明显者，可合用黄连解毒汤。心功能不全、高血压患者慎用。

附子汤

【推荐处方】制附片 15~30g（先煎），茯苓 15~30g，白芍 15~30g，白术 10~20g，人参 10~20g。水煎，分 2 次温服。

【适用病症】适用于平素阳虚明显的强直性脊柱炎患者，症见身体骨节疼痛，风寒湿冷后引发或加重，恶寒神困，背冷，小腹冷，膝腿冷，苔白滑，脉沉紧。

【应用参考】关节肿痛者，加桂枝 10~30g；汗少、苔腻润者，加生姜 30g；汗自出、失眠多梦、惊恐不安者，合桂甘龙牡汤。制附片需先煎，待药液不麻舌方可服用。

桂枝加芍药生姜各一两人参三两新加汤

【推荐处方】桂枝 15g，炒白芍 20g，甘草 10g，人参 10g，生姜 20g，大枣 20g。水煎，分 2 次温服。

【适用病症】适用于汗后、产后、经后、术后等虚弱体质状态或虚弱人群的强直性脊柱炎。

【应用参考】适用本方者，常表现为周身疼痛，关节酸楚，神萎纳差，恶风易汗，舌淡苔薄净，脉细弱无力或沉迟。多汗、易汗明显者可加生黄芪；关节肿痛明显者加制附子；面黄、便溏、身体困重者加茯苓、白术、制附片。本方忌空腹服用，服用后进食热粥，忌食生冷。方中生姜虽可以干姜替代，但没有生姜效佳。

桂枝去芍药加麻黄细辛附子汤

【推荐处方】桂枝 10~15g，生麻黄 5~10g，细辛 5~10g，制附片 10~15g，生甘草 5g，生姜 10~15g，大枣 15~20g。水煎，分 2 次温服。

【适用病症】适用于阳虚水滞型强直性脊柱炎、风湿性关节炎、类风湿关节炎、心功能不全的风湿性心脏病患者。

【应用参考】适用本方者常有恶寒身痛，痹而不仁，恶寒肢冷，伴有水肿，腹满肠鸣，大便稀薄，脉沉或弦。《金匮要略》原文有"当汗出，如虫行皮中，即愈"，提示本方宜按照桂枝汤法服用，温服汤液后覆被取微汗。

柴胡桂枝干姜汤合当归芍药散

【推荐处方】柴胡 20g，桂枝 15g 或肉桂 10g，干姜 10g，天花粉 15g，黄芩 10g，煅牡蛎 10g，甘草 10g，当归 15g，川芎 10g，白芍 15g，炒白术 10g，泽泻 15g。水煎，分 2 次温服。

【适用病症】适用于强直性脊柱炎、类风湿关节炎等各种痹证患者。

【应用参考】适用本合方者通常关节以及腰部疼痛明显，病程迁延，脸色萎黄，疲累乏力，心烦口渴，大便失调，关节、腰部有酸重或疼痛感，或伴有月经失调。本合方侧重于调理体质状态，临床应用非常广泛，尤其是治疗伴有慢性肝炎、肝硬化以及自身免疫性肝病的痹证患者有较好的疗效。浮肿明显或伴有腹水者合五苓散；疼痛剧烈者合用麻黄细辛附子汤。

∽ 讨论 ∾

强直性脊柱炎、血清阴性脊柱关节病等病症用经方治疗有比较可靠的疗效，除了上述几首常用经方外，还有类风湿关节炎章节中的麻杏苡甘汤、乌头汤，腰痛章节中的葛根汤、五积散、桂枝芍药知母汤、柴胡桂枝汤、柴胡加龙骨牡蛎汤、金匮肾气丸，以及乌头桂枝汤等，均为较常用的经方。还需注意的是，临床病情通常复杂，合方是很常用的方式，而在合方中，寒温并用常有佳效。

浊瘀痹（痛风性关节炎）

痛风是嘌呤代谢紊乱和（或）尿酸排泄减少所引起的一种晶体性关节炎，临床表现为高尿酸血症和尿酸盐结晶沉积所致的特征性急性关节炎、痛风石形成、痛风石性慢性关节炎，并可发生尿酸性肾病、尿酸结石等，严重者可出现关节致残、肾功能不全。痛风常伴发中心性肥胖、高脂血症、糖尿病、高血压以及心脑血管疾病。

"浊瘀痹"病名，是国医大师朱良春基于对经典以及丹溪痛风学说深刻理解，在长期临床实践中，深入研究，反复推敲而创立的。朱老认为："中医之痛风是广义的痹证，而西医学之痛风则是指嘌呤代谢紊乱引起高尿酸血症的'痛风性关节炎'及其并发症，所以病名虽同，概念则异。""多以中老年，形体丰腴，或有饮酒史，喜进膏粱肥甘之品，关节疼痛以夜半为甚，且有结节，或溃流脂液"为痛风特征，并指出"凡此皆浊瘀内阻使然，实非风邪作祟"，从而创立"浊瘀痹"新病名，为本病的临床研究提供了宝贵的理论依据。常用方治如下。

甘草附子汤

【推荐处方】甘草 15g，制附片 15~30g（先煎），白术 15g，桂枝 15~20g。水煎，分 2 次温服，初服得微汗则解。

【适用病症】适用于痛风性关节炎、类风湿关节炎的急性剧烈疼痛期。

【应用参考】适用本方的痛风性关节炎通常表现为关节剧烈疼痛，拒按，功能受限，疼痛得温可减，伴全身汗出恶风及小便不利，舌淡苔白润，脉沉或浮细涩。

百合知母汤

【推荐处方】百合 60~120g，知母 15g。百合水渍一夜，换水煎至减半，知母另煎，减半去渣，合和再煎，分 2 次服。

【临床应用】适用于红肿剧痛的急性痛风性关节炎。适用本方者通常体瘦舌红，口渴便干。药后得泻效佳。

桃核承气汤

【推荐处方】桂枝 15g，生甘草 5g，桃仁 15g，芒硝 10~15g（冲），生大黄 10g。水煎，分 2 次服。

【适用病症】适用于瘀热互结型痛风性关节炎，急性或病情迁延，反复发作的关节疼痛患者均可考虑。

【应用参考】适用本方者通常一般方药治效不佳，或呈刺痛，固定不移，关节肿大，甚至强直畸形，屈伸不利，皮下结节，或皮色紫黯，其人体壮不弱，脸色紫红，烦躁便秘，少腹拘紧，脉弦或沉涩。方中药物剂量可灵活调整，以大便畅下为度。药后大便量及次数增加疼痛即可减轻。体质虚弱者慎用本方。

白虎加桂枝汤

【推荐处方】石膏 30g，知母 15g，粳米 40g，生甘草 5g，桂枝 15g。水煎，分2次温服。

【临床应用】适用于寒热错杂型痛风性关节炎急性期，症见关节红肿热痛明显。适用本方者多食易饥，渴喜冷饮，大便偏干，口气与尿味重，怕热多汗，脉浮滑数。

五苓散

【推荐处方】桂枝或肉桂 12g，茯苓 18g，白术 18g，猪苓 18g，泽泻 30g。水煎，分 2 次温服。或按以上剂量比例研粉为散剂，开水冲服，每次 10g，每日 2 次，连服 2~3 个月。

【适用病症】适用于痛风无症状期，或仅有轻微的关节症状，或高尿酸血症，或伴肥胖、高脂血症、脂肪肝等代谢紊乱患者。

【应用参考】消化道症状明显者可考虑合胃苓汤；体胖多汗、消化道症状不明显者可考虑合用防己黄芪汤。

∽讨论∾

痛风的治疗除了缓解疼痛、降低血尿酸外，还需要注意基础治疗，如急性发作期要卧床休息，抬高患肢，注意保护受累关节；坚持低嘌呤饮食，禁酒限烟；适当饮水。还要引导患者避免诱因，如暴食酗酒、受凉受潮、过度疲劳、精神紧张等，慎用影响尿酸排泄的药物，如某些利尿剂、小剂量阿司匹林等。同时治疗伴发的高脂血症、糖尿病、高血压、冠心病、脑血管病等基础疾病。疼痛发作期还可以采用中药外治法。内服中药除了以上几首经方外，桂枝芍药知母汤、乌头汤、乌头桂枝汤以及越婢加术附汤均为常用方，前面章节已经表述，请结合学习。在六经辨证指导下的经方合方，例如麻黄连翘赤小豆汤合葛根芩连汤治疗太阳阳明湿热型痛风、类风湿关节炎等也为临床所习用。后世方中如《千金翼方》大温脾丸、《丹溪心法》上中下通用痛风方对证应用也有较好的疗效。

腰椎间盘突出症

椎间盘是位于每两个脊柱骨之间的纤维软骨，主要由外周的层状纤维环和中心的胶状髓核组成。腰椎间盘突出症是较为常见的疾患之一，主要是因为腰椎间盘各部分（髓核、纤维环及软骨板），尤其是髓核有不同程度的退行性改变后，在外力因素的作用下，椎间盘的纤维环破裂，髓核组织从破裂之处突出（或脱出）于后方或椎管内，导致相邻脊神经根遭受刺激或压迫，从而产生腰部疼痛，一侧下肢或双下肢麻木、疼痛等一系列临床症状。腰椎间盘突出症以腰 4~5、腰 5~骶 1 发病率最高，约占 95%。

中医学认为，本病乃本虚而标实，感受风寒湿外邪者，其证多实，发病多急；由于肾精亏损所致者，其证多虚，发病多缓。临证往往虚实夹杂，证候复杂，但总以肾虚为本，祛邪为标，方能治之有效。

腰椎间盘突出症根据病发部位及其压迫情况可以见到腰痛、下肢放射痛、马尾神经症状等，常有感觉障碍、肌力下降、反射改变等神经系统表现，一般体征有腰椎侧凸，腰部活动受限，压痛，叩痛，骶棘肌痉挛，以及直腿抬高试验及加强试验、股神经牵拉试验阳性等特殊体征，结合病史和影像学检查，诊断本病不难。中医采用腰椎牵引、针灸治疗、推拿治疗等方法，结合经方内服治疗，疗效显著。常用方治如下。

芍药甘草汤

【推荐处方】白芍 30g，甘草 10g。水煎，分 2 次温服。

【临床应用】腰椎间盘突出症腰痛表现为阵发性、针刺样或电击样，其人易便秘，小腿抽筋，肌肉坚紧，尤其是腹壁肌肉比较紧张。腰腿疼痛剧烈者，可合用麻黄细辛附子汤。肌肉松软、大便不成形者慎用。

桃核承气汤

【推荐处方】桃仁 10~15g，生大黄 10~20g，桂枝 10~15g，生甘草 6~12g，芒硝 10~15g（分冲）。水煎，分 2 次服。

【临床应用】桃核承气汤是泻下活血镇静止痛剂，尤其适用于外伤性腰椎间盘突出症。古代用这张配方治疗过许多便秘、烦躁、小腹压痛的伤员，因为在战争中出现冲撞、挤压、跌扑、骨折等外伤是司空见惯的，服药后随着大便次数的增加，伤员烦躁、疼痛的症状也随之减轻。在唐山大地震期间，许多挤压综合征患者使用本方及加减方后，随着大便的畅通，症状得以缓解。

下瘀血汤

【推荐处方】制大黄 10g，桃仁 15g，土鳖虫 15g。以水 300ml、黄酒 200ml，煮取汤液 300ml，分 2 次温服。或 3 药共研细末，加白蜜 1 汤匙、黄酒 250ml，煎后连滓服之。

【临床应用】腰椎间盘突出症急性期腰腹疼痛，便秘烦躁，两目黯黑，皮肤干燥，舌质青紫或有瘀斑、瘀点，脉弦或涩，脉来有力，患者服药后可能出现便血，或尿血，或阴道内血块或膜样组织流出。

大黄牡丹汤

【推荐处方】生大黄 10~20g，牡丹皮 10~15g，桃仁 10~15g，冬瓜子 20~30g，芒硝 6~10g（冲）。前 4 味药水煎去渣，溶入芒硝，煮沸溶尽芒硝，急性疼痛者一次顿服，慢性病症者水煎分 2 次温服。

【临床应用】腰椎间盘突出症急性期腰腹疼痛，咳嗽、喷嚏时疼痛加重，便秘烦躁，舌质黯红，苔黄或腻，其人体质壮实，本方具有通腑泄热的作用，以每日排大便 2~3 次为度，可达到降低腹压而止痛目的。如果体质偏弱而腰痛便秘者，可加制附子、肉桂。

大黄附子汤

【推荐处方】大黄 10g，制附片 30g（先煎），北细辛 10g。水煎，分 2 次温服。

【临床应用】腰椎间盘突出症、坐骨神经痛患者腰腿疼痛较严重，疼痛多为阵发性，但发作频繁，其痛如刀割，如针刺，或饮冷食寒，或暴受风寒后加重，伴有恶寒肢冷，大便秘结，精神萎靡，舌黯，苔白或厚，或水滑。疼痛剧烈者合用麻黄细辛附子汤；脸黯红、下肢皮肤干燥、舌紫黯者合桂枝茯苓丸；疼痛如电击样者，合芍药甘草汤。本方药力比较峻猛，多用于疼痛重症，轻症疼痛不宜使用。方中附子用量比较大，应先煎 1 小时以上，若同时配合生姜则效果更好；疼痛剧烈时，需要连续给药。张仲景原文记载："服后如人行四五里，进一服。"推测第 1 次与第 2 次服药间隔时间大约为 30 分钟。

⁓ 讨论 ⁓

本病大多数患者可以经非手术治疗缓解或治愈。其治疗原理并非将退变、突出的椎间盘组织恢复原位，而是通过改变椎间盘组织与受压神经根的相对位置，使部分椎间盘回纳，减轻对神经根的压迫，松解神经根粘连，消除神经根炎症，从而缓解症状。非手术治疗主要适用于：①年轻，初次发作或病程较短者；②症状较轻，休息后症状可自行缓解者；③影像学检查无明显椎管狭窄者。本病的治疗要注意绝对卧床休息，初次发作时应严格卧床休息，强调大、小便均不应下床或坐起，这样才能有比较好的效果。卧床休息3周后可以佩戴腰围保护后起床活动，3个月内不做弯腰、持物动作。此方法简单有效，但较难坚持。缓解后，应加强腰背肌锻炼，以减少复发的概率。本病的西医学治疗手段有牵引治疗、理疗与推拿按摩、支持治疗、皮质激素硬膜外注射、髓核化学溶解法、经皮髓核切吸术/髓核激光气化术、手术治疗等，必要时可酌情选用。腰椎间盘突出症的中药治疗除了选用上述几首经方外，还有腰痛、类风湿关节炎、强直性脊柱炎章节中提到的经方，可前后章节互参，合方治疗。

颈椎病

颈椎病又称颈椎综合征，是颈椎骨关节炎、增生性颈椎炎、颈神经根综合征、颈椎间盘脱出症的总称，是一种以退行性病理改变为基础的疾患，主要由于颈椎长期劳损，骨质增生，或椎间盘脱出，韧带增厚，致使颈椎脊髓、神经根或椎动脉受压，出现一系列功能障碍的临床综合征。本病好发于40岁以上的成年人，临床表现较为复杂，主要有颈背疼痛，上肢无力，手指发麻，下肢乏力，行走困难，头晕，恶心，呕吐，甚至视物模糊、心动过速及吞咽困难等。可分为神经根型、脊髓型、椎动脉型、交感神经型、食管压迫型、颈型颈椎病，西医学治疗方法有药物治疗、运动疗法、牵引治疗、手法按摩推拿疗法、理疗、温热敷、手术治疗等。传统中医学认为其主要病机是风寒湿邪入侵，痹阻于太阳经脉，经隧不通，络脉瘀滞，或气血不足，筋脉失于濡养，肾虚精亏，骨失所养。中医学主要有颈椎牵引、针灸治疗和推拿治疗等方法。常用方治如下。

桂枝加葛根汤合栝楼桂枝汤

【推荐处方】桂枝15g，白芍15g，生甘草10g，生姜20g，大枣30g，葛根30~60g，或天花粉10~20g。水煎，分2次温服。避风寒。

【临床应用】肤白体弱者患颈椎病、颈肩综合征、腰椎病等，表现为以头痛头昏、项背部拘急感为主，易汗恶风，舌淡脉弱，首选桂枝加葛根汤。如果项背部不适明显而头昏头痛头晕等症状不明显者，可去葛根，改用天花粉，成栝楼桂枝汤。桂枝汤治疗颈椎病还可以根据大便情况加减变化，例如大便干结者加天花粉，大便稀溏者加葛根。皮肤松弛而下肢浮肿者，可去甘草，加黄芪；体弱者可加党参。

∽ 讨论 ∾

颈椎病的经方治疗通常疗效可靠，但证型较多，体质不同，病情各异，可结合前面，特别是腰痛、腰椎间盘突出症章节中提到的经方，例如葛根汤、麻黄细辛附子汤、柴胡桂枝汤、桂枝芍药知母汤、大柴胡汤、大柴胡合桃核承气汤、柴胡加龙骨牡蛎汤、独活寄生汤等方。临床上还需注意其他方证情形，例如羌活胜湿汤证，传统中医学辨证为风湿痹阻型颈椎病者，多系新发，颈部疼痛、重着，颈部活动不利，痛处游走不定，舌质淡红，苔白腻，脉濡或滑，可加桑枝、葛根。再如四妙散合健步汤加葛根证，常用于湿热型颈椎病，症见颈部疼痛，常伴口干，大便黏滞，舌苔黄腻，脉滑。此外还有咽痛并发颈椎病的麻杏甘石汤证，多为新发起病，疼痛剧烈，颈部转动受限，平素易咽痛，易口干苦，舌淡红，苔黄，脉滑，可用此方加大黄、薄荷。临床上如遇见颈椎病引起的神经痛或头痛较剧烈，可以考虑动物类止痛剂、止痉散，即蜈蚣、全蝎各等份，研末冲服 6g，或蜈蚣 2条、全蝎 5g，水煎服，效果较佳。

精神心理类疾病

现代社会精神心理类疾病高发，主要有焦虑症、抑郁症、失眠、心理创伤后应激障碍、神经性厌食症、癔症、双相情感障碍、躁狂、精神分裂症等，对应《伤寒杂病论》中的不得卧、不得眠、多寐、烦惊、烦躁、谵语、郑声、独语、如狂、妄行、默默不欲饮食等精神心理疾病与症状，并提出药物和针刺治疗方法，对奔豚、梅核气、脏躁、百合病、狐惑、产后各种精神障碍等都有详细的系统研究和完整的高效治疗方案，例如小柴胡汤、四逆散、奔豚汤、柴胡加龙骨牡蛎汤、大承气汤、桃核承气汤、栀子厚朴汤、半夏厚朴汤、甘麦大枣汤、百合地黄汤、防己地黄汤等方证条文的记载，数千年来这些经典方一直在使用中。常用方治如下。

柴胡加龙骨牡蛎汤

【推荐处方】柴胡 15g，姜半夏 10g，党参 10g，黄芩 10g，茯苓 10g，桂枝 10g，龙骨 10g，牡蛎 10g，制大黄 10g，生姜 15g，大枣 20g。水煎，分 2 次温服。

【适用病症】适用于治疗抑郁症、焦虑症、恐惧症、癔症等各种精神心理性疾病以及神经衰弱、癫痫。

【应用参考】本方被列为健脑方，为治疗战争恐惧症、抑郁症的常用方、高效方，能有效改善睡眠，消除恐惧不安等症状。抑郁症是常见的一种情感性障碍，以情感低落为主要特征，常常同时出现兴趣丧失、自我评价下降、睡眠障碍或食欲下降等症状，患者常常诉说疲倦乏力、头晕头痛、胸闷心悸、失眠、便秘、性欲抑制、体重减轻等，但各种检查无明显异常。本方对伴随较明显的焦虑症状抑郁症者效果显著。适用本方的患者无明显虚弱体征，营养状况良好，眼睛有神，但主诉比较多。焦虑症，也称之为焦虑性神经症，常伴有自主神经症状，如头晕、胸闷、心悸、呼吸急促、口干、尿频、尿急、出汗、震颤等及运动性紧张，与柴胡加龙骨牡蛎汤证的"胸满烦惊"类似，此时常可合用栀子厚朴汤。以上疾病大多伴有睡眠障碍，许多患者也以失眠来就诊，本方具有良好的改善睡眠状况的作用。原方中有铅丹，药房不备，有人建议用磁石、生铁落或代赭石等代替。方中大黄的用量、炮制方法可根据证型调整。柴胡加龙骨牡蛎汤加甘草，即为合桂甘龙牡汤，可治疗胸腹动悸而羸瘦者；加川芎、酸枣仁、甘草、知母，即为合酸枣仁汤，治疗失眠、头痛、舌质淡红者。对于躁狂症、精神分裂症、脑动脉硬化出现精神症状，如睡眠障碍、性情异常等，均可以使用本方。如烦躁、大便干结、少腹部压痛者，可配合桃核承气汤，或加桃仁；舌红、烦躁、心下痞者，可加黄连。

温胆汤

【推荐处方】姜半夏20g，竹茹9g，炒枳壳20g，陈皮15g，生甘草5g，茯苓20g，生姜15g，大枣15g。水煎，分2次温服。

【适用病症】适用于以易惊恐失眠为特点的精神心理类以及神经系统疾病，如创伤后应激障碍，惊恐症，焦虑症，临界高血压或初期高血压，抽动秽语综合征，脑震荡后综合征，冠心病，癫痫，失眠。

【应用参考】本方是治疗创伤后应激障碍的高效方，能明显改善头痛、失眠、恶心呕吐等躯体症状。创伤后应激障碍是指受到异乎寻常的威胁性或灾难性心理创伤后数日至6个月，出现强烈和持久的严重心理反应，表现为情绪极度激动，紧张和恐惧，常整夜不能入睡，处于恍恍惚惚之中，有时还会在睡眠中反复出现精神创伤时的景象，经历或目睹恐怖袭击的人群常会同时出现烦躁不安，压抑，悲伤，不能集中注意力，完全或部分丧失工作能力，并可出现心血管、消化、神经系统的躯体症状。伴有胸闷烦躁、失眠、心率快者，加黄连，名黄连温胆汤，严重者加黄芩、山栀子效更佳；神志恍惚、百般无奈，而脉不滑、舌不红者，合酸枣仁汤；伴有焦虑及腹胀者，加栀子、厚朴。

甘麦大枣汤

【推荐处方】生甘草 10g，淮小麦 50g，大枣 30g。水煎，分 2 次温服。

【适用病症】适用于癔症，神经衰弱，抑郁症，焦虑症，失眠，癫痫，精神分裂症，歇斯底里精神性发作以及排除器质性病变的小儿夜惊症、小儿夜啼、小儿多动症等。

【应用参考】适用本方的人群平素多面带愁容，性情不开朗，抑郁，忧闷，易于落泪，当精神症状不典型时，这些可作为用方参考。患者的体质多瘦弱，腹诊多有腹直肌拘急的征象。本方证的情感色彩较为浓厚，表现也多样化，或喜，或悲，或笑，或泣，可谓嬉笑怒骂皆可见之，其程度也轻重不一，轻者可小声哭泣，痛苦不寐，甚者可狂躁叫骂，哭天喊地。其发作可有诱因，其人高度敏感，可因一点小事刺激而发作，也可无故发病，难以自制。本方具有良好的镇静作用，可使过敏的、紧张的、兴奋的精神状态恢复正常。此证多有比较明显的精神刺激诱因，患者多表现为精神神经过度兴奋紧张，伴强烈情感色彩。方中甘草大剂量应用，可用至 30g，但要注意甘草的不良反应，如浮肿、血压升高等。方中的小麦可用至 60~100g，并嘱平时多食用面制品。大枣甘甜可口，多用无妨。也可同百合、莲子等做成药羹食用，或多用大枣，煮熟后去甘草、小麦，仅食枣，也比较可口。还可做成甘麦大枣馒头。本方单用者不多，多与温胆汤、半夏厚朴汤、酸枣仁汤等合用。

半夏厚朴汤

【推荐处方】姜半夏 25g，茯苓 20g，厚朴 15g，干苏叶 10g，生姜 25g。水煎，分 3~4 次温服。

【适用病症】适用于以咽部异物感为突出表现的各种精神心理类疾病，如胃肠神经官能症、心脏神经官能症、神经性呕吐、神经性尿频、神经性皮炎、肠易激综合征、心因性勃起功能障碍、神经衰弱、更年期综合征、精神分裂症、癔症、抑郁症、焦虑症等。这些疾病虽然各自临床表现不同，但患者均有不同程度的咽喉异物感，或胸闷腹胀等症状。

【应用参考】本方证的咽喉异物感包括咽痛、咽痒、咽干燥、咽中有黏痰、咽中有鱼骨梗阻感等；此外，胸部的重压感，呼吸不畅感，呼吸表浅感，以及有气流向上攻撑感，经常嗳气等也可认为是咽喉异物感的延伸。腹胀多表现为腹中多气体，或进食以后腹部胀满，有裤带勒紧感等。恶心呕吐还包括易恶心呕吐的体质倾向，如刷牙或看见秽物时，或精神压抑时容易出现恶心，还有易于晕车等。

这些或然证的症状多呈主观性，如气喘吁吁而无痰，精神状态较好，眩晕心悸但器质性改变不明显等，症状与情绪相关，在情绪低落时，或精神压抑时比较明显。服用本方可缓解咽喉异物感、胸闷腹胀等症状，同时也能缓解其各自的临床症状。胃肠神经官能症多见腹胀嗳气，可合四逆散；心脏神经官能症多见心悸心慌，可合温胆汤；神经性呕吐，可配合应用小柴胡汤；神经性尿频，可合四逆散；神经性皮炎，可合小柴胡汤或柴胡加龙骨牡蛎汤；肠易激综合征多见腹痛腹泻，可合黄芩汤或柴胡加龙骨牡蛎汤；心因性勃起功能障碍，可合温胆汤或柴胡加龙骨牡蛎汤；神经衰弱多见头昏失眠、健忘等，可合酸枣仁汤；更年期综合征、抑郁症、焦虑症等症状比较多，可合四逆散、柴胡加龙骨牡蛎汤、山栀子、连翘等；精神分裂症可合桃核承气汤、三黄泻心汤等。本方证多见于身心敏感者，不仅用于妇人，男性也常有使用的机会。患者常有比较明显的消化道症状，表现区间为咽—食管—胃，常见齿痕舌。本方一般不删减药物，可适当调整药物用量。痰多呕甚或惊恐、焦虑、失眠症状表现突出者，重用半夏、生姜，半夏量可用至30g以上；眩、悸、小便不利，或水肿，或胃内振水音甚者，重用茯苓，可用至30g以上；胸闷、腹胀、舌苔厚腻者重用厚朴至20g。方中苏叶通常用苏梗，取其理气宽中的功效，且煎出的汤液比苏叶清淡些，患者容易接受。症状明显的患者，本方服法应遵循仲景"日三夜一"的经验，以保证足够的药量。如作为维持量，也可改为每日服2次或1次。

桃核承气汤

【推荐处方】桂枝15g，生甘草5g，桃仁15g，芒硝10g（冲），生大黄（后下）10g。水煎，分2次温服。

【适用病症】适用于治疗精神兴奋性疾病，如精神分裂症、反应性精神病、双相情感障碍、癔症、癫痫、更年期综合征等。

【应用参考】适用本方的患者有烦躁、兴奋等"其人如狂"的表现，常合用柴胡加龙骨牡蛎汤。《伤寒论》原文记载的"其人如狂"和"少腹急结"是本方使用的关键依据。"其人如狂"是全身症，"少腹急结"是局部症，"如狂"并非精神错乱，而是狂躁不安，临床往往表现为睡眠障碍、注意力不集中等，而"少腹急结"指患者自觉少腹牵引疼痛，手不可碰触，他觉腹诊可见按之有抵触感及明显压痛。烦躁、兴奋也可以表现为面部红赤，五官出血，头痛，肩颈部不适等头面上半身症状，这与身体下部瘀血以后导致上半身反射性充血有关。桂枝茯苓丸与本方作用有相似之处，但少大黄、芒硝，故适合用于疾病呈慢性化状态，而本方则多用于急症、重症。

酸枣仁汤

【推荐处方】酸枣仁 30g，炙甘草 5g，知母 10g，茯苓 10g，川芎 10g。水煎，分 2 次温服。

【适用病症】适用于以睡眠障碍为主要表现的精神心理类疾病，如失眠症、嗜睡症、神经衰弱、焦虑症、抑郁症、梦游症、更年期综合征、精神分裂症等。

【应用参考】本方常用于身体瘦弱、神情焦虑、整日恍惚不安、入夜无法安然入睡者。与柴胡加龙骨牡蛎汤证相比，本方多用于体弱者以及面黄肌瘦再加悲伤过度的妇人。本方还能改善睡眠质量，可以单用，更可合方应用。如多梦、惊悸、眩晕者，合温胆汤；腹胀、咽喉异物感者，加半夏厚朴汤；胸闷、心悸、乏力者，合柴胡加龙骨牡蛎汤。酸枣仁是本方中的主药，用量宜大，以捣碎为佳。

栀子厚朴汤合半夏厚朴汤

【推荐处方】制半夏 15g，茯苓 15g，厚朴 15g，紫苏 15g，山栀子 15g，枳壳 15g，黄芩 10g，连翘 30g。水煎，分 2~4 次温服。

【适用病症】适用于身心敏感、面容滋润、唇舌红润的焦虑症患者。

【应用参考】本合方治疗精神心理类疾病时常加黄芩、连翘。对焦虑症、抑郁症等患者见失眠、腹胀时，本方能明显改善烦躁、胸闷、腹胀等症状，同时有利于睡眠。临床上治疗服用大量养心安神药无效而伴情绪焦虑、急躁、多疑多虑、易烘热汗出、恶心呕吐、心慌心悸、咽喉肿痛或有鼻衄、舌苔多黏腻、脉多滑数者，常有佳效。使用本方时，多需配合心理疏导。

四逆散

【推荐处方】柴胡 10~20g，白芍 10~20g，枳壳 10~20g，生甘草 5~10g。水煎，分 2 次温服。

【适用病症】适用于压力大，易紧张，以四肢冷、腹挛痛为特征的身心疾病患者，如功能性胃肠病、抑郁症、更年期综合征、神经症、肠易激综合征、经前期紧张综合征、尿道不定愁诉、不安腿综合征等。

【应用参考】适用本方的患者大多有心理压力过大的表现，如下。①疲倦，意欲低下，情绪低落，抑郁或焦虑、失眠等。②对环境过敏，其特征为怕风，受凉容易关节疼痛、头痛、感冒、腹痛腹泻等。③有消化道症状，如腹胀痛、便秘或腹泻交替、恶心呕吐、食欲不振、咽喉有异物感等。本方常合方或加味使用，合方及加减情况如下。①合半夏厚朴汤，可用于伴有消化道症状的失眠，屡试屡效。患者服用以后普遍感到心情舒畅，腹胀减轻，饮食和睡眠均有所改善。②加当归、川芎、桃仁、红花，可用于治疗顽固性失眠、头痛、胸痛、呃逆等，患者精神状态佳，无憔悴萎靡之态，面色发青或发黯，肌肉坚紧，皮肤干燥甚至脱屑，舌质黯紫或有瘀点。

⌒ 讨论 ⌒

经方治疗精神心理疾病的优势在于其整体治疗，而不是"头痛医头、脚痛医脚"式的对症治疗，因人而异，根据患者的个体特征用药，作用平和，较少不良反应。适合用经方治疗的精神心理疾病类型很多，对躯体症状十分明显、患者极度痛苦者有身心同调的疗效，而在一些患有较为严重的精神心理疾病，特别是服用西药无效，或不良反应过大无法继续服药时可以发挥协调增效减毒的功效。除了以上经方外，需要结合本书前后各章节内容，特别是失眠一节中常用经方，这些章节互相参照、补充，可以更好、更全面地掌握精神心理类疾病的经方诊疗方案。

慢性疲劳综合征

慢性疲劳综合征是指全身性的慢性持续或反复发作的疲劳，同时可伴见低热、咽痛、颈部淋巴结肿痛、肌肉酸痛、头痛、活动后持久性疲劳、神经心理症状、睡眠障碍等非特异性表现的综合征。疲劳作为临床中常见的症状，中医学多用"四肢倦怠""神疲乏力""腰膝酸软"等描述，在中医古籍中常被描述为"懈怠""懈惰"等，也常见于"郁病""虚劳"病中。在门诊工作中，这种以疲劳为主诉的患者确实占到中医门诊患者中的很大比例。实际上单纯从疲劳这一主诉出发，几乎是开不出方子的，因为引发疲劳的因素太多，所以需要进行疾病及病情诊断，例如有的疲劳是继发于失眠后，有的是继发于年老脏器损伤，有的是继发于更年期等，都需要在诊查中鉴别，并分析其病情。而根据体质进行人群分类，评估其体质类型及其状态，是中医治疗疲劳的一大法门，所以治疗疲劳首先是识人，而后是识证。常用方治如下。

柴胡加龙骨牡蛎汤

【推荐处方】柴胡 15g，黄芩 10g，姜半夏 10g，党参 10g，茯苓 10g，桂枝 10g，龙骨 10g，牡蛎 10g，制大黄 10g，生姜 15g，大枣 20g。水煎，分 2 次温服。

【适用病症】适用于非器质性疾病导致的疲劳不适，患者常有诸多主诉，坐立不安。

【应用参考】本方常用于伴有抑郁倾向的疲劳患者，该类患者通常心理敏感，症状易反复，情绪易波动，故治疗时须配合适当心理疏导。疲劳感能在牵拉肌肉、深呼吸和改善情绪等事件后明显改善。在临床中，这类患者若以失眠或全身不适就诊，尚能考虑到此方，倘若就诊主诉为胃部不适、关节疼痛或严重怕冷等躯体症状，辨治较易走偏，而此类患者实际是神经敏感，情绪不稳，该方起到调整气血，强化稳定精神、心理以及自主神经的作用，抗疲劳效果令人满意。如有烦躁、少腹疼痛、便秘者，合用桃核承气汤；如有失眠头痛、恍惚、舌质淡红者，合用酸枣仁汤；如有焦虑不安、胸闷腹胀者，合栀子厚朴汤。

柴胡桂枝干姜汤

【推荐处方】柴胡 20g，黄芩 10g，天花粉 20g，牡蛎 10g，桂枝 15g，干姜 10g，炙甘草 10g。水煎，分 2 次温服。

【适用病症】适用于疲劳感明显者，其常伴精疲力竭，口渴多汗，大便失调，尤其害怕温度变冷，心悸感随劳累时长增加而明显，常和消化不良症状重合。

【应用参考】本方尤其适用于典型的因过度疲劳，大量汗出而饮食无规律之中青年女性"餐馆老板娘综合征"。本方是一张恢复身心疲劳的专方。如有面黄、眩晕、疼痛者，合用当归芍药散；如有口渴而浮肿者，合用五苓散；如有失眠、苔腻者，合温胆汤。

葛根汤

【推荐处方】葛根 30g，生麻黄 10g，桂枝 10g，白芍 10g，生甘草 5g，生姜 15g，大枣 20g。水煎，分 2 次餐后温服。

【适用病症】适用于体格壮实者，症见精神疲倦，耐久力欠佳。

【应用参考】适用本方者常哈欠连连，喜饮提神醒脑饮料以醒神。体瘦胸薄、肤白汗多之虚弱者宜减去麻黄，改成桂枝加葛根汤；伴有三高的壮实男性可合用三黄泻心汤；伴有腰部冷重者合甘姜苓术汤，或再加制附片；月经不调伴水肿者合当归芍药散。

麻黄细辛附子汤

【推荐处方】麻黄 10g，北细辛 10g，制附片 10g。加水久煎，分 2 次餐后温服。

【适用病症】适用于日夜颠倒的疲劳患者，表现为精力不足，白天嗜睡，容易在课堂、会议、坐车中打盹，晚上入睡反而变得困难，严重时，白天想睡但也无法入睡。

【应用参考】本方起效快，方证相应者能改善白天疲倦、日夜睡眠节律紊乱。

本方只能用汤剂，不可用散末。方中麻黄、附片、细辛的生药毒性经煎煮明显减轻。本方不宜长期大量使用，一般得效后需转方。浮肿、贫血貌者需加黄芪；大便溏者加白术、茯苓；月经不调、浮肿者合用当归芍药散；消瘦、食欲欠佳者改桂枝去芍药加麻黄细辛附子汤；如有精神类疾病者可考虑合用温胆汤。

真武汤

【推荐处方】茯苓 20g，白芍 20g，生姜 15g，白术 15g，制附片 15g（先煎）。水煎，分 2 次温服。

【适用病症】适用于患有大病、重病、重要脏器损害的患者，症见精神疲倦，蜷缩嗜睡，头晕，浮肿，畏寒肢冷，声低气怯，有气无力，动作缓慢，协调性不佳，舌胖大，苔滑，脉沉。

【应用参考】如有口渴、小便不利、浮肿者，合用五苓散；如有自汗、糖尿病者，可合黄芪桂枝五物汤；如有甲状腺功能减退、腹胀、畏寒者，加麻黄、甘草。

黄连阿胶汤

【推荐处方】黄连5~10g，黄芩 15g，白芍 15g，阿胶 15g(烊)，鸡子黄 2 枚（冲）。水煎，分 2 次温服。

【适用病症】适用于疲劳烦躁、无法通过休息缓解者。部分患者貌似有气无力，但仔细观察发现有表情亢奋、眼睛有神的特点。

【应用参考】本方黄连用量较大，煎煮后的药液也较苦，一般来说不能长期服用，因为该方药少力专，药证相应则起效迅速，一旦有效后注意及时减量，避免不良反应。临床实际中，有的患者初始服用感觉口感尚能接受，但是随着病情的改善，会觉得汤药越来越苦，这也提示需要减少方中黄连、黄芩的用量。

三黄泻心汤合四逆汤

【推荐处方】黄连 5~10g，黄芩 10g，制大黄 10~15g，制附片 10~15g，干姜 10g，生甘草 10g。水煎，分 2 次温服。

【临床应用】适用于脸色发黯、胖壮疲劳的中老年患者，患者有上热下寒的病理特点，既有疲倦乏力，精神不振，大便稀溏，又有溃疡上火，失眠多梦，烦躁头痛，舌苔腻或薄。

归脾汤

【推荐处方】党参 10g，炒白术 10g，茯苓 10g，生甘草 6g，黄芪 10g，当归

10g，酸枣仁 10g，龙眼肉 10g，木香 6g，远志 6g，生姜 10g，大枣 20g。水煎，分2 次温服。

【临床应用】本方是心脾两虚的传统高效方，尤其适用于中老年女性症见疲劳、失眠、心悸怔忡者，其人常眼睑浮肿，面色萎黄，声低气弱，头晕肢麻，排便乏力，腹部松软，舌淡胖苔薄，脉细。心系症状不明显者可调整为补中益气汤。

∽ 讨论 ∽

以疲劳为主诉的患者临床并不少见，通常虽病情不重，但病程迁延。在论治时需十分小心，首先以治疗原发病为主。如血压高宜先调血压，血糖异常以先稳定血糖、血脂异常以调脂为宜。对于某些免疫系统疾病，如红斑狼疮、慢性肾炎等，在改善原发病后疲劳感会得到较好改善。对于大多数失眠患者来说，睡眠改善后疲劳感也会明显改善。临床治疗疲劳多可从体质入手，例如柴胡体质患者因为失眠或者精神压力大，有时甚至目光无神，脉弱无力，往往被误认为是气血不足而投以补益气血药物，非其所治，此时需投柴胡剂方可获效。一些湿热患者，往往气血旺盛，精神饱满，头发浓密多油，舌苔干老厚腻而自诉异常疲乏，这类湿热蕴结致气血失畅而表现出疲劳者，应当考虑黄芩黄连类方药。《理虚元鉴·虚证有六因》中明确指出："因医药者，本非劳症，反以药误而成。"在具体分析患者情况时，也可结合前医所用药物，往往用药不对的经验也可被佐证其特点。有些药物在无禁忌证时对于疲劳确有疗效，如无明显腹胀者，则加黄芪、党参，无明显水湿者，则加党参、麦冬、五味子，如无明显火热者，则加淫羊藿、菟丝子等，但医家不可因其能起效就不着力寻找病因或切合方证，否则此类药物反而会掩盖证情，造成后续治疗失利。除以上常用经方外，初诊疲劳时药方选用尽量简单，可紧抓气血津液障碍这条主线，而非仅仅局限于本章节介绍的方剂。

失眠

中医学称失眠为"不寐""目不瞑""不得眠""不得卧"等。马王堆汉墓医书《足臂十一脉灸经》和《阴阳十一脉灸经》是最早记载有关失眠类疾病的中医学文献。

西医学把睡眠障碍性疾病分为失眠症、阻塞性睡眠呼吸暂停低通气综合征、不安腿综合征、发作性睡病等。失眠即是失眠症，是以入睡和（或）睡眠维持困难所致的睡眠质量或时长达不到正常生理需求而影响白天社会功能的一种主观体验，是最常见的睡眠障碍性疾患。

失眠症对生活质量的负面影响很大，但相当多的患者没有得到合理的诊断和治疗。失眠症可造成注意力不集中，记忆力减退，判断力和日常工作能力下降，严重者合并焦虑、强迫和抑郁等症。

2015年中国睡眠研究报告显示，有超过五成的国人认为工作压力对其睡眠造成了较大的影响，成为扼杀睡眠的主要"杀手"之一。因为工作压力造成的失眠病例数量呈现出逐年增加的趋势，急剧上升的失眠症不仅影响人们的健康，也导致了很多社会问题，据统计，每年的交通事故中，患失眠症的司机开车事故率远远高于正常人，每年失眠抑郁患者自杀率、犯罪率均高于正常人。国际精神卫生和神经科学基金会发起了一项全球睡眠和健康计划，将每年的3月21日定为"世界睡眠日"（World Sleep Day），希望能借此唤起整个社会对睡眠和心理健康问题的关注。

在社会普遍认识中，失眠统指患者对睡眠时间或睡眠质量不满意，并且影响白天社会功能的一种主观体验。常见的失眠形式包括：睡眠潜入期长，入睡需要时间超过30分钟；睡眠维持困难，夜间觉醒次数超过2次或凌晨早醒，睡眠质量差，噩梦频繁；睡眠维持时间不足6小时；第二日清晨感到头晕、精神不振、嗜睡、乏力等。

经方医学将失眠视为全身状态不协调或者身心不均衡所导致的症状，从身心一体的整体观念来解决这个问题，通过整体调整来缓解躯体症状，改善抑郁焦虑等不良情绪，从而提高睡眠质量，由于不是强烈的镇静药，没有化学安眠药的"药物依赖"及"次日残余效应"等不良反应。常用方治如下。

柴胡加龙骨牡蛎汤

【推荐处方】柴胡15g，制半夏10g，党参10g，黄芩10g，茯苓12g，桂枝12g，龙骨12g，牡蛎12g，制大黄10g，生姜15g，大枣20g。水煎，分2次温服。

【适用病症】适用于伴有失眠的高血压、脑动脉硬化、脑萎缩、老年性痴呆患者，及以失眠为伴有症状的慢性胃炎、肠易激综合征、慢性前列腺炎、性功能障碍患者等；此外还有以失眠、情绪低落、心悸易惊为主要症状的精神心理疾病，如抑郁症、焦虑症、恐惧症、躁狂症、精神分裂症患者等。

【应用参考】适用本方者大多腹部充实，两胁下按之有抵抗感或僵硬感，脐部按压有明显的腹主动脉搏动感，大便干结等。如腹部松软、大便不成形者慎用。本方一般早、晚餐后服用。如果每日服用一次，可以晚上服用，以助睡眠。有些患者服本方后可能会出现腹泻腹痛，停药后即缓解。焦虑、腹胀、舌红、咽红者，合栀子厚朴汤；躁狂、便秘者，合桃核承气汤。本方适用的失眠患者多属于敏感型，情绪易波动，病情易反复，故须配合心理疏导。本方通常给予7日量，症状缓解后需继续服用药物以巩固疗效，可减量继续服用半个月以上。

温胆汤

【推荐处方】姜半夏 15~20g，茯苓 30g，陈皮 10g，生甘草 5g，枳壳 15g，竹茹 10g，生姜 10g，大枣 20g。水煎，分 2 次温服。

【适用病症】适用于伴有恐惧感的失眠，其特征为失眠，多噩梦，胆怯，易惊恐，虚烦，精神恍惚，抑郁，注意力无法集中，头昏眩晕，胸闷，心悸，自汗，恶心呕吐等。对创伤后应激障碍、神经症、恐惧症、焦虑症、产后抑郁症、高血压、冠心病、脑震荡后遗症、更年期综合征、精神分裂症等伴发的失眠有良效。

【应用参考】适用本方者大多体型偏胖，皮肤油腻，有光泽，脸圆，脸丰润，眼睛大而明亮，有光彩，眼神飘忽不定，大多有焦虑或抑郁心境，发病与过度惊恐、突发性事件过多有关，儿童、青年、女性多见。本方是传统的壮胆方，所治属于胆虚失眠者。本方经常与酸枣仁汤、半夏厚朴汤、栀子厚朴汤等同用。胸闷烦躁、失眠、心率快者，加黄连 5g；嗜睡、面黄、脉缓、乏力者，加麻黄 5g；头痛、眩晕、抽动者，加天麻 10g；肌肉痉挛、抽搐者，加全蝎 5g、蜈蚣 10g。本方通常可给予 7 日量，症状减轻后仍宜间断性服用较长时间以巩固疗效。

栀子厚朴汤

【推荐处方】山栀子 15g，厚朴 15g，枳壳 15g。水煎，分 2 次温服。

【适用病症】适用于失眠见舌尖红，咽部充血，并有睡眠障碍、心境障碍者。

【应用参考】适用本方者多见胸闷烦躁，入睡困难或无法深度睡眠，易醒早醒，并有腹胀满、食欲不振、大便困难等不适症状。胸闷、多汗、咽喉不适者，可加连翘 30g；有咽喉异物感或黏痰多者，合半夏厚朴汤。本方也常与柴胡加龙骨牡蛎汤、大柴胡汤、温胆汤等合用治疗失眠。本方有轻缓泻下作用，部分患者服用后大便不成形或腹泻。本方久服易导致眼圈发黑或面色发青，停服后可以消退。

四逆散

【推荐处方】柴胡 15g，白芍 15g，枳壳 15g，生甘草 5g。水煎，分 2 次温服。

【适用病症】适用于心理压力过大所致的失眠，大多入睡困难，需要刻意追求睡意，营造特别的睡眠环境，并伴有一些躯体症状，如胸闷、心悸、烦躁、头痛、四肢冷、恶心呕吐、腹胀腹痛、便秘或腹泻等。

【应用参考】适用本方者多为中青年，女性多见，其人体型中等偏瘦，面色黄或青白，上腹部及两胁下腹肌较紧张，按之较硬，四肢冷，脉多弦。顽固性失眠患者精神状态佳，无憔悴、萎靡之态，面色发青或发黯，肌肉坚紧，皮肤干燥甚至脱屑，舌质黯紫或有紫点者，可加血府逐瘀汤。忧郁症、更年期综合征、神经症伴失眠、腹胀、咽喉有异物感等合用半夏厚朴汤。本方多服久服，有人会出现腹泻、乏力感等，停药后消失。本方通常给予 3~5 日量，采用间断性服用方法。

柴胡桂枝干姜汤

【推荐处方】柴胡 20g，桂枝 15g，干姜 10g，天花粉 20g，黄芩 10g，牡蛎 10g，生甘草 10g。水煎，分 2 次温服。

【临床应用】本方适用于体型中等或偏瘦，易出汗，惊悸，口干渴但饮水不解渴，腹泻或大便不成形的失眠患者。多见于因过度疲劳、大量汗出而饮食无规律的中青年女性，其人上腹部多按之不适，脐部有悸动亢进，腹力较弱。苔腻者合用温胆汤；面黄、月经不调者，或眩晕、腹痛、浮肿者，合当归芍药散；口渴而浮肿者，合五苓散。

麻黄细辛附子汤

【推荐处方】麻黄 10g，细辛 10g，制附子 10~20g。水煎，分 2~3 次温服。

【适用病症】适用于阳虚失眠，症见面色黄黯或黯黑，精神萎靡，困倦思睡而不得安卧，或出现日夜颠倒，或有怕冷无汗、头痛、腹痛、腰痛、牙痛等。女性多有月经滞后或闭经，量少或淋漓不尽等。

【应用参考】适用本方者脉多沉。如脉象浮数，或虚缓无力者慎用。有心脏病、房颤、心衰者慎用。本方可以单用，也可适当加味。大便不成形，怕冷，或月经色淡者，加干姜 10g、炙甘草 5g；消瘦、面黄者，加肉桂 10g、生姜 20g、炙甘草 5g。本方不宜久服、常服，服药睡眠改善后即可停药。本方不宜空腹服用，容易导致发汗过多或心悸心慌，如果出现这种反应，可喝糖汤，或嚼食桂圆肉、大枣等。

半夏泻心汤

【推荐处方】姜半夏 15g，黄芩 15g，干姜 10g，党参 15g，生甘草 10g，黄连 5g，大枣 20g。水煎，分 2 次温服。

【临床应用】本方适用于营养状况良好、唇红、舌红、苔黄腻的失眠患者，容易出现口腔溃疡，多伴有消化道症状，如上腹部不适或疼痛，呕吐或呕吐感，腹泻或有腹泻倾向，情绪多急躁，或心悸。甘草泻心汤与黄连汤均有治疗失眠的机会。

黄连解毒汤

【推荐处方】黄连 5~15g，黄芩 10g，黄柏 10g，山栀子 15g。水煎，分 2~3 次温服。

【适用病症】本方适用于精神心理类疾病、脑血管病、感染性疾病后、化脓性皮肤病、口腔黏膜病、妇科疾病等出现失眠伴有烦躁、头痛等表现的患者。

【应用参考】适用本方者通常体质较好，不虚弱，舌红，苔腻，脉有力。伴出血便秘者加大黄 10g；有口腔溃疡发作者加生甘草 20g；伴皮肤发红发干、脱皮屑者合四物汤，即为温清饮。平素精神萎靡、喜热畏冷、贫血、食欲不振、肝肾功能不全者，慎用本方。误用或过用本方可以出现眼圈发青、脸色发黯、食欲不振、腹泻等。

《千金》三物黄芩汤

【推荐处方】黄芩 15g，生地黄 60g，苦参 10~15g。水煎，分 2 次温服。

【临床应用】可用于产后发热、肺结核、足灼热综合征、神经症、红斑性肢痛症、瘙痒等伴见失眠、手足烦热时，失眠特点是夜间睡觉时因手足烦热而不能入睡，典型表现为手足烦热，心烦失眠，唇舌干燥，口渴欲饮，舌红少津。《类聚方广义》载治每到夏天的时候，便会在手掌和足底发生烦热，夜间尤甚，为之不能眠者，可供参考。

黄连阿胶汤

【推荐处方】黄连 10g，黄芩 10g，白芍 15g，阿胶 10g(烊)，鸡蛋黄 2 枚(冲)。水煎前 3 味，去药渣，化入阿胶，稍冷，入鸡蛋黄 2 个，搅和，分 2 次温服。也可用溏心鸡蛋另服以替代鸡蛋黄。

【适用病症】适用于严重的睡眠障碍，表现为常常极度疲惫但无法入眠，甚至彻夜难寐，并有入夜烦躁而白昼稍安的特点，多伴有注意力不集中，或记忆力下降，或胸闷，或心悸，或心动过速等；本方还常用于发热性疾病后期的烦躁失眠以及出血以后的失眠；焦虑症、抑郁症、老年性痴呆等也有应用的机会。

【应用参考】适用本方者以女性患者居多，其人唇红，舌质红绛或口腔糜烂溃疡，有出血倾向，或月经少而黏稠，色深红，或有先兆流产等。伴有出血者加生地黄；大便干结者加大黄。本方不宜长期服用，通常给予 7 日量，待症状缓解后，即应减量。长期大量服用黄连，会导致食欲下降，故本方适用于食欲旺盛者。

酸枣仁汤

【推荐处方】酸枣仁 30g（打碎），炙甘草 5g，知母 10g，茯苓 10g，川芎 10g。水煎，分 2 次温服。

【适用病症】常用于生活辛苦、多操劳的中老年女性失眠患者，其人消瘦，皮肤干枯，唇口苍白，平时容易疲劳，易烦恼，心情紧张，不易放松，情绪不稳定，易激惹，不定愁诉，精神恍惚，可有轻度焦虑或抑郁。本方还可用于更年期综合征、焦虑症、抑郁症、癔症、疑病症、梦游、精神分裂症、嗜睡症、神经衰弱、冠心病、心绞痛、偏头痛等病症的失眠。

【应用参考】多梦、惊悸、眩晕者，合温胆汤；有腹胀、咽喉异物感者，合半夏厚朴汤；恍惚不安、口干舌燥者，合百合知母汤；盗汗自汗者，加浮小麦；大便干结者，加生地黄。适用本方者大多舌苔薄白或少苔。舌苔厚腻者慎用。本方易滑肠，腹泻或大便不成形者慎用。酸枣仁是本方中的主药，用量宜大不宜小，需捣碎入煎。

桂枝加龙骨牡蛎汤

【推荐处方】桂枝 15g，白芍 15g，炙甘草 10g，生姜 15g，大枣 20g，龙骨 15g，牡蛎 15g。水煎，分 2 次温服。

【适用病症】适用于焦虑性失眠见有性梦或多梦，或心慌、自汗、盗汗者，以及焦虑症、更年期综合征、大病后虚弱等伴失眠者。

【应用参考】适用本方者多为白瘦体貌，脉浮大而弱，或面红油亮而下肢冰凉，或脐腹部动悸感明显，或气喘而头昏，或汗出淋漓，并有性梦或性功能障碍。食欲不振者加山药；汗多、短气、头昏眼花者加五味子、浮小麦。舌苔薄白者适用本方，而大便不成形、腹胀者需慎用。

甘麦大枣汤

【推荐处方】生甘草 10g，淮小麦 50g，大枣 30g。水煎，分 2 次温服。

【适用病症】适用于脏躁失眠及抑郁症、焦虑症、更年期综合征患者的失眠。

【应用参考】适用本方者多为女性及儿童，患者平素多面带哭貌，性情不开朗，神志恍惚，言行失常，无故悲伤，易于落泪，或哭叫无节。大多有受惊吓，或情感受挫等诱因。本方对小儿癫痫、小儿夜惊症、小儿夜啼、小儿多动症、夜游症、盗汗等伴发的睡眠不安有良效。适用本方者大多消瘦，脸色缺乏红光，贫血貌，全身肌肉紧张，或四肢僵直，或腹直肌多拘挛如板状，但亦有软弱者。焦虑、心悸、多汗、口干、脐跳者，可与柴胡桂枝干姜汤隔日分别服用；易恐惧、多噩梦者，合温胆汤；舌红憔悴、皮肤干燥、月经量少者，合百合地黄汤。本方可以作为食疗方，三药熬粥，或制成面包等食用。

小柴胡汤合当归芍药散

【推荐处方】柴胡15g，黄芩5g，姜半夏10g，党参10g，生甘草5g，当归10g，川芎15g，白芍30g，白术15g，茯苓15g，泽泻15g，生姜15g，大枣30g。水煎，分2~3次温服。

【临床应用】本方多适用于有睡眠障碍的中年女性，其人脸色黄，疲劳感明显，情绪低落或抑郁，面部或下肢轻微浮肿，月经量少或闭经。有过敏现象，或头痛、肢体麻木及疼痛者，加荆芥、防风。本方一般服用2~3个月为1个疗程。

真武汤

【推荐处方】茯苓20g，白芍20g，生姜15g，白术15g，制附片15~30g（先煎）。水煎，分2次温服。

【适用病症】适用于有一些基础疾病，如脑、心、肾疾病，消化系统及内分泌系统疾病，甲状腺功能低下或肾上腺功能低下，重要脏器功能损害的失眠患者。

【应用参考】适用本方者多见面目浮肿，疲惫困倦，常常彻夜不眠或仅仅朦胧而已，或有大便不成形，食欲不振，或小便不利，或有汗出，头晕心悸，甚至头重脚轻，肢体震颤等。本方证在中老年人中多见，也常用于更年期失眠，但年轻人失眠者慎用。自汗、盗汗者合桂甘龙牡汤。制附片需先煎。本方通常给予7日量，症状缓解后，本方可间断性服用。

❦ 讨论 ❧

传统中医学认为，失眠多为情志所伤，劳逸失度，久病体虚，五志过极，饮食不节等引起阴阳失调，阳不入阴而形成，病涉五脏六腑，病性有虚、实之分，且多虚实夹杂。一部分病程短，病情轻，证情单纯者治疗收效较快，大多数病程较长，证情复杂，治疗难以速效。失眠的调治需要重视原发病症，中药治疗的同时需要注意患者的精神心理因素，并注意规律生活，适度运动，忌烟、酒、茶、咖啡等刺激。

约50%的失眠患者伴有各种精神心理疾病，而经方恰恰可以身心同调，经方治疗失眠的优势在于可以整体治疗，例如酸枣仁汤既能治疗失眠，又能治疗多寐，可知经方不是单纯的对抗性镇静治疗，而是通过调节整体功能达到改善睡眠状态的目的。除了以上介绍的经方外，需要结合本书前后各章节内容，特别是与精神心理类疾病的常用经方互相参照。

眩晕

眩晕是患者感到自身或周围环境、物体旋转或摇动的一种主观感觉障碍，常伴有客观的平衡障碍，一般无意识障碍，主要由迷路、前庭神经、脑干及小脑病变引起。"眩"为眼花或眼前发黑，"晕"指头晕，甚或感觉自身或周围景物旋转，是因运动错觉或幻觉而产生对空间关系的定向障碍或平衡障碍。眩晕发作时，睁眼时感觉周围物体在旋转，闭眼后感觉自身在旋转，常伴有恶心，呕吐，出冷汗，心率过快或过缓，血压升高或降低，甚至伴有肠蠕动亢进和便意频繁等。

眩晕对应西医学的高血压、低血糖、贫血、良性阵发性位置性眩晕、梅尼埃病、脑动脉硬化、椎 - 基底动脉供血不足、颈性眩晕、神经衰弱等疾病，严重影响日常工作和生活。有关眩晕病因病机的论述最早见于《内经》，其病理因素为风、火、痰、虚，以虚证或本虚标实证多见。中医药治疗眩晕历史悠久，经方治疗眩晕能取得较好疗效。常用方治如下。

小柴胡汤

【推荐处方】柴胡 12g，黄芩 6~9g，姜半夏 10g，党参 10g，生甘草 6g，生姜 10g，大枣 15g。水煎，分 2 次温服。

【临床应用】适用本方者可见眩晕口苦，心烦喜呕，默默不欲饮食，胸胁苦满，往来寒热，或疾病休作有时，或腹痛，或咳，或心下悸，或渴，或郁冒。伴咽喉疼痛者加桔梗；伴咽部或胸骨后不适感，痰多或多涎者合半夏厚朴汤；发热自汗者合桂枝汤；心下压痛者合小陷胸汤。

柴陈泽泻汤

【推荐处方】柴胡 12g，黄芩 6~9g，制半夏 10g，党参 10g，炙甘草 6g，陈皮 10g，茯苓 15g，白术 10~15g，泽泻 15~20g，天麻 10g，钩藤 12g，菊花 10g，生姜 10g，大枣 15g。水煎，分 2 次温服。

【临床应用】柴陈泽泻汤为四川经方名家江尔逊老先生所创制，系小柴胡汤、小半夏加茯苓汤、泽泻汤、六君子汤之合方加味而成，对于各种真性眩晕之急性发作有很好的疗效；真性眩晕呈阵发性外物或本身旋转，有倾倒感、堕落感，眩晕症状重，常伴有明显的恶心，呕吐，多为内耳、前庭病变。临床症状消除后，可把汤剂换成丸剂继续服用一段时间以巩固治疗；对于舌质黯，有瘀斑或瘀点者可加三七、丹参制成丸剂服用。

半夏白术天麻汤

【推荐处方】姜半夏10~15g，天麻10~15g，茯苓10~15g，橘红3g或陈皮10g，白术10~15g，生甘草5g，生姜10~15g，大枣20g。水煎，分2次温服。

【临床应用】适用本方者症见眩晕伴头痛，头重压感，腹胀，腹鸣，大便薄或先干后溏，其人肌肉松软，有浮肿感，或经常浮肿，或易汗出，舌胖大，苔腻或微黄腻。金代李东垣在《脾胃论》中说："足太阴痰厥头痛，非半夏不能疗；眼黑头眩，风虚内作，非天麻不能除。"本方证需与真武汤证相鉴别，二方皆可治眩晕，但两者程度有轻重的不同，真武汤证比半夏白术天麻汤证眩晕重，寒象重，如有无汗、身体痛、四肢逆冷、舌质淡白等，还表现在体力低下，精神萎靡，站立不稳，浮肿明显，而半夏白术天麻汤证消化道症状较明显。

小半夏加茯苓汤

【推荐处方】姜半夏30g，生姜30g，茯苓30g。水煎，分2次温服。

【临床应用】本方适用于眩晕伴见恶心，吐水或稀涎，小便不利，心悸或肉跳者。

桂枝汤

【推荐处方】桂枝10~15g，白芍10~15g，炙甘草5~10g，生姜10~15g，大枣15~30g。水煎，分2次温服。

【临床应用】本方适用于体质瘦弱者的头晕，或低血压、贫血患者伴头晕、心悸、脉弱者。自汗盗汗、黄汗浮肿、小便不利者加黄芪；汗多、食欲不振、脉沉迟者加人参；伴项背拘急或腹泻者加葛根；伴胸腹部搏动感明显者加龙骨、牡蛎。

桂枝加龙骨牡蛎汤

【推荐处方】桂枝15g，白芍15g，生甘草10g，生姜15g，大枣20g，龙骨15g，牡蛎15g。水煎，分2~3次温服。

【临床应用】本方适用于桂枝加龙骨牡蛎汤体质者的眩晕，患者常伴有易惊，失眠多梦，胸腹动悸，脉大而无力。伴食欲不振者加山药、党参。

苓桂术甘汤

【推荐处方】茯苓 20~30g，桂枝 15g 或肉桂 10g，生甘草 5g，白术 10g。水煎，分 2 次温服。

【临床应用】本方适用于眩晕发作无定时，时好时坏，即发作时症状甚剧，来势颇猛，但去后则相安无事，而精神刺激、身心疲劳是其诱发因素者，常伴心下动悸或气上冲胸，腹部软弱而胸胁部胀满，胃内有振水音，小便不利，有浮肿倾向，其人多见舌胖大或有齿痕。伴咳嗽痰多者，加半夏、陈皮燥湿化痰；伴心下痞或腹中有振水音者，加枳实、生姜以消痰散水。本方在运用时需与五苓散证相鉴别，五苓散的利水作用较苓桂术甘汤强，临床症状除眩晕、小便不利、悸动外，还伴呕吐等，且患者浮肿较苓桂术甘汤证明显。本方的见效指征，首见尿量增加，随后其他症状消失。饮邪化热、咳痰黏稠者，非本方所宜。

桂枝茯苓丸

【推荐处方】肉桂 12g，茯苓 12g，牡丹皮 12g，桃仁 12g，赤芍 12g。水煎，分 2 次温服。

【临床应用】适用于桂枝茯苓丸脸证、腿诊、腹证较典型的头晕患者，其人常伴头痛昏沉，失眠烦躁，动悸，腹部充实，左下腹触及抵抗感，或有压痛，面红或紫，舌质黯，有瘀点。便秘、腹胀者，加制大黄；腰腿痛、便秘者，加怀牛膝；进食后腹胀、便秘、心下按之满痛者，合大柴胡汤；糖尿病、高血压者，合黄芪桂枝五物汤。月经过多或有凝血功能障碍伴出血倾向者忌用；同时服用华法林、阿司匹林等抗凝剂者宜减少用量并严密观察；孕妇忌服。

补中益气汤

【推荐处方】黄芪 15~30g，人参 5g 或党参 15g，白术 10g，炙甘草 10g，当归 10g，陈皮 6g，升麻 6g，柴胡 6g。水煎，分 2 次温服。

【临床应用】适用于中气不足型头晕患者，见以下三类型症状：易疲劳，少气懒言，神疲乏力；舌淡红，舌质嫩，苔薄白，左关脉较弦，右关脉虚浮；腹诊见腹部松软，脐上悸，部分患者胸胁苦满。具备以上三证，用补中益气汤效果好，起效快。如果病情重者加重人参用量，再加入山茱萸。选用本方时常需要与柴胡桂枝汤证、黄芪建中汤证鉴别，体力上补中益气汤证偏于低下，面色、神情均有明显虚弱枯悴表现；病程上补中益气汤证多呈慢性化倾向，而柴胡桂枝汤证则不一定；补中益气汤证的黄芪证比较明显，如浮肿、尿量减少、贫血、肌无力、全身倦怠感等；柴胡桂枝汤证中的桂枝证比较明显，如自汗、恶风、腹痛、关节痛等；黄芪建中汤证以慢性腹痛为特征，而补中益气汤证以浮肿、自汗、身体重、无力感、慢性腹泻、食欲不振等为特征。对于症状明显的患者通常用汤剂，后期可以改为丸剂巩固。阴虚发热及内热炽盛者禁用。

真武汤

【推荐处方】制附片 15~30g（先煎），茯苓 15g，白芍 15g，生姜 15g，白术 10g。水煎，分 2 次温服。

【临床应用】临床常用于老年人的眩晕，甚至身体站立不稳或有肢体震颤，其人精神萎靡，面色黄黯，倦卧欲寐，畏寒，四肢冷重，尤其以下半身、膝盖以下冰冷或浮肿，小便少，大便不成形，舌淡胖，苔白滑或黑润。血压不稳、心功能不全者加红参、肉桂；汗出、失眠多梦者，合桂甘龙牡汤。选用本方时需与苓桂术甘汤证相鉴别，二者皆可治疗眩晕，但真武汤是附子证伴水饮证，故眩晕的同时伴恶寒、精神萎靡、脉沉微弱、腹满腹痛、四肢沉重等症；苓桂术甘汤是桂枝证伴水饮证，故眩晕的同时伴气上冲胸、心下逆满等症，且发病急，常因精神因素诱发，过则相安无事。

天麻钩藤饮

【推荐处方】天麻 10g，钩藤 15g（后下），生石决明 20g（先煎），山栀子 10g，黄芩 10g，川牛膝 15g，杜仲 10g，益母草 10g，桑寄生 15g，夜交藤 10g，朱茯神 10g。水煎，分 2 次服。

【临床应用】头晕头胀、头重脚轻，走路不稳、心烦失眠，腰酸、腰痛，这三组症候同时具备者，应用天麻钩藤饮治疗头晕头胀效果比较可靠。眩晕剧烈者，可加龙骨、牡蛎、羚羊角以增强平肝潜阳息风之力；口苦面赤、心烦易怒者，加龙胆草、夏枯草增强清泻肝火之功；脉弦而细者，加生地黄、枸杞子、何首乌以滋补肝肾。

归脾汤

【推荐处方】白术 10g，茯神 10g，黄芪 15g，龙眼肉 12g，酸枣仁 12g，人参 6g，木香 6g，炙甘草 6g，当归 10g，远志 6g，生姜 10g，大枣 20g。水煎，分 2 次温服。或服用市售蜜丸。

【临床应用】适用于心脾两虚型眩晕，或头晕，或头昏，以动则加剧、劳累易发为特点，多伴心悸失眠、脾胃虚弱。临床选用归脾汤时需与补中益气汤证相鉴别。本方证与补中益气汤证的区别是心悸、失眠明显，且有血虚表现，但气虚易疲劳症状比后者要轻。

左归丸

【推荐处方】熟地黄 24g，炒山药 12g，枸杞子 12g，山茱萸 12g，川牛膝 9g，制菟丝子 12g，鹿角胶 12g（烊），龟甲胶 12g（烊）。水煎，分 2 次温服。或服用市售丸剂。

【临床应用】适用于头晕劳累后易发和加重的老年人，其人常精神萎靡，腰酸。《景岳全书》载："治真阴肾水不足，不能滋养营卫，渐至衰弱，或虚热往来，自汗盗汗，或神不守舍，血不归原，或虚损伤阴，或遗淋不禁，或气虚昏晕，或眼花耳聋，或口燥舌干，或腰酸腿软。凡精髓内亏，津液枯涸等证，俱速宜壮水之主，以培左肾之元阴，而精血自充矣。宜此方主之。"本方通常需要较长时间服药。

☙ 讨论 ☙

由于眩晕是一种不精确主诉，临床容易出现误诊或漏诊，据门诊资料统计，过半数以上的病例并不是真正的眩晕，而是把头晕和头昏误诊为眩晕，故临床应注意眩晕与头晕及头昏的鉴别。粟秀初认为头晕常由脑血管病变、贫血或心理原因引起，表现为行立或坐卧等运动或视物之中间歇性出现自身摇晃不稳以及头昏脑涨、头重脚轻的感觉。眩晕是头晕的一种临床特异性症状，是一种发作性的、客观上并不存在而主观上却又坚信自身或（和）外物按一定方向旋转、翻滚的感觉（运动性幻觉），主要由半规管壶腹嵴至大脑皮质的神经系统病变引起一侧或双侧功能对称失调，前庭系统向大脑皮质不断发出机体在转动或翻滚等"虚假"信息，诱使大脑皮质做出错误的判断和调控失调所致。头晕与眩晕临床很难明确区分，加之治疗方法类同，故常将头晕与眩晕合在一起论述。头昏是一种持续的头脑昏昏沉沉或迷迷糊糊而自觉不清醒的感觉，受损靶器官是主管人类高级神经活动的大脑皮质，是整体大脑皮质功能普遍下降或弱化所致的一种临床症状，表现为头重脚轻、步态不稳等，休息、压力减轻和心情舒畅时症状改善，反之可加重。很多时候患者的头晕与头昏表述不清晰，中医学临床可以按照上述常用经方的介绍进行辨方证论治。

中风

中风是以猝然昏仆、不省人事、半身不遂、口眼㖞斜、言语不利为主症的疾病。

西医学的中风，又名脑卒中，认为是由于脑血管的血行障碍引起运动麻痹与意识障碍的疾病总称。脑卒中包括脑出血、脑梗死、蛛网膜下腔出血等。

在我国，每年新发中风患者 120~180/10 万，年患病率为 250/10 万，死亡率为 122.4/10 万，存活者中约四分之三存在不同程度的劳动能力丧失，其中重度致残者约占 40% 以上。并且，中风发病时患者多已存在诸多心脑血管危险因素，如高血压、吸烟、糖尿病、心脏疾病、高脂血症、颈动脉狭窄等，因此，中风成为严重困扰世界的重大心脑血管疾病。常用方治如下。

《古今录验》续命汤

【推荐处方】生麻黄 5~10g，桂枝 10g，当归 10g，人参 10g，生石膏 10~20g，干姜 10g，生甘草 10g，杏仁 5g，川芎 5g。水煎 2 次，趁热温服，以得小汗出为佳，需避风，忌生冷，可卧床覆被捂汗，不汗者继续服，以出汗为度。

【适用病症】适用于突发四肢瘫痪、麻木以及失语的中风患者，其人多敦厚壮实，腹部较充实，脸色黄黯，皮肤粗糙干燥，有受凉、暴感风寒的诱因，或有喘鸣、面目浮肿、项背酸痛、身体拘急等。

【应用参考】本方适用于中风发作初期，或中风发作后意识虽已恢复，但仍发热，伴半身不遂者。本方为治无神志改变中风，即中经络的高效方，无论是出血性还是缺血性，也无论患者血压偏高还是不高，无论是否兼夹表证，疗效均确切。本方以麻黄为主药，服药前后注意监测血压，需注意保持血压平稳。方中人参可以用生晒参或党参。舌淡脉弱者，加制附片；以头面及上半身表现为主者加防风，以下半身症状为主者加粉防己。出血性中风、血压过高、脉大而硬者，慎用本方。

大柴胡汤

【推荐处方】柴胡 20g，黄芩 15g，制半夏 15g，枳壳 20g，白芍 15g，大黄 10g，生姜 15g，大枣 20g。水煎，分 2 次温服。

【适用病症】适用于体格胖壮者中风的急性期和恢复期阶段，多有高血压以及伴胆囊炎、胆石症、高脂血症、便秘。

【应用参考】选用本方需要注意腹诊，多见腹肌紧张，上腹部胀痛，充实饱满，进食后更甚，按压有抵抗感或不适感。伴烦躁、心下痞、脉滑数加黄连；焦虑不安、腹满胀气者合栀子厚朴汤；胸痛、痰黄、便秘者合小陷胸汤；面部黯红或紫红、舌黯、少腹压痛者需考虑合桃核承气汤或桂枝茯苓丸。拟方大柴胡汤的患者如有发热、神经亢奋、不眠、眩晕、动悸等症，宜用柴胡加龙骨牡蛎汤。选用本方时需与抑肝散证、温胆汤证相鉴别，抑肝散证患者腹部虚软，脐下部到心下有棒状之大动悸，大柴胡汤证患者上腹部有明显压痛，腹肌紧张；温胆汤证患者腹诊偏软，精神神经症状繁多。

三黄泻心汤合黄连解毒汤

【推荐处方】黄连 5~10g，黄芩 10g，生大黄 10~15g，黄柏 10g，生山栀 15g。水煎，分 2 次冷服。

【临床应用】本合方适用于火旺体质者脑卒中发作，常见于体格壮实的高血压患者继发出血性脑中风（脑出血、蛛网膜下腔出血）急性期，其人体格强健，面红目赤，突发半身不遂，口舌歪斜，失语，精神烦躁，甚或昏迷，口气喷人，唇舌红，苔黄腻，脉数滑大有力。方中药物剂量可根据病情调整，尤其根据大便情况来决定生大黄的剂量，以大便通畅为佳；喉中痰鸣者，可合用小陷胸汤。本方煎出后，待药液冷却再服用更佳。平素精神萎靡、喜热畏冷、贫血、食欲不振、肝肾功能不全者，均宜慎用。

桃核承气汤

【推荐处方】桃仁 15g，大黄 10~15g，桂枝 10g，生甘草 5g，芒硝 10~15g（分冲）。水煎，分 2 次温服。

【临床应用】本方适用于瘀热体质者脑卒中发作，常见于体格壮实的高血压患者继发出血性脑中风急性期，其人面有红光，唇舌黯红，脉实有力，烦躁不安，便秘，腹部充实，下腹部紧张，两少腹压痛，左下腹部可触及索状物，并有抵抗感与压痛。本方多单用，也有与黄连解毒汤、大柴胡汤合用的机会。体质虚弱者慎用，药后得畅泻为佳。

桂枝加苓术附汤

【推荐处方】桂枝 15g，白芍 15g，炙甘草 15g，生姜 15g，大枣 20g，茯苓 15g，炒白术 10g，制附片 10g（先煎）。水煎，分 2 次温服。

【临床应用】本方适用于桂枝体质者受寒或夜晚发生脑栓塞，其人神清体瘦，面色少泽，精神萎靡，身困乏力，关节疼痛或腹痛肢冷，四肢拘挛或半身不遂，舌质淡，脉弱浮大。

真武汤

【推荐处方】茯苓20g，白芍或赤芍20g，生姜15g，白术15g，制附片15~30g（先煎）。水煎，分2~3次温服。

【临床应用】老年人脑梗死或脑血栓形成，表现为眩晕，面黯无光泽，反应迟钝，精神萎靡，四肢沉重，步态不稳，甚至无法站立，伴有恶寒，小便不利，大便稀溏，舌胖苔滑，脉沉微弱。满面红光、血压较高者慎用。

补中益气汤

【推荐处方】黄芪30~90g，人参5~10g，白术10g，炙甘草10g，当归10g，陈皮6g，升麻6g，柴胡6g。水煎，分2次温服。

【临床应用】本方适用于中风恢复期与后遗症期，整体表现为头晕乏力，易疲劳，少气懒言，脉象多为右关脉虚浮，左侧关脉较弦，腹诊特点为腹部松软，脐上悸，部分患者有胸胁苦满。

补阳还五汤

【推荐处方】生黄芪60~120g，当归尾12g，赤芍12g，广地龙10g，川芎10g，红花6g，桃仁10g。水煎，分2次温服。

【临床应用】适用于治疗卒中后遗症，以及其他原因引起的偏瘫、截瘫，或单侧上肢，或下肢痿软等属气虚血瘀者。其人自汗恶风，下肢浮肿，舌质淡胖、黯紫，或有瘀点、瘀斑，脉象沉缓细涩。本方对卒中后遗症患者具有补气活血、通络抗萎的良好功效。方中生黄芪用量宜重，可从30~60g开始，效果不显者再逐渐增加剂量，祛瘀药宜轻。不思饮食者，加焦三仙；恶心呕吐者，加砂仁、姜半夏。本方是黄芪类方中的活血化瘀剂，临床选用时需仔细甄别，与桂枝茯苓丸证比较，桂枝茯苓丸证可见头痛头昏、颜面黯红、舌质紫黯坚老、少腹痛、大便秘结等；与血府逐瘀汤比较，血府逐瘀汤证可见面色发青、情绪起伏、胸胁闷痛、两肋下按之硬、脉弦等；本方的黄芪证比较突出，主治病症多为肢体运动或知觉异常，同时伴有自汗、浮肿等，舌质多黯淡而胖；黄芪桂枝五物汤证属于气虚血瘀证，黄芪桂枝五物汤加葛根、川芎亦为治疗卒中后遗症的常用方，但后者桂枝证明显，且常有合用桂枝茯苓丸的机会。本方使用时，以患者清醒、体温正常、出血停止、脉缓弱为宜，需久服缓治，疗效方显。愈后还应继续服用一段时间，以巩固疗效，防止复发。高血压患者可用，但正气未虚者慎用，阴虚阳亢，或阴虚血热，或风、火、痰、湿等余邪未尽者，均忌用。

《金匮》肾气丸

【推荐处方】生地黄25g，怀山药12g，山茱萸12g，泽泻9g，牡丹皮9g，茯苓9g，肉桂5g，制附片5g。水煎，分2次温服。或服用市售丸药。

【临床应用】适用于中风恢复期与后遗症期，多见于脑梗死、脑血栓形成的老年人，其人头晕或头昏，纳佳乏力，心悸胸闷，腰膝酸软，下半身，尤其下肢常感寒冷，或小便频，脐腹部硕大，脐下松软无力，或上腹部松软无力而下腹部拘急不适。形体壮实、面色黯红而有油光、脉滑数者慎用；腹胀、食欲不振者慎用。

∽ 讨论 ∽

中风患者的转归取决于其体质的强弱、正气的盛衰、病情的轻重及诊疗的正确及时与否、调养是否得当等。若邪气正盛，虽经救治，终因正气已伤，致病程迁延成为卒中后遗症，常见半身不遂、口舌歪斜、言语不利、痴呆等，要抓紧时机，积极治疗，同时配合外敷熏洗及针灸按摩，并适当锻炼，以提高疗效。卒中后遗症期，若偏瘫肢体由松懈瘫软变为拘挛发痉，伴烦躁不宁，此由正气虚乏，邪气日盛而致，病情较重。医患双方都应重视中风的预防与调护，应识别中风先兆，及时处理，以预防中风发生为主。平时在饮食上宜清淡、易消化，忌肥甘厚味、动风、辛辣刺激之品，并禁烟酒；要保持心情舒畅，做到起居有常、饮食有节，避免疲劳，以防止卒中和复中；既病以后，应加强护理；遇中脏腑昏迷时，须密切观察病情变化，注意面色、呼吸、汗出等变化，以防向闭脱转化；加强口腔护理，及时清除痰涎，喂服或鼻饲中药时应少量多次频服；恢复期要加强偏瘫肢体的被动活动，进行各种功能锻炼，并配合针灸、推拿、理疗、按摩等。偏瘫严重者，防止患肢受压而发生变形；语言不利者，宜加强言语训练；长期卧床者，保护局部皮肤，防止发生压疮。

头痛　偏头痛　三叉神经痛

头痛的分类较为复杂，最新的头痛分类国际标准（ICHD-Ⅲ）将头痛分为三大组：原发性头痛；继发性头痛；脑神经痛，中枢和原发性颜面痛及其他头痛。原发性头痛包括偏头痛、紧张性头痛，三叉神经自主神经性头痛和其他原发性头痛；继发性头痛一般只是某种疾病或某种情况的一种症状，该头痛称为"缘于"此种疾病（或情况）的头痛，如颅内肿瘤、颅内动脉夹层、物质戒断、药物过度使用、全身或局部感染头痛等。脑神经痛、中枢和原发性颜面痛及其他头痛则包括三叉神经痛、舌咽神经痛、面神经痛、枕神经痛、痛性眼肌麻痹等。

西医学认为偏头痛是一种临床常见的反复发作的一侧或双侧搏动性剧烈头痛，病程长。典型偏头痛发作前会伴有不同类型的先兆症状，其中大多数人表现为视野异常变化，如出现闪烁点、盲点、视物模糊等，少数人可能伴有呕吐、眩晕、畏光、怕声等自主神经症状。其发病机制至今尚未完全明确。目前西医学认为其发病机制比较公认的学说有三个：血管源性学说，神经源性学说，三叉神经血管反射学说。目前常用药物有 5- 羟色胺 1B/1D 受体激动剂、止痛剂、抗抑郁药、镇静剂、止吐剂等，这些药物治疗虽能在一定程度上缓解症状，近期疗效满意，但长期应用不良反应大，且可能存在药物依赖和反跳性头痛现象，远期疗效尚不能令人满意。三叉神经痛又称痛性抽搐，系指三叉神经分布区的短暂反复发作的撕裂样疼痛，每因说话、进食、饮水、洗脸、刷牙等动作诱发疼痛发作，严重影响患者的正常生活。约半数病例在病侧的鼻部、舌、唇部、口角或面颊部有疼痛的出发点，或称之为"扳机点"。本病发病年龄多在 40 岁以上，女性略多于男性，且多数为单侧发病。常用的治疗方法有药物治疗、射频热凝疗法、手术疗法、神经阻滞疗法及伽马刀治疗等，尽管方法众多，但都难以达到有效治疗目的，且药物治疗的不良反应大，手术与封闭治疗是以阻滞、压迫和损毁三叉神经为目的，有些会遗留如出血、失明、面部感觉缺乏等并发症，疗效不持久，复发率高，且有些年老体弱者对手术不耐受。

中医学对头痛、偏头痛的认识历史悠久，主要归为"头痛""头风""偏头痛"范畴，中医学中"面游风""偏头风""齿槽风""厥头痛""面痛"等与西医学所说的三叉神经痛颇有相似之处。头痛既是症状名，也是中医学病名之一，本文讨论的头痛、偏头痛、三叉神经痛均是以头痛为主要症状的内科疾病，以原发性头痛为主，如果属于某一疾病的兼症，则不属于本节讨论范围。常用方治如下。

麻黄细辛附子汤

【推荐处方】麻黄 10g，细辛 10g，制附片 10g。水煎，分 2 次温服。

【临床应用】适用本方者症见起病急骤，头痛较剧烈，伴见明显的恶寒，精神萎靡，脉沉迟或沉弱，可伴有背部发冷，神萎声弱，舌淡，苔水滑或白厚。《神农本草经》谓麻黄主："中风，伤寒，头痛，温疟，发表，出汗。"制附片能够治疗各种疼痛，如仲景用薏苡附子散治疗胸痛，用桂枝加附子汤治疗四肢痛，如治"风湿相搏，身体疼烦，不能自转侧"，用头风摩散治疗头痛，如"大附子 1 枚、盐等份，二味为散，沐了，以方寸匕，摩疾上，令药力行"。现代研究表明，附子中含有氢溴酸高乌甲素，为非成瘾性镇痛药，与盐酸哌替啶镇痛效果相当，起效时间稍慢，而维持时间较长，还具有局部麻醉、降温、解热和抗炎消肿作用。《神农本草经》谓细辛主："咳逆，头痛脑动，百节拘挛，风湿痹痛。"其主要治疗各种疼痛，尤其是头痛。细辛与附子还有同样的作用，治疗冷寒，症见末梢循环差，方如四逆汤、当归四逆汤等，此类头痛患者常常有怕冷畏寒的症状，正与麻黄细辛附子汤证相合。本方不可长期大量使用，一般得效以后可停用或减少用量。瘦人、食欲欠佳者，加桂枝、甘草、生姜、大枣，名桂枝去芍药加麻黄细辛附子汤，可减毒增效。

补中益气汤

【推荐处方】黄芪 30~60g，人参 5g 或党参 15g，白术 10g，炙甘草 10g，当归 10g，陈皮 6g，升麻 6g，柴胡 6g，生姜 15g，大枣 30g。水煎，温服 2 次。

【临床应用】适用于某些头痛发作时间较长，且伴有气短乏力、语声较低、汗出、浮肿貌、消化功能欠佳者。应用补中益气汤的指征主要有两条，一是患者体质较为虚弱，偏胖，肌肉松软，容易出汗，这是黄芪体质倾向者；二是消化功能常常偏弱，或者纳食较少，或者常常会有消化功能弱，大便以偏细软为主。以上为白术证的延伸，黄煌教授认为白术主治"渴而下利者，兼治冒眩，四肢沉重疼痛，短气，心下逆满，小便不利，浮肿"。这类患者的消化功能偏弱，水液和营养的吸收利用存在障碍。配合党参、甘草，为四君子汤的主要药物。虚与郁密切相关，因郁可以致虚，虚也可以引起郁，故用柴胡、升麻疏肝解郁。此类头痛往往表现为持续时间较长，疼痛程度为轻、中度。应用本方治头痛时，可加白芷、延胡索、鸡血藤等中药以增强止痛效果。

血府逐瘀汤

【推荐处方】柴胡 10~15g，白芍 10~15g，枳壳 10~15g，生甘草 5~10g，当归 10~15g，川芎 10~15g，桃仁 10~15g，红花 10~15g，川牛膝 15~20g，桔梗 10~15g，生地黄 15~20g。水煎，分 2 次温服。

【临床应用】适用于顽固性头痛且常有明显的肝气郁结、情绪烦躁病史，除了头痛之外，常有记忆力差、胸闷等症状，有些人会有腹胀，睡眠差，舌质偏黯，舌下络脉粗长迂曲，脉弦。也有部分患者并无容易觉察的焦虑抑郁和情绪不稳，常面带微笑，不愿意承认自己的焦虑，但仍然是血府逐瘀汤的适用人群。

清上汤

【推荐处方】谷精草 30g，青葙子 15g，草决明 10g，酒黄芩 10g，蔓荆子 10g，薄荷 10g，桑叶 10g，菊花 10g，蝉蜕 6g，夏枯草 15g，生甘草 6g。此方为国医大师张磊治疗头痛的验方。

【临床应用】本方对外感风热证头痛，如恶风怕热，鼻塞咽痛，舌红苔黄或头痛而胀，眠差，心烦易怒，多汗，舌红苔黄有良效。对过量饮酒后的次日头痛也有很好的效果。对于高血压肝火亢盛型头痛患者，需要配合降压治疗。

∽◌ 讨论 ◌∽

头痛类病症需要尽快明确西医学诊断，尽量辨明患者的体质，结合患者症状及体征，有是证用是方，当患者情绪激动、精神紧张、失眠等情志改变时诱发头痛、偏头痛、三叉神经痛的发生，则考虑柴胡类方，或合用柴胡类方。临床上如果患者为女性，有经期、经量异常，痛经，食欲差或伴有呕吐，面色黄黯，性急，口苦咽干等症状时常选用小柴胡汤加减，或在主方的基础上合用小柴胡汤。当偏头痛患者同时伴有失眠、焦虑、抑郁、精神紧张不能放松、心动悸、面色黯等症状时，常以柴胡加龙骨牡蛎汤为主方。若患者在上述临床表现的基础上伴有怕风，汗出异常，舌质淡嫩，则倍用桂枝。头痛患者性别不同时用方差别较大，男性患者以半夏类方为主，其中温胆汤及半夏厚朴汤最常用，临床症状缓解迅速。女性患者大多以柴胡类方为主，其中小柴胡汤、柴胡加龙骨牡蛎汤、四逆散最为常用。三叉神经痛患者以半夏体质者为多见，在疾病状态中多表现为痰热内壅、痰气交阻、风痰上扰、痰湿内阻等证型，除了温胆汤及其加味方外，半夏厚朴汤是一首常用的高效方，常合方使用，如患者伴有胸胁不适、对气温变化反应敏感、情绪波动较大、食欲易受情绪影响、四肢冷、女性月经周期不准、经前多见胸闷乳房胀痛等则配伍小柴胡汤，即柴朴汤。若患者伴有身体多困重疲乏，常烦渴而不欲饮，或虽饮水而渴不解，甚者水入则吐，舌质多淡，舌苔水滑，舌体多胖，常有齿痕，或舌体瘦而舌苔水滑，脉象多沉，容易小便不利，尿量多减少，常见呕吐，一般为胃内容物，呕吐多不费力，容易下利，一般呈水样，量较多，吐泻之后身体多不见明显衰弱等临床表现，多配伍五苓散，即八味通阳汤。头痛类病症中，除了以上一些方剂外，还需结合前面章节的内容，重视葛根汤、麻黄细辛附子汤、吴茱萸汤、三黄泻心汤与黄连解毒汤、荆芥连翘汤、大柴胡汤加黄连、小半夏加茯苓汤、五苓散、桂枝加龙骨牡蛎汤、四逆汤、酸枣仁汤、温经汤的临床指征。采用"方—人—病"的三角诊疗方式，注重体质辨识，倡导方证相应，方、人、病之间有着密切的联系，疾病的发生、发展、转变离不开体质的基础，通过判断患者体质，选用有效且安全的方剂。

多发性神经病

多发性神经病依其临床表现，可将其归为中医学"血痹"范畴。血痹是因气血营卫虚弱，加之外感寒邪，血脉郁闭所致的以肢体麻木不仁或有疼痛感为主的疾病。

多发性神经病是指表现为四肢对称性末梢型感觉障碍，下运动神经元瘫痪及自主神经功能障碍的综合征。多发性神经病是急性感染性多发性神经病，由多种原因引起，损害多数周围神经末梢，从而引起肢体远端对称性的神经功能障碍性疾病。好发于夏、秋两季，本病发生于任何年龄，以儿童和青壮年较多见。本病以四肢麻木、软瘫为主要特征，表现可因病因而异，呈急性、亚急性和慢性经过，多数经数周至数月病程，进展由肢体远端向近端，缓解由近端向远端，可见复发病例。药物、农药、重金属中毒、营养缺乏、代谢性疾病及慢性炎症性病变，如糖尿病，应用异烟肼、呋喃类及抗癌药，重金属或化学药品中毒，恶性肿瘤，慢性酒精中毒，慢性胃肠道疾患及胃肠大部切除术后，麻风，尿毒症，白喉，血卟啉病等，部分病因不清。按神经原发受损部位可分为神经轴索变性、节段性脱髓鞘和神经元病变，其中轴索变性最常见，症状最典型。起病可急可缓，通常始自下肢肌力减退，并向躯干、上肢、颜面发展，同时，常有四肢远端对称性麻木、自发性酸痛等感觉异常。多数患者在起病 3~15 日内症状达最高峰，四肢呈现程度不等的弛缓性瘫痪和远端肌肉萎缩，严重者可有声嘶，构音障碍，吞咽困难，甚至呼吸困难。起病后 10~25 日内病情稳定，并开始恢复，患者常表现出运动、感觉及自主神经功能障碍，四肢末梢发凉、发红、发绀，少汗或多汗，皮肤变薄嫩或粗糙，指（趾）甲变厚变脆，失去光泽，或有白色横痕，四肢远端对称性感觉减退或消失，或感觉过敏，四肢肌张力下降，膝反射减弱或消失，肌肉萎缩。西医学治疗主要以病因治疗和对症治疗为主，急性期应卧床休息，特别是维生素 B_1 缺乏和白喉性多发性神经病累及心肌者，应用大剂量 B 族维生素、神经生长因子等；疼痛可用止痛剂，如卡马西平和苯妥英钠等；恢复期可采用针灸、理疗及康复治疗等。重症患者护理，四肢瘫痪者应定时翻身，保持肢体功能位，手足下垂者应用夹板和支架以防瘫痪肢体挛缩和畸形。西医学治疗临床效果多不明确，且伴随较明显的不良反应。常用方治如下。

黄芪桂枝五物汤

【推荐处方】生黄芪 30~60g，桂枝 15g，赤芍 15g，生姜 30g，大枣 20g。水煎，分 2 次温服。

【临床应用】本方为治多发性神经病高效专方，对糖尿病并发的末梢神经炎亦有佳效，尤其适用于体型松胖的老年患者。若伴有怕风，汗出异常（多汗，少汗，无汗，局部汗出），面色白或黯，舌质淡嫩，则倍用桂枝。如畏寒、肢冷、脉细者，可合用当归四逆汤。

☙ 讨论 ❧

本病需要尽量明确病因诊断，恰当的病因治疗非常重要，可根据病史、病程、特殊症状及有关实验室检查进行综合分析判定。明确的诊断对于医患双方来说都很必要，有助于我们清晰把握该病的发生发展、治疗预后等情况。若患者患病的同时长期精神紧张，工作、生活压力大，伴焦虑等，常配伍选用柴胡桂枝干姜汤或柴胡加龙骨牡蛎汤。若患者长期、大量饮酒，易造成酒精中毒，尤以多发性神经病是慢性酒精中毒最常见的神经系统损害，此类患者要考虑黄连温胆汤、葛根芩连汤、五苓散的运用。

面瘫

特发性面神经麻痹又称面神经炎或 Bell 麻痹，是指茎乳突孔内面神经非特异性炎症所导致的周围性面瘫。该病病因未明，多数患者是在局部受风寒或上呼吸道感染后发病，可能与病毒感染或炎性反应有关，多在 3 日左右达到高峰，表现为单侧周围性面瘫，该病具有自限性，大部分患者在发病 2~4 周开始恢复，3~4 个月完全恢复，完全面瘫的患者，即使未接受任何治疗，70% 仍可能在 6 个月内完全恢复。

本病属于中医学"小中风"范畴，本病患者常有外出旅游、家务操劳过度，或面部感受风寒史，中医学认为本病的病因为劳作过度，卫外不固，络脉空虚，风邪入中面部经络，致使气血络脉痹阻，发为口角偏斜、闭目不能等症状。常用方治如下。

葛根汤

【推荐处方】葛根 20~30g，生麻黄 5~10g，桂枝 10g，白芍 10g，生甘草 5~10g，生姜 15g，大枣 30g。水煎，分 2 次餐后温服。

【临床应用】感冒并发或引发面瘫时首先考虑葛根汤，尤其是非虚弱者感受风寒兼项背拘急、大便不实，首选葛根汤治疗。如为体弱者，去麻黄，即改为桂枝加葛根汤治疗。宜早、中餐后温服，避风寒，忌生冷。

《古今录验》续命汤

【推荐处方】麻黄 10g，桂枝 10g，当归 10g，党参或人参 10g，石膏 10g，干姜 10g，甘草 10g，川芎 10g，杏仁 10g。水煎，分 2~3 次温服，覆被取微汗。

【临床应用】《伤寒论》中无专门治疗面瘫之经方，《金匮要略·中风历节病脉证并治第五》之附方《古今录验》续命汤可作为本病感受风寒患者之主方，所治病症为受风后不能说话，四肢肌力下降，甚至不能屈伸肢体，感觉减退，尤其是痛觉减退，并且能够治疗不能平卧，咳喘，呼吸困难，面目浮肿，前者可能类似于急性吉兰－巴雷综合征，后者类似于肺源性心脏病急性发作。急性吉兰－巴雷综合征与面神经炎同属于周围神经疾病，同样常常有外感风寒病史，病理改变同为神经脱髓鞘或轴索变性，故可以考虑同样用续命汤治疗。此类患者有外感病史，面瘫时间较长，体质往往较弱，无明显热象，恢复不佳。

小柴胡汤

【推荐处方】柴胡 20g，黄芩 10g，制半夏 10g，党参 10g，生甘草 5g，生姜 15g，大枣 20g。水煎，分 2 次温服。

【临床应用】小柴胡汤在本病中很常用，特别适用于形体中等或偏瘦弱，肤色缺乏光泽而黄黯的人群。发生外感后面瘫最易出现少阳证，考虑小柴胡汤较恰当。清代伤寒家钱潢说："外邪感人，受本难知，因发知受，发则可辨。"《医宗金鉴》载："六经为病尽伤寒，气同病异岂期然，推其形脏原非一，因从类化故多端。"同样外受风寒，对于体质阳热偏盛患者，机体反应就会出现风热证，也常常多见于情志焦躁，抑郁不得伸展，身体素质下降，感受风寒，这样的患者平素多有焦虑，容易心情烦躁不安，病时常有胸胁苦满、默默不欲饮食、心烦等症状，舌象偏红，脉象偏数，发病时间较短，可以考虑用小柴胡汤。本方可配合牵正散，或加服蜈蚣打粉活血通络以促进康复，每日 2 次，每次 1g。

⌒⊙ 讨论 ⊙⌒

面瘫病程较长不愈者，也可以考虑用黄芪类方，例如黄芪桂枝五物汤、补阳还五汤与补中益气汤，此类患者常常体质较虚，表现为偏胖，肌肉松软，汗出多，语声低弱等黄芪证。黄芪桂枝五物汤为黄煌教授所习用，常加味葛根、川芎。补阳还五汤还为陈宝田教授治疗面瘫常用方，患者病程常常在 2 周以上，没有明显的表证，面瘫恢复不佳，应用补阳还五汤配合牵正散效果颇佳，方中黄芪用量至少在 50g，部分患者服用后会出现口腔、口角或舌面溃疡以及咽痛等上火症状，可以配合应用知母。补中益气汤适合有脾胃症状的人群，如伴有腹胀、大便不成形、四肢沉重、声低乏力之白术证，都可合用面瘫对病专方牵正散。当然，本病也是针灸治疗的优势病种，针药结合常能取得良好的疗效。

汗证

汗证是由于人体阴阳失调，营卫不和，腠理不固而引起汗液外泄失常的病证，一般包括自汗与盗汗。时时汗出，动则益甚者为自汗；睡中汗出，醒来即止者为盗汗。本病需与脱汗、战汗、黄汗相鉴别。中医学中汗证既可以单独出现，更多的是作为症状而伴见于其他疾病的过程中。根据不同原发疾病、体质倾向和发作特点，可选择以下经方治疗。

桂枝汤

【推荐处方】桂枝 15g，白芍 15g，炙甘草 10g，生姜 15g，大枣 20g。水煎，分 2 次温服。药后喝一碗热稀粥，并注意避风保暖。

【临床应用】本方常用于以自汗为主诉的产后、术后、自主神经功能紊乱症患者，也适用于感冒发热，持续性发热，手术后吸收热等发热、自汗者。适用者多舌嫩，苔薄净，脉弱。

桂枝加附子汤

【推荐处方】桂枝 10g，肉桂 5g，白芍 15g，炙甘草 15g，生姜 15g，大枣 20g，制附片 10g（先煎）。水煎，分 2 次温服。药后喝一碗热稀粥，并注意避风保暖。

【临床应用】临床常用于感冒、变态反应性鼻炎、哮喘、更年期综合征等以汗出不止、怕冷为主诉的疾病，也适用于误用发汗剂之后出现的过汗虚脱、心动过缓。方证要点为汗出不止，恶风怕冷，关节疼痛，舌淡脉沉。

桂枝加龙骨牡蛎汤

【推荐处方】桂枝 10g，肉桂 5g，白芍 15g，炙甘草 10g，生姜 15g，大枣 20g，龙骨 15g，煅牡蛎 15g。水煎，分 2~3 次温服。

【临床应用】临床常用于以失眠、自汗为主要表现的更年期综合征、神经衰弱、焦虑症等病症，也适用于儿童缺钙、癫痫、脑瘫、大脑发育不良等见自汗盗汗伴脱发、抽搐者。方证要点为虚弱体质见精神亢奋，失眠多梦，自汗盗汗，胸腹动悸，易惊，脉浮大而无力。女性更年期或卵巢早衰者症见烘热多汗，关节冷痛，神萎疲乏，心悸失眠，加制附片 10g、淫羊藿 15g、巴戟天 15g；头晕、浮肿者合真武汤；月经不调、面目及下肢浮肿、便秘者合当归芍药散；腰腹冷重者合甘姜苓术汤；雌激素水平明显下降者可合用温经汤。满面红光、脉浮滑者慎用。

桂枝加芍药生姜各一两人参三两新加汤

【推荐处方】桂枝 10g，肉桂 5g，白芍 20g，炙甘草 10g，生姜 20g，大枣 20g，党参 15g。水煎，分 2 次温服。药后喝一碗热稀粥，并注意避风保暖。

【临床应用】临床常用于表现为低热汗出，肌肉酸楚的产后、术后、经后汗出身痛及疫苗接种后反应，也适用于肿瘤术后或放化疗后的自汗纳差者。方证要点为桂枝证见消瘦，身楚疲乏，食欲不振，舌淡脉迟。

柴胡桂枝干姜汤

【推荐处方】柴胡 20g，桂枝 15g 或肉桂 10g，干姜 10g，天花粉 15g，黄芩 15g，煅牡蛎 10g，炙甘草 10g。水煎，分 2 次温服。

【临床应用】本方临床用途广泛，无论男女老少，无论身心病症，无论神经免疫，无论外感内伤，无论有寒有热，无论便干便溏，治疗自汗盗汗总以汗出口渴、疲劳倦怠、心烦失眠、大便失调、胸胁苦满为辨证要点，通过调整药物剂量比例或适当加减合方以契合病情。食欲不振者加党参；神倦怕冷、脉沉细者加制附片；大便干结者减干姜，加生牡蛎，再加生白芍 30g；大便清稀者减天花粉，再合理中汤；面黄、月经不调或眩晕、腹痛、浮肿者合用当归芍药散；口渴而浮肿者合用五苓散；症状繁多、苔腻者合温胆汤。

柴胡桂枝汤

【推荐处方】柴胡 20g，黄芩 10g，姜半夏 10g，党参 10g，生甘草 5g，桂枝 15g，白芍 15g，生姜 15g，大枣 20g。水煎，分 2 次温服。

【临床应用】体质稍虚弱者，伤风受凉或再加情绪不遂导致恶风自汗，或有发热，常伴有身体关节或腰背疼痛、胸胁满闷、纳食不振等诸多不适，即表现为太阳少阳并病，既有太阳中风证，又有少阳郁结证，典型患者的腹诊特点为腹直肌紧张，右侧季肋下轻压痛，剑突下按压有不适感。本方应温服，服药后避风并盖被取微汗。

温胆汤

【推荐处方】姜半夏 15g，茯苓 15g，陈皮 15g，生甘草 5g，枳壳 15g，竹茹

10g，生姜 10g，大枣 15g。水煎，分 2 次温服。

【临床应用】常用于自主神经功能紊乱性自汗、盗汗，伴有失眠，惊恐，眩晕，焦虑不安，短气乏力，苔腻脉滑，身心敏感者多见。焦虑症患者盗汗，伴烘热汗出、失眠心悸、胸闷急躁、焦虑不安者，合栀子厚朴汤或再加黄芩、连翘。

黄芪桂枝五物汤

【推荐处方】生黄芪 30~60g，桂枝 15g，白芍或赤芍 15g，生姜 30g，大枣 20g。水煎，分 2~3 次温服。

【临床应用】常用于以自汗、肢体麻木为特征的慢性疾病，如心脑血管疾病、肾病、糖尿病、冠心病、高血压、卒中后遗症、末梢神经炎、肾病综合征、肾功能不全、尿毒症等。适用本方者以虚胖的中老年人多，其人汗多而肌肉松软，能食而乏力身重，肢体麻木疼痛，舌质黯淡。如以自汗、萎黄、慢性腹痛等为主要表现的慢性肝炎、慢性肠炎、消化道溃疡、贫血、神经衰弱等病症，可以减黄芪、生姜，加甘草、饴糖而成黄芪建中汤。

防己黄芪汤

【推荐处方】汉防己 20g，生黄芪 30g，白术 15g，甘草 5g，生姜 15g，大枣 20g。水煎，分 2 次温服。

【临床应用】适用于糖尿病、高脂血症、单纯性肥胖症、高血压、狐臭、汗臭、黄汗等伴多汗，也适用于以浮肿汗出、下肢关节肿痛为表现的疾病，如急慢性肾小球肾炎、风湿性心脏病、风湿性关节炎、类风湿关节炎、痛风性关节炎等，其浮肿以下肢为甚，恶风多汗，尿量减少，肌肉痛，关节痛，特别是膝关节肿痛。

五苓散

【推荐处方】桂枝或肉桂 12g，茯苓 18g，猪苓 18g，白术 18g，泽泻 30g。水煎，分 2 次温服。也可用散剂，每次 5g，每日 2 次。

【临床应用】适用于多汗伴有口渴，小便不利，大便稀溏，舌胖体丰，多见于有代谢紊乱综合征的壮年男性。服用五苓散后宜饮热食温，忌食生冷。

桂苓甘露饮

【推荐处方】桂枝 12g，茯苓 18g，猪苓 18g，白术 18g，泽泻 30g，滑石 15g，寒水石 15g，生石膏 20g，生甘草 5g。水煎，分 2~3 次温服。

【临床应用】适用于肥胖、高脂血症、顽固性湿疹、嗜铬细胞瘤术后、垂体瘤术后、肾上腺皮质增生症术后等表现多汗怕热、头痛烦躁、渴甚饮冷、尿短赤涩、舌胖苔薄者。

白虎加桂枝汤

【推荐处方】生石膏 50g，知母 20g，粳米 6g，炙甘草 6g，桂枝 10g。水煎，分 2 次温服。

【临床应用】发热渴饮，身无寒但热，舌黯红脉浮滑的白虎汤证基础上伴气上冲、恶风多汗、骨节疼痛等桂枝证时可考虑本方。在风湿免疫性疾病，如类风湿关节炎、风湿性关节炎、结节性红斑、系统性红斑狼疮等出现汗出恶风、发热口渴、关节疼痛时有运用本方的机会。

竹叶石膏汤

【推荐处方】竹叶 15g，生石膏 30~50g，半夏 10g，党参 10g，麦冬 20g，炙甘草 6g，粳米 30~50g。先煮他药，再加粳米，待米熟汤成去米，每日分 3 次温服。

【临床应用】适用于热性病恢复期，症见多汗，余热未尽兼有津伤者，如肺炎、流行性乙型脑炎、麻疹、流行性感冒、猩红热等热病恢复期多见，其他如术后感染、癌症放化疗后的不良反应、热射病、口腔炎等也有运用机会，总以身热多汗，口渴心烦，或咳嗽，痰涎胶着难去，咽干不适或干呕，神萎少气，消瘦憔悴，舌红苔干，脉虚数为辨证要点。

⌒⌒ 讨论 ⌒⌒

汗证是许多疾病的一个突出主症，首先应重视审因论治，即优先考虑病因治疗，比如甲状腺功能亢进症，或糖尿病，或风湿免疫性疾患等。各项检查无异常的汗证患者，通常背负心理压力，其人常易紧张，或有焦虑倾向，在方药治疗的同时，一般需要进行适当的心理疏导。注意休息、清淡饮食、调畅情志为医嘱常规。以上介绍的经方治疗只是一个诊疗大概，谨供临床参考。其他如黄连阿胶汤、酸枣仁汤、苓桂术甘汤、甘姜苓术汤、栀子厚朴汤、黄连解毒汤、荆芥连翘汤等方证也会遇到，临证时还要注意症状缓解后应及时转方以稳妥善后。

恶性肿瘤

肿瘤有良性肿瘤与恶性肿瘤之分。良性肿瘤生长缓慢，不发生转移，可手术根治，不复发，预后良好，如脂肪瘤、血管瘤、纤维瘤等。恶性肿瘤又称癌，多数生长迅速，可发生转移，除了早期发现以外，一般不宜手术切除，常易复发，根治困难，可致命，预后差，如肝癌、肺癌、肠癌等。

肿瘤治疗的手段目前主要有手术、化疗、放疗、介入疗法、中医药治疗等，另外热疗、冰冻疗法、光化学疗法、生物疗法、基因疗法等也有开展。现阶段采用任何单一的治疗方法都常难以取得最佳效果。因此，除一些早期肿瘤的特殊类型以外，大多数肿瘤的治疗原则是综合治疗，其中包括中医药治疗。

目前中医学能治疗的肿瘤患者主要有两类：一类是经过以化疗为主的西医综合治疗一段时间后，疗效评价为无效，或由于化疗不良反应较大，难以耐受或拒绝进一步化疗的晚期肿瘤患者；第二类是由于年龄较大，体质差或重要脏器功能受损等原因难以耐受常规剂量的联合化疗和放疗的晚期肿瘤患者。

经方治癌几乎无痛苦，不良反应极小，且成本低廉，患者易于接受。

经方治疗肿瘤的基本思路：第一是调整体质状态，改变肿瘤生存环境；第二是缓解症状，提高生存质量；第三，不着眼肿瘤的大小，而重视生存期的延长，力求达到人癌长期共存。

对应不同个体特征和具体病情，治疗肿瘤常选用下列经方。

炙甘草汤

【推荐处方】炙甘草 20g，人参 10g，麦冬 15g，生地黄 15~30g，阿胶 10g（烊），肉桂 10~15g，生姜 15g，火麻仁 15g，大枣 60g，黄酒或米酒 50ml。水煎，1~2 日内分次温服完。

【适用病症】适用于癌症晚期出现恶病质或者肿瘤放化疗后体质极度虚弱者，临床以羸瘦、贫血、心律不齐、大便干结难解者最为有效，以食管癌、胃癌、肝癌、肺癌、血液癌、口腔癌应用较多。肿瘤化疗过程中导致心脏损害者也可以使用。

【应用参考】本方可以看作是肿瘤恶病质患者极度消瘦、贫血状态时的营养方。本方中麦冬可以重用，并可加入天冬；肿瘤患者由于贫血常出现心悸，动则气促，食欲不振，可加入龙骨、牡蛎、山药、枸杞子等。本方中有生地黄、阿胶，剂量过大可能导致食欲下降和腹胀腹泻。食欲素差、体质柔弱者，用量宜小。可以一剂服用 2~3 日，也可制成煎膏剂以利长期服用，服药期间配合食用一些含动物蛋白高的食物，特别是猪蹄、牛筋、鸭翅、鸭爪等富含胶质的食物。

薯蓣丸

【推荐处方】山药 30g，生晒参 10g，白术 10g，茯苓 10g，炙甘草 5~15g，当归 10g, 川芎 10g, 白芍 10g, 熟地黄 10g, 阿胶（烊）10g, 桂枝 10g, 麦冬 15g, 神曲 10g, 大豆黄卷 10g, 杏仁 10g, 桔梗 10g, 柴胡 10g, 防风 10g, 白蔹 10g, 干姜 10g, 大枣 30g。水煎, 分 1~3 日服完。也可按原书剂量做成蜜丸或膏滋药长时间服用, 丸药每日服 10~20g。

【适用病症】适用于以下四种情形的肿瘤患者: 恶性肿瘤消瘦者; 肿瘤经过放化疗以后食欲不振者; 肺癌、肠癌、胃癌、多发性骨髓瘤等肿瘤患者; 高龄老人患肿瘤, 需要保守治疗者。

【应用参考】《金匮要略》载: "虚劳诸不足, 风气百疾, 薯蓣丸主之。" 适用本方的肿瘤患者多见体型消瘦干枯, 贫血貌, 脉细弱, 舌淡嫩, 容易感冒, 容易咳嗽吐痰, 多伴有低热, 食欲不振, 大便易不成形。多见于高龄老人及肿瘤手术化疗以后、胃切除后、肺功能低下、大出血以后、极度营养不良者。薯蓣丸可作为肿瘤患者的常规调理方, 本方能增加食欲, 改善贫血, 升高白细胞, 提高生活质量, 延长生存期。如果化疗期间服用可减轻化疗的不良反应。本方需要久服方能取效。一般以 3 个月为 1 个疗程。每日服用 10~20g, 餐后服。在恶性肿瘤手术、放疗、化疗后选用薯蓣丸时, 常需与炙甘草汤证相鉴别。薯蓣丸多用于消瘦, 贫血貌, 乏力头晕明显, 舌质淡, 苔腻者; 炙甘草汤常用于体型干瘦或贫血貌, 眠差, 便秘, 动悸感明显, 舌质偏红, 苔干者。

小柴胡汤

【推荐处方】柴胡 20g, 黄芩 10g, 姜半夏 10g, 人参 10g, 生甘草 5g, 生姜 15g, 大枣 20g。水煎, 分 2~3 次温服。

【适用病症】适用于全身状况较好, 无贫血肿瘤患者的体质调理。肿瘤伴有发热、恶心呕吐者也可选用, 其发热反复持续, 伴有怕冷怕风, 其人全身状况较好, 体重下降不明显, 无贫血, 但有抑郁倾向。血液系统肿瘤、胃癌、肝癌、肺癌患者较为多用。

【应用参考】本方合五苓散、当归芍药散、半夏厚朴汤、四逆散, 用于全身状况较好, 无贫血肿瘤患者的体质调理。有怕风或有过敏史者, 加荆芥 15g、防风 15g; 白细胞低下者加枸杞子 15g、女贞子 15g、墨旱莲 15g; 淋巴瘤、淋巴细胞性白血病以及肿瘤转移出现淋巴结肿大者, 加连翘 30~60g; 消瘦、食欲不振者, 加麦冬 30g; 咳嗽吐黄痰、便秘者合小陷胸汤。严重贫血、极度消瘦、肝功能损害者慎用本方。

柴苓汤

【推荐处方】柴胡 20g，黄芩 10g，姜半夏 10g，生晒参 5g，生甘草 5g，白术 20g，茯苓 20g，猪苓 20g，桂枝 15g，泽泻 20g，生姜 10g，大枣 20g。水煎，分 2~3 次温服。药后避风，忌食冷物，如饮热水，使微微汗出，效更佳。

【适用病症】适用于肿瘤伴有发热、恶心呕吐、腹泻者。多用于慢性淋巴细胞白血病、慢性粒细胞性白血病、肺癌、肠癌、肝癌、卵巢癌、乳腺癌等。

【应用参考】适用本方者多面色黄或有水斑，或有浮肿，或有体腔积液，怕风冷，皮肤痒或起红疹，身体疼痛，舌黯淡胖大，边有齿痕。小柴胡合五苓散常用于放化疗后初期，一般持续半年到一年，而后可转化为其他方证，如薯蓣丸、附子理中汤、炙甘草汤等方证。

麦门冬汤

【推荐处方】麦冬 60g，姜半夏 10g，人参 10g，生甘草 10g，粳米或山药 30g，大枣 20g。水煎，分 2~3 次温服。

【适用病症】适用于胃癌、食管癌等患者出现呕吐，无法进食，食欲不振，大便秘结难解，口干舌燥等，其人多极度消瘦，声音嘶哑，吐词不清。鼻咽癌放疗化疗后出现口干舌燥，晚期肺癌、口腔癌、喉癌等也可使用。

【应用参考】本方清香可口，能开胃滋补，方中用粳米同煎后，其实就是药粥，非常适用于消化道肿瘤无法进食的患者以及食欲不振的患者，故方中粳米不能不用。按照本方麦冬与半夏的用量比例，临床用半夏 6g 的前提下，麦冬用量应至 40g 以上。对于吞咽困难或食欲不振者，本方煎煮液可采用少量多次服用的办法，原文规定是日三夜一，一日服 4 次。贫血者加阿胶、生地黄；便秘者加火麻仁。

柴胡加龙骨牡蛎汤

【推荐处方】柴胡 15g，制半夏 10g，党参 10g，黄芩 10g，茯苓 10g，桂枝 10g，龙骨 10g，牡蛎 10g，制大黄 10g，生姜 10g，大枣 15g。水煎，分 2 次温服。

【临床应用】适用于肿瘤早中期，患者恢复尚可，但心理抑郁或焦虑不安，失眠，神经衰弱，多见于体质尚好但心理压力较大者。

温胆汤

【推荐处方】姜半夏 15~20g，茯苓 30g，陈皮 10g，生甘草 5g，枳壳 15g，竹茹 10g，生姜 10g，大枣 20g。水煎，分 2 次温服。

【临床应用】本方是治疗创伤后应激障碍的专方，能明显改善头痛、失眠、恶心呕吐等躯体症状。适用于早中期肿瘤术后恢复尚可，而惶恐不安，多见于温胆汤体质者。

竹叶石膏汤

【推荐处方】竹叶 15g，生石膏 30g，姜半夏 10g，麦冬 30g，西洋参 10g 或生晒参 10g，生甘草 10g，粳米或山药 30g。水煎，分 2~3 次温服。

【临床应用】常用于肿瘤放疗后伴低热，易汗，口干舌燥或口腔溃疡，或干咳，或气喘，或干呕，或呃逆等患者；也适用于出现食欲不振，烦躁口渴，大便干结，舌嫩红少苔，脉细软无力的肿瘤患者，其人体质倾向为"虚羸少气""骨瘦如柴""形销骨立"的消瘦和虚弱，语言低微，纳少便干。肿瘤后消瘦贫血者可合炙甘草汤；有出血者加阿胶、生地黄。舌淡、大便不成形者慎用本方。

黄芩汤合白头翁汤

【推荐处方】黄芩 15g，生白芍 15g，生甘草 5g，白头翁 10g，秦皮 10g，黄柏 10g，黄连 5g，大枣 30g。水煎，分 2 次服。

【适用病症】适用于肠癌、宫颈癌等见便血、阴道出血者。

【应用参考】适用本合方者多体格壮硕，脸面油腻，或消瘦而目睛有神，烦躁貌，夜寐不安，盗汗，里急后重，肛门坠胀灼热，腹部按之灼热，或大便臭秽黏滞不爽，或小便黄赤，或阴道分泌物腥臭，或子宫出血黏稠，或口腔溃疡，或口干口苦口臭，眼睑充血，唇红舌红，舌苔黄或干燥，脉滑数。便秘严重者，加大白芍用量，并可加大黄；发热怕冷者加柴胡；食欲不振者加人参或党参；年老体弱的癌症患者，或同时化疗者，合薯蓣丸。精神倦怠、口唇淡白干枯、脉沉缓者慎用。腹泻严重者停用；食欲不振、肝功能异常者停用；脸色发青、眼圈发黑者停用。

荆芥连翘汤

【推荐处方】荆芥 10g，防风 10g，栀子 10g，黄芩 10g，黄连 5g，黄柏 10g，柴胡 10g，白芍 10g，枳壳 10g，生甘草 5g，当归 10g，生地黄 10g，川芎 10g，白芷 10g，桔梗 10g，薄荷 10g（后下），连翘 15g。水煎，分 2 次服用。

【适用病症】常用于肺癌、鼻咽癌、淋巴癌等见咳嗽、痰血、胸闷者。肺癌等服用靶向药物后出现皮肤瘙痒、脓疱者也可选用。

【应用参考】适用本方者大多面色潮红或红黑，有油光，唇红饱满，咽喉充血，舌红，胸胁部有抵抗感或压痛，腹肌较紧张，容易烦躁、焦虑或抑郁，容易失眠或嗜睡，头痛头昏，乏力怕冷等；女性易痛经，易患宫颈炎、宫颈糜烂、阴道炎等；男子多见汗多汗臭、足癣。口干渴、盗汗、脉滑数者，加生石膏 30g 以上；便秘、苔厚者，加生大黄 10g。本方不宜长期大剂量服用，症状缓解后可逐步减量。本方可能导致肝功能损害，肝功能异常者忌用，使用本方 2 个月以上应监测肝功能。

猪苓汤

【推荐处方】猪苓 15g，茯苓 15g，泽泻 15g，阿胶 15g（烊），滑石 15g。水煎，分 2 次温服。

【临床应用】常用于有小便不利、尿色黄赤、淋漓涩痛的盆腔或泌尿系肿瘤患者。以出血为主要表现，如子宫出血、直肠出血、尿血等盆腔肿瘤患者的运用机会较多。无出血者也可去阿胶，加凤尾草或墨旱莲；有尿路感染伴发热时，合用小柴胡汤；尿短赤，并发盆腔炎、阴道炎急性期者，可加栀子、黄柏、连翘。腹胀、食欲不振者慎用本方。

桂枝人参汤

【推荐处方】桂枝 15g，炒白芍 15g，炙甘草 10g，人参 10g，生姜 15g，大枣 20g。水煎，分 2~3 次温服。

【临床应用】程门雪先生主张的桂枝汤有四个基本加减法比较有代表性，即寒加附子，热加黄芩，虚加人参，实加大黄。肿瘤患者患伤风感冒以及肿瘤患者消瘦神萎，易出汗，纳呆食差，二便无明显异常，舌淡苔薄净，脉细弱无力的状态适用本方，本方多见于桂枝体质者。汗多、心悸者，加龙骨、牡蛎；食欲差、苔薄白者，加姜半夏、陈皮；面黄、便溏、身体困重者，加茯苓、白术、制附片，即合真武汤；多汗、易汗者可加生黄芪。本方多适用于桂枝体质倾向的瘦人，黄芪的加入是针对黄芪证的出现，而不是黄芪体质的目标，因此要注意黄芪的剂量不宜过大。本方宜餐后服，忌空腹服用，服用后不能进食生冷。服药期间应清淡饮食，避免加重消化道负担。服药后应防止受风，并喝热粥及盖被取汗，如果无汗出则应该继续服用，不拘时间和剂量，以微微汗出为佳。方中桂枝可与肉桂合用，生姜虽可以干姜替代，但没有生姜效佳。本方与桂枝汤的使用禁忌一致。本方需要与桂枝加芍药生姜各一两人参三两新加汤、桂枝人参汤鉴别应用。

附子理中汤

【推荐处方】制附片 10~15g（先煎），党参 15g，炒白术 15g，干姜 15g，炙甘草 10g。水煎，分 2 次温服。

【临床应用】本方适用于肿瘤化疗以后出现腹泻腹胀者以及胰腺癌、肝癌、肠癌等消化系统肿瘤出现腹泻者，其人大多面色黄黯，精神萎靡，食欲不振，四肢皮肤色素沉着，脉象无力。

大黄附子汤

【推荐处方】大黄 10g，制附片 30g（先煎），北细辛 10g。水煎，分 2 次温服。

【临床应用】本方多用于肿瘤疼痛剧烈，伴有恶寒、便秘、舌苔白厚者，其人形体较壮实而精神萎靡，面色晦暗；疼痛可在任一部位出现，但以下腹痛多见，疼痛剧烈，患者常翻滚惨叫，或满头大汗，疼痛多为阵发性，但发作频繁，其痛如刀割，或如针刺，大便数日不解，或大便干结难出，舌质黯，舌苔多厚或水滑，冷饮寒食，或受风着凉后疼痛加重，伴有恶寒、手足厥冷等。如疼痛呈电击样，合芍药甘草汤；舌淡唇黯者可加肉桂；如为胆胰源性肿瘤者，可合大柴胡汤。恶病质状态不考虑用本方止痛。本方药较峻烈，多用于疼痛重症，普通疼痛患者不宜轻易使用。疼痛剧烈时需要连续给药。制附片用量比较大，应先煎 1 小时以上，可加生姜 3~6 片更安全。

温脾汤

【推荐处方】生大黄 10 g，玄明粉 10 g（分冲），甘草 10 g，制附片 15 g（先煎 30 分钟），干姜 10 g，红参 10 g，当归 10g。水煎，分 2 次温服。

【适用病症】适用于晚期肿瘤出现严重便秘、腹痛腹胀者，其人多精神萎靡，虚弱貌，便秘，数日不大便，腹胀痛，痛苦不堪，食欲不振，常多日不进食，舌苔厚腻，或白或黄。

【应用参考】本方是传统的温下止痛方，多用于晚期肿瘤患者伴有肠梗阻、肠粘连，其人多骨瘦如柴，但因腹痛、便秘，不惧攻下。本方对腹部冷痛、舌苔白厚者最为适宜，如果患者怕热多汗，口渴欲饮，大便干燥难解，可去附片、干姜，加玄参、麦冬。方中玄明粉是泻下通便药，也可用芒硝，便畅即停。

⌒ 讨论 ⌒

恶性肿瘤是伴随着人类的古老病种，历代医籍有不少描述，《伤寒杂病论》记载的肺痿、肺痈、结胸、脏结、癥瘕、疟母、痃癖、一身及目悉黄、五脏风寒积聚病等均涵盖恶性肿瘤，且总结了一些诸如泽漆汤、射干麻黄汤、大陷胸汤/丸、鳖甲煎丸、大黄䗪虫丸、大承气汤、大黄附子汤、薯蓣丸、麦门冬汤、炙甘草汤等有效方。恶性肿瘤患者经手术、放疗、化疗等综合治疗后，常出现多系统器官损害或功能失调。延长生存期，减缓不适症状，改善患者生存质量，是中医药调治的根本目的。对应不同患者个体特征和当前肿瘤病态进行合适经方的选用，例如肿瘤体质调理常选用小柴胡汤、五苓散、黄煌太和汤、当归芍药散、桂枝汤、系列建中汤、薯蓣丸，肿瘤消瘦患者常考虑炙甘草汤、薯蓣丸，肿瘤贫血患者常考虑炙甘草汤、薯蓣丸、生血汤，肿瘤疼痛患者常考虑大黄附子汤、麻黄细辛附子汤、乌头桂枝汤、附子泻心汤、大建中汤、大承气汤、柴胡加龙骨牡蛎汤，肿瘤术后食欲不振患者常考虑桂枝汤、柴胡桂枝汤、桂枝人参汤、麦门冬汤、薯蓣丸，肿瘤化疗后腹泻患者常考虑柴苓汤、五苓散、附子理中汤、桂枝人参汤，放疗导致放射性肠炎、膀胱炎患者常考虑猪苓汤，放疗导致食管炎、气管炎患者常考虑麦门冬汤、竹叶石膏汤，乳腺癌患者服用雌激素抑制剂后常考虑五苓散、柴胡桂枝干姜汤合当归芍药散等。对于肿瘤患者应用中医药治疗的疗效评估，近期主要看食欲、精神是否恢复，以及睡眠是否满意，大便是否易解等，远期则看体重是否上升、营养状况是否好转。

附：血液病常用经方提要

血液病是造血系统疾病的俗称，系原发于造血系统和主要累及造血系统的疾病。血液病的症状与体征多种多样，常见的有贫血、出血、发热、淋巴结及肝脾肿大。其他系统疾病累及血液改变者为系统疾病的血液学病态表现，门诊常见的有各种出血、各种贫血、血小板减少性紫癜、过敏性紫癜、血小板增多症、白细胞减少症以及各种恶性血液病西医治疗前后的调理等。

（一）血液病常用方证对应

经方在快速止血、改善贫血、提升整体状态等方面确有优势。常用方证对应如下。

（1）适合热性体质出血者的止血剂：三黄泻心汤，黄连解毒汤，犀角地黄汤，黄连阿胶汤，猪苓汤，八味除烦汤，白头翁汤。

（2）适合寒性体质出血者的止血剂：黄土汤，附子理中汤，胶姜汤，芎归胶艾汤。

（3）适合虚性体质外科出血者的止血剂：温经汤，炙甘草汤，归脾汤。

（4）贫血：当归芍药散，温清饮，黄芪建中汤，炙甘草汤，薯蓣丸，猪苓汤，生血汤，归脾汤，玉屏风散，十全大补汤。

（5）再生障碍性贫血：柴苓汤，柴胡桂枝干姜汤合当归芍药散，太和汤，生血汤，猪苓汤，竹叶石膏汤，桂枝加黄芪汤，黄芪桂枝五物汤，加味建中汤，大黄䗪虫丸，桂枝茯苓丸，薯蓣丸。

（6）过敏性紫癜：小柴胡汤合升降散，大柴胡汤，黄连解毒汤，荆芥连翘汤，犀角地黄汤，八味除烦汤，小柴胡汤合当归芍药散，知柏地黄丸，小建中汤。

（7）血小板减少性紫癜：三黄泻心汤，黄连阿胶汤，黄连解毒汤，白虎汤，犀角地黄汤，附子理中汤，连理汤。

（8）血小板增多症：大黄䗪虫丸，桂枝茯苓丸，小柴胡汤，黄芩汤。

（9）白细胞减少症：生血汤，太和汤，加味建中汤。

（二）注意事项

（1）对于止血剂的选择，应首先尽量厘清患者体质状态，辨别寒热虚实，通常实证者治疗见效最快，人体上半身出血通常属于热性出血，三黄泻心汤为首选方。人体下半身的出血虚寒者为多，但寒热虚实均可有，尤当注意火热、湿热性质，需要辨证论治。

（2）紫癜属于中医学"血证""发斑""肌衄""葡萄疫"范畴。在西医学明确诊断、分型及病情评估后，采用经方治疗常可取得良效。血小板减少性紫癜又名特发性血小板减少性紫癜，是由于机体免疫紊乱引起血小板破坏增多的临床综合征，临床特点是血小板明显减少，导致皮下紫癜、瘀斑，严重者可有其他部位出血，如机体孔窍、腔内、胃肠道出血等，甚至可以危及生命。诊治应重视血小板数量。

（3）过敏性紫癜又称出血性毛细血管中毒症，是一种血管变态反应性出血性疾病，主要病理为广泛的系统性血管炎，临床特点为血小板无减少，常伴发关节肿痛、腹痛、便血、尿液异常等，多发生于儿童，多数预后良好，1~2个月后自然痊愈，部分患者反复发作，持续不愈。西医学分为单纯皮肤型、关节型、腹型、肾型、混合型和少见型。发病前常有呼吸道感染史，提示临证注意表证，结合咽诊，重视辛凉外透的方证存在。

（4）血液病是疑难病，经方诊疗除了重视"急则治其标"，止血之外，更不能忘"缓则图其本"，针对体质进行调治正是经方医学的优势。

儿科病症

小儿发热

小儿发热是指体温超过正常范围高限，是小儿十分常见的一种症状。正常小儿腋表测得体温为 36~37℃（肛表测得的体温比口表高约 0.3℃，口表测得的体温比腋表高约 0.4℃），腋表如超过 37.4℃ 可认为是发热。在多数情况下，发热是身体和入侵病原做斗争的一种保护性反应，是人体正在发动免疫系统抗击感染的一个过程。体温的异常升高与疾病的严重程度不一定成正比，但发热过高或长期发热可使机体各种调节功能受损，从而影响小儿的身体健康，因此，对确认发热的小儿，应积极查明原因，针对病因进行治疗。

小儿的正常体温可以因性别、年龄、昼夜及季节变化、饮食、哭闹、气温以及衣被的厚薄等因素影响有一定范围的波动。体温稍有升高，并不一定有病理意义。在小儿体温升高时，要注意观察患儿的神态和举止。体温在 38℃ 但神情呆滞的小儿，和体温在 40℃ 但仍然顽皮的小儿相比，前者更值得我们关注。需要注意的是，机体抵抗力低的小儿，纵使患了严重的疾病，很可能也不会发热。常用方治如下。

桂枝汤

【推荐处方】桂枝 15g，生白芍 15g，生甘草 10g，生姜 15g，大枣 20g。（成人剂量）水煎，分 2 次温服，每 2~3 小时服一次，服后喝热稀粥一小碗，并覆被取微汗，不可发大汗；服后汗出热退，停后服，一剂服完，热不退，更作服；忌生冷甜腻。

【临床应用】本方多用于肤白体瘦的虚弱患儿，其发热程度一般不高，多伴有汗出，流清涕，打喷嚏，舌淡，脉浮缓。

小柴胡汤

【推荐处方】柴胡 15g，黄芩 10g，姜半夏 10g，党参 10g，生甘草 6g，生姜 10g，大枣 20g。水煎，分 2~3 次温服。（成人剂量）

【临床应用】本方多用于体格中等的患儿，其热多见间断性，热度或高或低，汗出可有可无，易伴咽痛，无喷嚏，鼻涕，舌体瘦，舌尖红，苔略白。体格较好患儿患病毒性感冒时持续性发热，汗出而不畅，面红身热，或咽痛，或咳嗽，或头痛，舌偏红，脉数者，可以用小柴胡汤加减方，如柴胡 30g，黄芩 10g，生甘草 10g，连翘 30g，水煎服，如汗出热退即可停服，如服药 3 次仍然不得大汗者，则应改方。

柴胡桂枝汤

【推荐处方】柴胡 15g，黄芩 10g，姜半夏 10g，党参 10g，生甘草 6g，桂枝 10g，白芍 10g，生姜 10g，大枣 20g。水煎，分 2~3 次温服。（成人剂量）

【临床应用】本方多用于体格中等或偏弱的患儿，其热一般下午、晚上加重，早晨热退，常伴食欲差，咽喉疼痛，睡觉不安稳，一般有汗，但不多，怕冷也不甚明显，多见舌淡而苔白腻，或舌瘦而淡黯。

⸙ 讨论 ⸙

小儿发热最先要考虑到机体感染，最多见的是呼吸系统感染，病原体包括病毒、支原体、细菌等，一般预后良好，但也可能是危重患儿的早期表现，尤其具有精神萎靡、嗜睡、面色苍白等中毒症状较重的小儿。感染之外，还要注意到非感染性疾病引起的发热，例如风湿性疾病、恶性肿瘤、内分泌疾病、药物热等。明确诊断、对因治疗、对症退热是西医学处理小儿发热的基本原则。经方治疗小儿发热，除了上述常用方之外，还可参考内科学中的外感、外感发热、咳喘以及小儿咳嗽等章节的常用经方。另外，还有夏季热这种婴幼儿特有的发热，临床以夏季长期发热、口渴多饮、多尿、汗闭为表现，临床以竹叶石膏汤证、桂苓甘露饮证较为多见。

小儿咳嗽

咳嗽是儿童肺系疾病中的一种常见病症。一年四季皆可发生，而以冬、春为多，季节变化及气候骤变时更易发病。因小儿为稚阴稚阳之体，肺为娇脏，外感六淫之邪多易侵袭肺脏，致肺失宣肃，肺气上逆发为咳嗽。本病症涉及的疾病有上呼吸道感染、支气管炎、咽喉炎、过敏性咳嗽等。《素问·咳论篇》说："五脏六腑皆令人咳，非独肺也。"中医学认为咳嗽的病变部位主要在肺，还与脾、肾有关。小儿卫外功能差，外感、内伤均可影响肺气的宣降，产生咳嗽。小儿脾常不足，消化功能薄弱，若喂养不当，致脾失健运，水谷不能化生精微，酿成痰浊，上犯于肺，肺气失宣而咳嗽。肾为先天之本，小儿肾阳不足，水寒不化，也可影响肺气失宣而发为咳嗽。

中医学将咳嗽分为外感与内伤两类，治疗应分清外感与内伤。但对小儿来说，以外感所致者为多，多需疏散外邪，宣畅气机，分清风、寒、湿等六淫的主次，针对性选方用药，多可起到立竿见影之效。尤其是对风寒初起、外邪夹湿等所致者，西药的疗效较差，甚至会加重症状，中医学在这方面具有很大的优势。再有，针对一些复杂证型的咳嗽，如寒包火、外寒内饮等，以及因有积滞所致气机失调而反复感冒咳嗽的患儿，中医学治疗尤有优势。常用方治如下。

麻黄汤

【推荐处方】麻黄15g，杏仁10g，桂枝10g，炙甘草5g。水煎，分2次温服。（成人剂量）

【临床应用】临床适用于咳嗽频作，咳声不爽，痰色白，或伴鼻塞，流清涕，头身痛，无汗，苔薄白，脉浮紧的风寒外袭、肺失宣肃证。风寒外袭，兼夹致病，单独者极少，故每有风重、寒重之别，或即《伤寒论》所以分太阳中风、太阳伤寒的原因。太阳伤寒者，麻黄汤及时使用，效果明显；如表证不明显，则宜用三拗汤（麻黄汤去桂枝），尤其适用于呛咳阵作，甚至气喘者。对以风邪为主者，此类小儿咳嗽也很常见，多伴易汗出，稍有不慎即易外感发热咳嗽，痰白，苔白润，脉浮缓，体型多白瘦，予以桂枝加厚朴杏子汤即可。风寒之象均不明显的咳嗽患儿，也可以考虑应用止嗽散。寒动卫气，影响水津输布，会产生湿饮之类的病理产物，所谓"太阳之上，寒水主之"，如原本内里就有水湿，则更易兼夹为患，这也是中医学内外相引的道理。临床咳嗽痰白量多，或如水样，就要合用二陈汤、三子养亲汤以加强化湿祛痰，或径用小青龙汤，此类疾病应用抗生素治疗效果不理想，而中医学治疗具有绝对优势。

桂枝汤去生姜加半夏茯苓干姜方

【推荐处方】桂枝15g，生白芍15g，生甘草6g，姜半夏10g，茯苓10g，干姜10g，大枣20g。水煎，日1剂，分2~3次服。（成人剂量）

【临床应用】多用于肤白体弱患儿，其咳嗽多见白痰，质地清稀，轻则不频繁，重则易兼喘促，舌淡，苔薄，脉浮缓，重则用小青龙汤，轻则用桂枝汤去生姜加半夏茯苓干姜方。本方由小青龙汤化裁而来，汤药口感有明显的改善，小儿容易接受，临床效果亦佳。

桑菊饮

【推荐处方】桑叶 5g，菊花 5g，桔梗 6g，连翘 15g，杏仁 10g，薄荷 3g，芦根 15g，甘草 5g。水煎，分 2 次温服。

【临床应用】本方为辛凉平剂，有辛凉解表、宣肺清热的功效，适用于咳嗽，痰稠或黄，咽红痛，伴发热、舌边尖红、苔薄黄、脉浮数者。前期肺热重者重用连翘，再加桑白皮、黄芩，后期痰黄稠难出者加浙贝母、竹茹、枇杷叶、百部等增强化痰止咳之力。

麻黄杏仁甘草石膏汤

【推荐处方】麻黄 15g，杏仁 15g，生石膏 30g，炙甘草 10g。水煎，分 2 次温服。（成人剂量）

【临床应用】当发热较高，鼻中燥热，痰不易咳出或色黄，甚则夹带血丝，咳嗽声紧重而不扬，小便黄，舌红苔黄时，所谓"寒包火"，宜用麻黄杏仁甘草石膏汤宣肺清热，止咳化痰。咳喘较重者，麻黄杏仁甘草石膏汤常有合用半夏厚朴汤或小陷胸汤的机会。

小柴胡汤合半夏厚朴汤

【推荐处方】柴胡 15g，黄芩 10g，姜半夏 10g，党参 10g，生甘草 6g，茯苓 10g，厚朴 10g，紫苏叶 10g，生姜 10g，大枣 20g。水煎，分 2~3 次温服。（成人剂量）

【临床应用】多用于患儿咳嗽，有痰不稀，也不太黏稠，或干咳，多咽痒，舌体瘦，舌尖红，苔白腻。

柴胡桂枝汤合半夏厚朴汤

【推荐处方】柴胡 15g，黄芩 10g，姜半夏 10g，党参 10g，生甘草 6g，桂枝 10g，生白芍 10g，厚朴 10g，茯苓 10g，苏叶 10g，生姜 10g，大枣 20g。水煎，分 2~3 次温服。（成人剂量）

【临床应用】多用于体型中等肤白的患儿，其咳嗽一般不重，不频繁，或仅见睡前和晨起时咳嗽，可有白痰，或干咳，有汗出而不多，有轻度鼻塞，打喷嚏，流鼻涕，鼻涕可稀可黏，舌淡而苔白腻，或舌瘦而淡黯。

❦ 讨论 ❧

临床上小儿咳嗽的治疗需要重视见效快的麻黄剂，以及止嗽散、上焦宣痹汤、银翘马勃散、升降散等后世名方的使用，除了上述经方外，还可参考内科学中的外感、外感发热、咳喘以及小儿发热等章节的常用经方。

小儿厌食症

小儿厌食症是一个儿科常见病、多发病，古无此名，但此类症状记载则不罕见。近年来因独生子女、饮食生活等条件的变化，临床时能见到，如调治得当，多可较快纠正，否则，不但可能一生的体质强弱等均会因之改变，甚则影响智力发育。

本病起因多与饮食失当有关。当今父母对子女关爱过度，致使小儿过食甘腻，嗜食生冷，加之空调制冷、抗生素等滥用，导致脾胃受损，积滞内生，脾胃运化失常，出现饮食减少甚至厌食症状。古人云："若要小儿安，三分饥与寒。"确是经验之谈。

本病重在保健养育，结合体质辨证，用经方治疗其效可期。常用方治如下。

半夏厚朴汤

【推荐处方】姜半夏 25g，茯苓 20g，厚朴 15g，苏叶 10g，生姜 25g。水煎，分 3~4 次温服。（成人剂量）

【临床应用】半夏体质患儿多表现为食欲不振，腹胀，咽部敏感，易恶心呕吐，舌淡或有齿痕，苔厚腻。为使小儿食欲尽快好转，可酌加陈皮。小孩因环境改变，出现情绪紧张、饮食异常等，用半夏厚朴汤效果好；如果患儿多伴面唇色红，头胀咽痛，或鼻衄盗汗，脉数，用半夏厚朴汤合栀子厚朴汤加黄芩、连翘清热除烦。本方运用时注意与小建中汤、理中汤等加以鉴别，后二方主要伴有虚证表现，如怕凉喜暖、舌淡脉细等，而本方证则为痰气不利的偏实证表现，苔多偏腻，易情绪化。

小柴胡汤

【推荐处方】柴胡 15g，黄芩 10g，制半夏 10g，党参 10g，生甘草 6g，生姜 10g，大枣 20g。水煎，分 2 次温服。（成人剂量）

【临床应用】多用于体型中等肤黯患儿，除厌食外通常无其他突出伴随症状，常与半夏厚朴汤合用，概半夏厚朴汤亦有理气化痰的作用，协助小柴胡汤，对厌食有很好的调节作用。前人亦有运用柴平汤、柴陈汤、柴陈化滞汤等治疗少阳兼滞、兼痰、兼食滞等的经验，值得学习运用。

小建中汤

【推荐处方】桂枝 10g，白芍 20g，生甘草 6g，生姜 15g，大枣 30g，饴糖 30g（冲）。水煎，分 2 次温服。

【临床应用】适用于肤白体弱患儿，虽厌食但偏爱甘甜，大便以干结如栗者为多，常有腹痛阵作。对本型患儿，后世较多使用香砂六君子汤，但小建中汤效佳，兼食积症状者，可合用保和丸。如缺饴糖，可用山药 30g 代替。

理中汤

【推荐处方】党参 15g，干姜 15g，白术 15g，炙甘草 5g。水煎，分 2 次温服。（成人剂量）

【临床应用】适用于食生冷太过，损伤脾阳，或先天脾阳不足患儿，症见厌食恶凉，四肢末端偏凉，或脘腹隐痛，喜温喜按，口不渴，大便溏或软，尿清，舌淡或胖，苔白润，脉沉细或迟。舌胖苔滑者加茯苓。理中汤证与小建中汤证均有腹痛喜温喜按之特点，但小建中汤证喜甘，得食则腹痛可减缓，而本证则多食后反胀甚，不欲多食，以此为鉴。

∽ 讨论 ∽

小儿厌食症作为一个症状也常出现在消化系统之外的疾病中，尤多见于中枢神经系统疾病及感染性疾病。对原发疾病的诊断和治疗需要引起重视。小儿厌食症为消化功能紊乱，主要症状有食欲不振、恶心呕吐、腹胀、腹痛、大便失调等，治疗本病除用上述经方外，还可参考中医内科学中胃肠病症各章节的常用经方。

小儿发育迟缓

生长和发育是儿童不同于成人的重要特点。生长是指儿童身体各器官、系统的长大，发育迟缓是指在生长发育过程中出现速度放慢或是顺序异常等现象，发病率在 6%~8%。生长发育迟缓的原因多种多样，一切不利于儿童生长发育的因素均可不同程度地影响其发育，从而造成儿童生长发育迟缓。正常的生长变异如家族性矮身材、体质性发育延迟以及低出生体重性矮小，这些与先天遗传因素或宫内发育不良有关，其生长速度基本正常，不需要特殊治疗。病理性原因中，代谢性疾病、骨软骨发育不全、慢性疾病、慢性营养不良性疾病、内分泌疾病如生长激素缺乏症、甲状腺功能低下症等引起的生长迟缓需要医学干预。患儿可以有体格、运动、语言、智力各方面的发育落后以及心理发展落后等。其表现往往是多方面的。

经方注重患者的个体差异，有对应的增强体质配方。常用方治如下。

小建中汤

【推荐处方】桂枝 10g，白芍 20g，生甘草 6g，生姜 15g，大枣 30g，饴糖 30g（冲）。水煎，分 2 次温服。（成人剂量）

【适用病症】适用于以瘦弱、腹痛、大便干结为特征的小儿，常用于瘦弱、食欲不振小儿的体质调理，治疗生长发育迟缓、小儿甲状腺功能减退、低体重、营养不良、贫血、尿频及遗尿等均有较好的疗效。

【应用参考】（1）用本方的小儿大多体型消瘦，胸廓扁平，肌肉不发达或萎缩，腹部按压腹直肌痉挛或软弱无抵抗，皮肤发黄或白色无光泽，手掌发黄，头发黄细软、稀少，容易饥饿，稍食即饱，食量小，进食慢，好食甜食，容易腹痛，大便干结，舌质柔嫩，舌苔薄白，无厚腻苔。

（2）本方能改善患儿体质，增加体重，还能改善便秘。部分患儿服用本方可出现肠鸣、腹泻，可减少白芍的用量。失眠盗汗者加龙骨、牡蛎；胃纳欠佳者加党参。

桂枝加龙骨牡蛎汤

【推荐处方】桂枝 15g，白芍 15g，生甘草 10g，生姜 15g，大枣 20g，龙骨 15g，牡蛎 15g。水煎，分 2 次温服。（成人剂量）

【适用病症】适用于小儿缺钙、佝偻病、小儿肺炎迁延期、小儿遗尿、小儿多汗症、小儿夜啼、癫痫、脑瘫、大脑发育不良、小儿心脏病等导致的发育迟缓。

【应用参考】（1）适用本方的小儿大多体型偏瘦，目无神，皮肤白皙湿润，毛发细软发黄，腹直肌紧张，易疲劳，易出汗，易惊恐，易失眠，易哭闹，烦躁不安。

（2）本方有强壮、镇静、安神的功效，能改善睡眠，补钙壮骨，改善体质。食欲不振者可加党参、山药；消瘦、喜甜食者可加麦芽糖。

柴胡加龙骨牡蛎汤

【推荐处方】柴胡 15g，姜半夏 10g，党参 10g，黄芩 10g，茯苓 10g，桂枝 10g，龙骨 10g，牡蛎 10g，制大黄 10g，生姜 10g，大枣 15g。水煎，分 2~3 次温服。如便秘，用生大黄，后下。（成人剂量）

【适用病症】适用于伴有脑实质损害或脑功能障碍的发育迟缓患儿，如伴有癫痫、脑瘫、抑郁症、多动症、夜惊症、夜游症等。

【应用参考】（1）适用本方的小儿大多体格中等或壮实，皮肤缺乏光泽，表情淡漠，性格内向，易哭泣，多睡眠障碍，如夜惊、梦游等，易于出现恐惧、焦虑不安等情绪，舌苔黄或厚，伴有便秘、口臭等。

（2）本方具有安神定惊的功效，是传统治脑病方，能抗抑郁，改善睡眠质量，消除恐惧感，增进记忆力等。

（3）大黄用量可调整，便秘者用生大黄；消瘦、食欲不振或腹泻者，去大黄，加甘草；胸闷、腹胀、舌尖红者，合栀子厚朴汤；大便不通者，加厚朴、枳壳。

麻黄细辛附子汤

【推荐处方】生麻黄 10g，北细辛 5g，制附片 10g。水煎，分 2 次餐后温服。（成人剂量）

【适用病症】适用于精神萎靡、喜静不喜动的发育迟缓患儿。

【应用参考】（1）适用本方的患儿体格并不十分瘦弱，但喜温恶寒，神萎疲倦，面色黄黯，无精打采，声音低弱，口不干渴，痰涕清稀，舌淡苔润。

（2）本方只能用汤剂，方中 3 味药药性劲烈，宜久煎 1 小时以上，一般合桂枝类方或加甘草、党参应用。本方不宜长期大量使用，取效后改用温补肾精的丸药缓图。

ᥬᥬᥬ 讨论 ᥬᥬᥬ

（1）小儿中药用量问题非常复杂，实际用量需要根据年龄、体质、气候、地域、疾病，以及药材质量及加工、药物的配伍及剂型、煎服方法等诸多因素等进行斟酌。3~6 岁小儿中药用量为成人量的 1/3，6~12 岁儿童中药用量为成人量的 1/2。使用某些含有制附片、麻黄、细辛、大黄等作用较强药物的经方更应谨慎，斟酌其用量，嘱咐好煎服法。

（2）小儿发育不良的调治需要一定的疗程，同时注意营养、睡眠、阳光照射、运动以及周围人的鼓励，全鹿丸、建中膏等不失为优良的中成药，可辨证应用。

小儿多动症

多动症是注意力缺陷与多动障碍的俗称，是一种以注意力无法持久集中，过度活跃和情绪易冲动为主症的神经发育障碍，常在儿童时期发病，原因尚未明确，可能有学习障碍、对立违抗性障碍、情绪障碍、适应障碍等，并因此可能对学业、工作和社交生活产生较大影响。

经方注重个体差异，关注患儿的心理，进而调节患儿的身心。常用方治如下。

半夏厚朴汤

【推荐处方】姜半夏25g，茯苓20g，厚朴15g，苏叶10g，生姜25g。水煎，分3~4次温服。（成人剂量）

【适用病症】适用于身心敏感的多动症患儿，常伴有腹胀、恶心、痰多、舌苔黏腻等。

【应用参考】（1）适用本方的小儿大多表情丰富，眨眼频繁，挤眉弄眼，好动，易激惹，好挑食，易呕吐，舌苔多厚或黏腻。

（2）对于体型中等或偏瘦的患儿，治疗多动症时常合方小柴胡汤治疗；对于体格壮实的患儿，常合方大柴胡汤治疗，可显著提高远期疗效。

温胆汤

【推荐处方】姜半夏15~30g，茯苓20g，陈皮15g，甘草5g，枳壳15g，竹茹10g，生姜10g，大枣15g。水煎，分2~3次温服。（成人剂量）

【适用病症】本方广泛用于以恶心呕吐、眩晕、失眠、易惊等为特征的儿科疾病，对既往或当下有创伤后应激障碍、儿童恐惧症、儿童睡眠障碍、儿童焦虑症、癫痫、抽动秽语的多动症患儿近期疗效可靠。

【应用参考】（1）适用本方的小儿大多营养良好，体型偏胖，圆脸居多，目睛大而明亮，好联想，反应敏捷，易惊恐，常有恐高、宠物恐惧、焦虑不安等，易睡眠障碍，多噩梦，易眩晕、晕车、晕船，易肌肉抽动、痉挛等，发病多有惊恐诱因。

（2）本方有壮胆、助眠、定眩、止呕、宽胸等功效，能镇静，抗焦虑，改善睡眠质量。服药期间不能训斥、恐吓患儿，不得让患儿看恐怖场景。胸闷烦躁、腹胀、舌红者，合栀子厚朴汤；体格壮实者加麻黄。

柴胡加龙骨牡蛎汤

【推荐处方】柴胡 15g，姜半夏 10g，党参 10g，黄芩 10g，茯苓 10g，桂枝 10g，龙骨 10g，牡蛎 10g，制大黄 10g，生姜 10g，大枣 15g。水煎，分 2~3 次温服。如便秘，用生大黄，后下。（成人剂量）

【适用病症】适用于伴有脑实质损害或脑功能障碍的小儿舞蹈症、小儿多动症患儿。

【应用参考】（1）适用本方的小儿大多体格中等或壮实，皮肤缺乏光泽，表情淡漠，性格内向，易哭泣，多睡眠障碍，如夜惊、梦游等，易于出现恐惧、焦虑不安等情绪，舌苔黄或厚，伴有便秘、口臭等。

（2）本方具有安神定惊的功效，能抗抑郁，改善睡眠质量，消除恐惧感，增强记忆力等。

（3）方中大黄用量可调整，便秘者用生大黄；消瘦、食欲不振或腹泻者，去大黄，加甘草；胸闷、腹胀、舌尖红者，合栀子厚朴汤；大便不通者，加厚朴、枳壳。

桂枝加龙骨牡蛎汤

【推荐处方】桂枝 15g，白芍 15g，生甘草 10g，生姜 15g，大枣 20g，龙骨 15g，牡蛎 15g。水煎，分 2 次温服。（成人剂量）

【适用病症】适用于体质瘦弱的多动症患儿，其常有缺钙、佝偻病、肺炎迁延难愈、遗尿、夜啼、癫痫、脑瘫、大脑发育不良等病史。

【应用参考】（1）适用本方的小儿大多体型偏瘦，目无神，皮肤白皙湿润，毛发细软发黄，腹直肌紧张，易疲劳，易出汗，易惊恐，易失眠，易哭闹，烦躁不安。

（2）本方有强壮、镇静、安神的功效，能改善睡眠，补钙壮骨，改善体质。食欲不振者可加党参、山药；消瘦、喜甜食者可加麦芽糖。

小建中汤

【推荐处方】桂枝 10g，白芍 20g，生甘草 6g，生姜 15g，大枣 30g，饴糖 30g（冲）。水煎，分 2 次温服。（成人剂量）

【适用病症】适用于伴有腹痛、大便干结的瘦弱型多动症儿童。

【应用参考】适用本方的小儿大多体型瘦白，胸廓扁平，头发黄、细软、稀少，容易饥饿而食量小，喜好甜食，容易腹痛，大便干结，舌质柔嫩，苔薄。治疗多动症常可加龙骨、牡蛎、党参、麦芽。

甘麦大枣汤

【推荐处方】生甘草 10g，淮小麦 50g，大枣 30g。水煎，分 2 次温服。（成人剂量）

【适用病症】适用于体瘦肌紧的多动症患儿。

【应用参考】（1）适用本方的患儿体质多瘦弱，腹诊多有腹直肌拘急的征象。

（2）本方具有良好的镇静作用，可使过敏、紧张、兴奋的精神状态恢复正常。

（3）本方治疗小儿多动症可以单独使用，取效后可以改用本方中成药脑乐静口服液。宜嘱患儿平时多食用面制品。

❧ 讨论 ❧

（1）除了以上几首常用方之外，治疗小儿多动症也有应用风引汤、抑肝散、四逆散合半夏厚朴汤、小柴胡升降散、柴胡桂枝汤合芍药甘草汤、血府逐瘀汤、栝楼桂枝汤、防己地黄汤以及《古今录验》续命汤的机会。

（2）推荐处方的用量是普通成人一日用量，3~6 岁小儿用量为成人量的 1/3，6~12 岁儿童用量为成人量的 1/2。

小儿皮疹

儿科疾病中出现皮疹者颇为多见，但其情况较为复杂，包括西医学中风疹、荨麻疹、幼儿急疹、麻疹、药疹、湿疹、手足口病、猩红热等疾病，临床常粗分为斑丘疹（包括斑疹、丘疹）、疱疹（包括大疱、小疱、脓疱）及紫癜等。常用方治如下。

桂枝麻黄各半汤

【推荐处方】桂枝 10g，生白芍 10g，生甘草 6g，生姜 10g，红枣 20g，生麻黄 10g，杏仁 10g。水煎，日 1 剂，分 2~3 次服。（成人剂量）

【临床应用】临床多用于斑丘疹类，其疹色黯淡，不红，不渗出，平时不痒，遇热痒，多表现为斑丘疹，多见于四肢、后背或全身，其人面颊易泛红，体型多偏瘦或中等，肤色多偏黄，汗出不多，或无汗，舌淡苔薄。

桂枝二越婢一汤

【推荐处方】桂枝 10g，生白芍 10g，生甘草 6g，生姜 20g，红枣 20g，生麻黄

10g，生石膏 20g。水煎，日 1 剂，分 2~3 次服。（成人剂量）

【临床应用】临床多用于斑丘疹类，其疹色偏红，遇水或潮湿天气加重，多表现为斑丘疹，多见于四肢、后背或全身，其人面目有浮肿，体型多偏胖或中等，肤色多偏黯，汗出不多，或无汗，舌淡苔薄。

荆防越婢汤

【推荐处方】荆芥 10g，防风 10g，生麻黄 10g，生石膏 20g，生甘草 6g，生姜 10g，大枣 20g。水煎，日 1 剂，分 2~3 次服。（成人剂量）

【临床应用】临床多用于斑丘疹类，其疹色红，遇水、热或潮湿天气加重，多见于面目、后背或全身，其人面目浮肿，体型多胖壮，肤色多偏黯，汗出不多，或无汗，舌淡苔薄。舌苔厚腻者加苍术。

半张防风通圣散

【推荐处方】生麻黄 10g，生石膏 20g，杏仁 10g，生甘草 6，荆芥 10g，防风 10g，桔梗 10g，连翘 15g，薄荷 5g，制大黄 10g。水煎，日 1 剂，分 2~3 次服。（成人剂量）

【临床应用】临床上多用于斑丘疹类、紫癜，其疹色红，遇热或食用高能量饮食加重，多见于四肢、后背或全身，其人面目稍浮肿，体型壮实，肤色多偏黯，易患咽痛、麦粒肿，怕热，口渴，多汗，舌红苔黄，大便干结。

麻黄连翘赤小豆汤

【推荐处方】生麻黄 10g，连翘 30g，杏仁 15g，赤小豆 30g，梓白皮 15g（可用等量桑白皮代替），生甘草 5g，生姜 15g，大枣 15g。水煎，日 1 剂，分 2~3 次服。（成人剂量）

【临床应用】临床上多用于斑丘疹类、疱疹、紫癜，其疹色红，多伴有渗出、糜烂等，遇闷热潮湿天气或食用海鲜加重，多见于四肢、后背或全身，其人体格壮实，肤色多偏黄黯，舌红苔腻，小便黄，大便黏腻不爽。

柴胡桂枝汤

【推荐处方】柴胡 15g，黄芩 10g，姜半夏 10g，党参 10g，生甘草 6g，桂枝 10g，生白芍 10g，生姜 10g，大枣 20g。水煎，分 2~3 次温服。（成人剂量）

【临床应用】多用于风疹、幼儿急疹、荨麻疹、皮炎，其疹多为干燥性，伴脱皮或粗糙等，多发于四肢，尤其是上肢，包括手指掌侧面，甚至手掌。其人一般体型中等或偏瘦，食欲不佳，易患咽喉疼痛、睡眠不安，有汗但不多，怕冷不明显，舌淡而苔白腻，或舌瘦而舌淡黯。

五苓散

【推荐处方】桂枝 12g，茯苓 18g，猪苓 18g，生白术 18g，泽泻 30g。水煎，日1剂，分 2~3 次服。（成人剂量）

【临床应用】临床多用于斑丘疹类，其疹色黯淡，可以呈小水疱样，抓破有渗出，或有水液排泌旺盛或渗出，如泪腺分泌过多、口水偏多等，皮疹多见于四肢、后背或全身。体型多偏瘦或中等，肤色多偏白，细腻，可有汗或无汗，一般较为怕冷，喜饮温水，小便不利，大便偏稀或正常，舌淡胖苔薄。服中药后可频饮米汤加强功效。湿热明显者可加茵陈，即茵陈五苓散；肤色偏黯、食欲不振者可合用小柴胡汤，即柴苓汤。

甘草泻心汤

【推荐处方】黄芩 10g，姜半夏 15g，党参 10g，生甘草 20g，干姜 10g，黄连5g，大枣 20g。水煎，分 2~3 次温服。（成人剂量）

【临床应用】多用于伴有渗出的皮疹，其疹色红，常伴有消化道症状，尤其是脘痞、大便稀黏。

∽ 讨论 ∽

小儿皮疹复杂多样，经方治疗的思路也需要灵活开阔，恰当采用方证辨证、六经辨证、体质辨证，不能单纯盯住皮疹的颜色、形态、温度，从整体出发，切实完善四诊合参，注意患情病理兼夹。小儿天真烂漫，"七情之病"相对较少，大都以饮食或外邪侵袭发病，所以多见痰饮、水湿、湿热、食积，常需考虑表里双解。

适用柴胡桂枝汤的患儿若服用桂枝汤则易出现口角生疮、口干咽燥等"上火"现象，而单服小柴胡汤则易出现倦怠乏力、精神不振。

如果皮疹患儿排泌物或舌苔发黄的特征明显时，常是栀子柏皮汤对病治疗的使用依据。而体瘦、头发细软、舌淡苔薄、腹痛便干者的紫癜，应用小建中汤强健体质常可获得良效。此外，皮疹还可考虑采用外治法辅助治疗。

特应性皮炎

特应性皮炎又名特应性湿疹、遗传过敏性湿疹等，旧称异位性皮炎，是一种慢性、复发性、炎症性皮肤病，患者往往有剧烈瘙痒，严重影响生活质量。通常初发于婴儿期，病情可以迁延到成年，也有成年发病者。患者往往有家族过敏史，如特应性皮炎、过敏性哮喘、过敏性鼻炎、过敏性结膜炎等。患者本人或其家族常可见到以下"特应性"的特点：①有容易罹患哮喘、过敏性鼻炎、湿疹的倾向；②对异种蛋白过敏；③血清中 IgE 升高；④血液中嗜酸性粒细胞增多。患者患部的组织病理表现与皮炎、湿疹一致，无特异性，因此特应性皮炎的诊断主要根据临床表现，皮肤活检诊断价值不大。此外，除了皮肤病变外，患者可同时合并呼吸系统变态反应症状，如哮喘或过敏性鼻炎。

特应性皮炎的临床表现随着不同年龄阶段，有不同的表现特点，一般分为 3 阶段，即：①婴儿期（出生至 2 岁），好发于面颊、额部和头皮，皮疹为干燥或渗出；②儿童期（2 至 12 岁），多发生于肘窝、腘窝和小腿伸侧，皮疹往往干燥肥厚，有明显苔藓样变；③青年与成人期（12 岁以上），皮损主要发生在肘窝、腘窝、颈前等部位，也可发生于躯干、四肢、面部、手背，大部分呈干燥、肥厚性皮炎损害，部分患者也可表现为痒疹样皮疹。常用方治如下。

十味止痒汤

【推荐处方】生麻黄 5g，杏仁 10g，生石膏 20g，生甘草 10g，生苍术 20g，生薏苡仁 20g，连翘 20g，赤小豆 20g，白鲜皮 10g，大枣 20g。水煎，分 2~3 次温服。

【临床应用】本方为越婢加术汤与麻黄连翘赤小豆汤的合方，适用于热性体质倾向者的特应性皮炎患儿，因药房常不备鲜品，生姜可以不用，并不影响疗效。此方相对而言，使用最广，治疗湿疹有不错的效果，通常用于体格壮实、食欲佳、基础健康状况良好、无麻黄禁忌证的特应性皮炎患者。6 周岁以下者，可酌情用 1/5 ~1/2 剂量。皮肤红、干燥、脱屑，扪之热烫，且食欲与消化功能良好者，加生地黄 20~100g；便秘而大便干硬者，加制大黄或生大黄 5~10g（后下）；皮损严重或修复缓慢，心肾功能健全，无水肿者，生甘草加量至 20~30g；小便黄者，加滑石 10~20g；麻黄证（不易出汗、浮肿等）明显且心功能良好，无心慌、心悸者，麻黄可逐步加量至 10~15g；瘙痒感严重者，白鲜皮加量至 15g，赤小豆加量至 30g；兼见哮喘、过敏性鼻炎等呼吸系统疾病与皮炎同时加重者，可异病同治。口鼻分泌物多而清稀者，可加干姜 5g、五味子 5~10g。对婴幼儿患者，应从小剂量用起，麻黄 1~2g 即可起效，无须大剂量。本方宜餐后服用，避免空腹及睡前服用。孕妇及食欲不佳或心肺功能不佳者慎用。

柴朴汤加味方

【推荐处方】荆芥 15g，防风 15g，柴胡 15g，黄芩 10g，生姜 5g，姜半夏 10g，党参 10g，生甘草 5g，大枣 20g，厚朴 15g，茯苓 15g，紫苏叶 15g，薄荷 5g，连翘 20g。水煎，分 2~3 次温服。

【临床应用】适用于体格中等、肤色偏黯的特应性皮炎患者。6 周岁以下者，可酌情用 1/3 ~1/2 剂量。皮肤红、干燥、脱屑，扪之热烫，虽食欲不佳但消化功能基本良好者，可加生地黄 20~60g；皮肤红、汗出而渴、喜冷饮者，加生石膏 20~30g；皮损严重或修复缓慢，心肾功能健全，无水肿者，生甘草加量至 20~30g；小便黄者，加滑石 10~20g；瘙痒感严重者，加白鲜皮 10~15g、赤小豆 20g；痒而渗出严重伴小便黄者，加白鲜皮 10~15g、赤小豆 20g、滑石 15g；兼见小建中汤证者，可同时或交替服用小建中汤。

༺ 讨论 ༻

特应性皮炎病因与发病机制复杂，且往往病情顽固，容易反复，受遗传、饮食、环境、情绪等多重因素影响诱发，一般认为属于难治性疾病，难以根治，临床上以缓解或消除症状、减少和预防复发、提高患者的生活质量为治疗目标。局部外用糖皮质激素是西医学治疗特应性皮炎的一线疗法。外用激素种类多，经济，方便，疗效肯定，但部分患者对其可能产生的不良反应有顾虑。经方治疗特应性皮炎注重体质调理，绝大多数患者为麻黄体质与柴胡体质倾向，遵循体质选方用药安全性高，不良反应小，往往能在不同程度上缓解或消除临床症状，减少和预防复发，提高患者的生活质量。

扁桃体炎　腮腺炎

中医学中扁桃体炎有"乳蛾""喉蛾""蚕蛾""石蛾"之称。病因多为内外合邪，外感风寒，内有郁热，内外合邪致病为多。好发于 5~30 岁，以儿童多见。以秋、冬、春季发病为多，尤以季节转换期、气温变化较大时好发。

西医学认为扁桃体炎有急、慢性之分，急性扁桃体炎是腭扁桃体的炎症，一般由细菌和病毒感染引起，常伴有轻重程度不等的咽部黏膜及咽淋巴结急性炎症。临床可见扁桃体肿大，或红，或有脓点，咽部充血，疼痛，或伴发热恶寒，咳嗽等。慢性扁桃体炎多由急性扁桃体炎反复发作转化而来，临床可见经常咽部不适、异物感、咽干、或痒、或有刺激性咳嗽、口臭等。急性扁桃体炎往往是在慢性扁桃体炎基础上反复发作，所以急、慢性扁桃体炎之间往往存在这样一种相互转化、相互影响的关系。本病急性发作时，如治疗及时得当，可在数日内缓解，但需善后治疗，否则极易反复。

腮腺炎在中医学称"痄腮"，认为是由外感风热毒邪所致，一年四季均可发病，但以冬、春季为主。

西医学认为本病有流行性腮腺炎和非流行性腮腺炎之别。流行性腮腺炎由腮腺炎病毒感染所致，好发于1~15岁的少年儿童，临床以一侧或双侧耳下肿胀疼痛、皮肤热感，或伴有发热为主要表现，具有传染性。无并发症者病程一般1~2周。非流行性腮腺炎由其他病毒或细菌感染所致，一般不传染，成人和儿童均可发病。其临床表现以一侧或双侧耳下肿胀疼痛，有的也有局部皮肤发红而有热感。另外，需要注意的是还有一些成人患者，可能患有一些慢性病，如糖尿病、慢性肝炎、结节病、免疫系统疾病、腮腺导管阻塞等也会出现腮腺肿大。常用方治如下。

葛根汤合小柴胡加石膏汤

【推荐处方】葛根 20g，生麻黄 10g，桂枝 10g，生白芍 10g，柴胡 15~20g，黄芩 10g，姜半夏 10g，党参 10g，生甘草 5g，生姜 15g，大枣 20g，生石膏 20~30g。水煎，分 2~3 次温服。（成人剂量）

【临床应用】适用于扁桃体炎或腮腺炎早期，太阳表寒兼少阳证，症见恶寒发热，无汗头痛，咽痛，扁桃体或腮腺略肿疼痛，以往外感易出现扁桃体炎者，可先用葛根汤合小柴胡汤，根据发热程度与热势可加石膏，还可加连翘、桔梗，表解热退后再转方。适用本方者体格通常较为壮实。

小柴胡汤合升降散

【推荐处方】柴胡 20~40g，黄芩 10g，姜半夏 10g，党参 10g，生甘草 5g，生姜 15g，大枣 20g，僵蚕 6g，蝉蜕 6g，片姜黄 6g，制大黄 6g。水煎，分 2~3 次温服。（成人剂量）

【临床应用】适用于扁桃体炎或腮腺炎急性发作期，表现为咽痛，扁桃体或腮腺肿大，或红肿，畏寒，发热，体温最高可达 39~40℃，并可持续 3~5 日，可伴头痛、呕吐、食欲减退、全身乏力、便秘或大便干结、腰背及四肢疼痛，或伴鼻塞、流涕、咳嗽等症，舌苔黄白而较厚，舌面干而少津，脉数。高热、咽痛明显、口干舌燥者，可加连翘、石膏、桔梗；咽部及扁桃体红肿明显、高热者，可加黄连；

扁桃体表面有黄白色小脓点者可合用排脓散；若扁桃体及咽部黏膜不是很红，可加桂枝5~10g以通阳散结，以加速脓溃排出。

小柴胡加连翘桔梗汤

【推荐处方】柴胡20~40g，黄芩10g，姜半夏10g，党参10g，生甘草5g，生姜15g，大枣20g，连翘15~30g，桔梗10g。水煎，分2~3次温服。（成人剂量）

【临床应用】适用于急性扁桃体炎缓解期及慢性扁桃体炎，表现为经常咽部不适，或有异物感，或咽干，咽痒，常清嗓子，或刺激性咳嗽，口臭，扁桃体肿大或略痛，或呼吸不够通畅，易打鼾，或容易疲劳，或有头痛，舌苔白或淡黄。本方柴胡剂量应减为10~15g，黄芩用6~10g；咽部异物感明显或有痰者，可合半夏厚朴汤。

小柴胡加石膏连翘汤

【推荐处方】柴胡20~40g，黄芩10g，姜半夏10g，党参10g，生甘草5g，生姜15g，大枣20g，生石膏15~30g，连翘15~30g。水煎，分2~3次温服。（成人剂量）

【临床应用】适用于各种腮腺炎：①流行性腮腺炎，部分患者有发热、头痛、无力、食欲不振等前驱症状，有的患者体温可高达40℃，此时腮腺肿大，以耳垂为中心，向前、后、下发展，多由一侧再累及对侧，局部皮肤灼热、肿痛，但不红，严重者可影响吞咽；②其他病毒和细菌性腮腺炎反复多次发作也可应用，且常伴咳嗽、扁桃体炎等上呼吸道感染症状；③细菌感染所致的腮腺炎，耳下肿胀疼痛，局部皮肤发红；④由其他慢性病如干燥综合征等所致，也可表现为腮腺炎反复发作，耳下肿胀疼痛。以上情况均可考虑应用本方。伴发热、耳下皮肤灼热肿痛明显者，柴胡、连翘可用至30g，生石膏用至50g；若无发热或低热，表现为耳下肿痛，局部皮肤发红者，可减轻柴胡、石膏用量；伴咳嗽、流清涕而兼桂枝体质者，可加桂枝10g、白芍10g；伴扁桃体炎者，可合升降散；自身免疫性疾病所致者，小柴胡汤用常规剂量，并根据具体情况选用柴朴汤、柴陷汤、柴胡桂枝汤等，同时要加强原发病的治疗。

∽ 讨论 ∾

经方医学认为，扁桃体和腮腺均在柴胡带，其发病也具有"往来寒热""休作有时"的特征，青少年及儿童少阳之气偏盛，一旦感受风寒、风热毒邪，容易结于少阳，正邪相争，处于胶着状态，疾病进入迁延期和慢性化，反复发作、缠绵难愈是其特点。临床所见的扁桃体炎反复发作者，柴胡体质或兼有柴胡体质者多见，他们多为体型中等或偏瘦，同时伴有郁热，每当季节转换，稍受风寒、风热之邪，即易发病，所以易形成发作期、缓解期交替出现的状态。

除流行性腮腺炎感染后一般可获得较持久的免疫力外，其他细菌、病毒或免疫系统疾病造成的腮腺炎均常有反复发作的现象。根据此两种疾病的发病部位、好发人群特征，可以首选小柴胡汤为主方治疗，疗效显著。

急性扁桃体炎缓解后，需善后调治，否则易反复，上述小柴胡加味方可作为善后调治方。慢性扁桃体炎治疗时间相对要更长，因为这类患者扁桃体隐窝有残留病菌，并且往往有上呼吸道多处慢性炎症，如咽炎、鼻炎、鼻窦炎、中耳炎等，很有坚持治疗的必要，从而减少、减轻扁桃体炎的发作。平时注意口腔卫生，季节转换期注意防寒保暖，发病后忌滥用抗生素和激素，适度锻炼身体，增强体质。本病常与其他上呼吸道感染并发，通过询问病史、进行咽诊，应该不难诊断。临床还须警惕并发症的出现，如急性肾炎、风湿热、心脏病等，一旦出现，则另行治疗。若是流行性腮腺炎，应注意隔离，在诊治过程中注意脑膜炎、睾丸炎、胰腺炎等并发症的出现。

妇产科病症

月经病

月经病是指以月经周期、经期、经量的异常或伴经色、经质的异常，月经非生理性停闭，或多次伴随月经周期或于绝经前后所出现的有关症状为特征的一类疾病。常见的疾病有功能失调性子宫出血、闭经、多囊卵巢综合征、痛经、子宫内膜异位症、子宫腺肌病、经前期综合征等。

功能失调性子宫出血是指由于卵巢功能失调而引起的子宫出血，简称"功血"。常表现为月经周期失去正常规律，经量过多，经期延长，甚至不规则阴道流血等。机体内外任何因素影响下丘脑—垂体—卵巢轴的调节功能，均可导致月经失调。

闭经可分为原发性闭经以及继发性闭经。凡年满18岁，或第二性征已发育成熟，2年以上仍未来月经者称原发性闭经；已有规则的月经周期，由于某些原因而停止行经达6个月以上者称继发性闭经。闭经是妇科疾病的常见症状，闭经原因错综复杂，有发育、遗传、内分泌、免疫、精神异常等多种病因，也可由肿瘤、创伤以及药物因素导致。正常月经周期的建立有赖于下丘脑－垂体－卵巢轴之间的神经内分泌调节，以及子宫内膜对性腺激素变化的周期反应，因此无论上述哪一个环节发生变化都可导致闭经，所以对于闭经的诊断和治疗应针对病因。

多囊卵巢综合征是生育年龄妇女常见的一种复杂的内分泌及代谢异常疾病，以慢性无排卵（排卵功能紊乱或丧失）和高雄激素血症（妇女体内男性激素产生过剩）为特征，主要临床表现为月经周期不规律，不孕，多毛/痤疮，属较常见的内分泌疾病。

痛经可分为原发性痛经和继发性痛经。原发性痛经是周期性月经期痛但没有器质性疾病，而继发性痛经常见于子宫内膜异位症、子宫肌瘤、盆腔炎性疾病、子宫腺肌病、子宫内膜息肉和月经流出道梗阻。因此，继发性痛经常伴有其他妇科症状，如性交困难，排尿困难，异常出血，子宫肌瘤或不孕。

当具有生长功能的子宫内膜组织出现在子宫腔被覆黏膜以外的其他部位时，称为子宫内膜异位症，最常发生于盆腔腹膜，也见于卵巢、阴道直肠隔和输尿管。本病常导致不孕症、盆腔痛、痛经，严重影响中青年妇女的健康和生活质量。

子宫腺肌病是子宫内膜腺体和间质侵入子宫肌层形成弥漫或局限性的病变，

是妇科常见病。子宫腺肌病过去多发生于 40 岁以上的经产妇，但近些年呈逐渐年轻化趋势，这可能与剖宫产、人工流产等手术的增多相关。其主要表现为经期延长，月经量增多，部分患者还可能出现月经前后点滴出血。痛经也十分常见，特点是继发性进行性加重的痛经，常在月经来潮前 1 周开始出现，当经期结束，痛经即缓解。

经前期综合征是指妇女在月经周期的后期（黄体期）表现出的一系列生理和情感方面的不适症状，症状与精神和内科疾病无关，并在卵泡期缓解，在月经来潮后自行恢复到没有任何症状状态。经前期综合征是一种生理和社会心理综合因素导致的妇科疾病。

妇科疾病虽然表现在局部，但都与整体有关，经方从调整体质状态入手，常能获良效。对应不同个体特征和病证，治疗月经病常选用下列经方。

温经汤

【推荐处方】吴茱萸 5g，人参 10g，麦冬 20g，制半夏 10g，炙甘草 10g，桂枝 10g，白芍 10g，当归 10g，川芎 10g，牡丹皮 10g，阿胶 10g（烊），生姜 10g。水煎，分 2 次温服。

【适用病症】常用于治疗闭经、不孕症，患者多表现为瘦弱、无排卵、月经量少等。本方也可用于更年期的调理，适用于绝经后的失眠、焦虑，其特点为病程较长，渐进，与情绪关系不密切，无精神刺激诱因，伴有消瘦，皮肤干枯。

【应用参考】闭经而体不消瘦者，可加麻黄 5g、葛根 50g。本方有良好的调经助孕功能，也能养血美容，可用于瘦弱干枯女性的体质调理。伴有月经量少或闭经的女性，症见消瘦、黄褐斑、皱纹、口唇开裂干燥、脱发、手足皲裂、失眠等，也可选用温经汤。服用温经汤后，要多食用猪蹄、羊肉、牛肉、牛筋、鸭爪、鸭翅等富含胶原蛋白的食品。为方便服用，本方可加鹿角胶、大枣、蜂蜜、冰糖等浓煎收膏，也是女性冬令进补的保健品。月经过多或有子宫肌瘤，或经前乳房胀痛者，慎用本方；体型肥满壮实、营养状态好、面色红润者慎用。本方通常给予 1~3 个月量，常服久服方有效。不孕症患者服用本方至妊娠后可停服。

当归芍药散

【推荐处方】当归 10g，白芍 30g，川芎 20g，白术 15g，茯苓 15g，泽泻 20g。水煎，分 2 次温服。也可以散剂用米粥、红酒或酸奶调服，每次 5g，每日 2 次。

【适用病症】适用于以月经量少、腹痛、浮肿、贫血为表现的不孕症，卵巢早衰，功能失调性子宫出血以及胎位不正、胎儿发育不良、先兆流产、习惯性流产、妊娠高血压综合征等。

【应用参考】适用本方者大多脸色黄，缺乏光泽，或眼圈发黯，面部有色斑，或有红斑丘疹，皮肤干燥，有明显的疲劳感，眼睛干涩，甚至嗜睡，面部或两下肢轻微浮肿，容易腹泻或大便不成形，或便秘，或腹痛，或腹胀，月经量少或闭经，性欲减退。如果面色红润，口唇红，容易口舌溃疡者，慎用。伴有月经不调的免疫性肝病、慢性肝炎、肝硬化、桥本甲状腺炎、缺铁性贫血以及痤疮、黄褐斑、脱肛、痔疮等患者也可选用本方。月经延期、困倦、面黄、头项强痛者，合葛根汤；疲劳、怕冷者，合真武汤；免疫性疾病、过敏性疾病反复不愈者，合小柴胡汤。本方原为散剂，也可改用胶囊、丸剂，或改散为汤。散剂常用酒调服，以米酒、黄酒、红葡萄酒为好，对酒精过敏者可以试用酸奶、开水、米粥、蜂蜜等调服。本方用于安胎可用小剂量。服用本方如见腹泻，白芍的用量可酌减。

桂枝茯苓丸

【推荐处方】桂枝 15g，茯苓 15g，赤芍 15g，牡丹皮 15g，桃仁 15g。水煎，分 2 次温服。也可按照传统做成丸，或装胶囊服用。

【适用病症】适用于以腹痛、漏下为表现的胎盘残留、产后恶露不止、子宫内膜增殖症、宫外孕等，以及以腹痛、月经量少色黑为表现的痛经、子宫内膜炎、子宫内膜异位症、慢性盆腔炎、慢性附件炎、卵巢囊肿、子宫肌瘤、多囊卵巢综合征、闭经等。

【应用参考】适用本方者体质不弱，面色多红或黯红，皮肤干燥或起鳞屑，唇色黯红，舌质黯紫等。腹部大体充实，脐两侧，尤以左侧下腹更为充实，触之有抵抗感，主诉大多伴有压痛。便秘、腰痛、腹痛、下肢浮肿者，加制大黄 5g、牛膝 30g；头痛、胸痛、气喘者，加丹参 15g、川芎 15g；月经不通或通而不畅，或两目黯黑、肌肤甲错，或舌上有紫点者，加土鳖虫、水蛭。孕妇慎用或忌用；部分患者可能导致出血、腹泻等，凝血机制障碍者忌用。需要长期服本方者制成蜜丸服用更佳。

黄连阿胶汤

【推荐处方】黄连 5~20g，黄芩 15g，白芍 15g，阿胶 15g，鸡子黄 2 枚。水煎去药渣，化入阿胶，稍冷，入鸡蛋黄 2 个，搅和，分 2 次温服。

【适用病症】适用于卵巢早衰、先兆流产、月经过多、经间期出血、血小板减少导致的月经过多等，大多有出血鲜红或量少质稠等特点。

【应用参考】适用本方者大多唇红，舌红绛，烦躁，失眠多梦，身热，心悸或心动过速，脉数，易于出血，女性多月经提前，血色多鲜红而质地黏稠，或有血块。如舌质淡、脉缓，或月经色淡者慎用。本方黄连的用量较大，煎煮后的药液也甚苦，不能长期服用，等症状缓解后即应减量。月经色鲜红、大便干结者，可加生地黄 30g；伴有皮肤紫癜、血小板减少者，加生大黄 10g。

四逆散

【推荐处方】柴胡 15g，白芍 15g，枳壳 15g，生甘草 10g。水煎，分 2 次温服。亦可散剂用米粥，或酸奶，或红酒等调服，每服 5g，日 2 次。

【适用病症】适用于月经色黑量少，经期紊乱或闭经，月经期头痛，腹痛，失眠，烦躁等，患者大多有精神紧张、工作学习压力大等诱因，月经周期紊乱、经前期综合征患者多见。

【应用参考】本方多用于中青年女性，其人体型中等偏瘦，面色黄或青白，上腹部及两胁下腹肌较紧张，按之较硬，四肢冷，脉多弦。如乏力、腹壁松软者慎用。精神压抑、咽喉有异物感、腹胀、恶心呕吐者，合半夏厚朴汤；经前头痛、腹痛者，合当归芍药散；痤疮者，合桂枝茯苓丸。闭经已久，眼圈黯或面有色斑者，加当归 10g、川芎 10g、桃仁 10g、红花 5g。本方多服久服，有人会出现腹泻、乏力感等，停药后消失。

胶艾汤

【推荐处方】川芎 6~10g，当归 10~15g，芍药 10~20g，阿胶 10~15g（烊），生地黄 10~50g，艾叶 6~10g，甘草 3~6g。水煎，分 2 次温服。

【适用病症】适用于以月经过多或经期过长，淋漓不尽，夹有血块，血色淡红为主要表现的月经失调，排卵期出血，功能失调性子宫出血，先兆流产，产后出血等，常伴腹中痛，腹部按之软弱无力，可有贫血貌，眩晕，动悸，倦怠乏力，舌淡脉弱。

【应用参考】《金匮要略》原文记载："妇人有漏下者，有半产后因续下血都不绝者，有妊娠下血者，假令妊娠腹中痛，为胞阻，胶艾汤主之。"提示本方证为虚寒性出血，往往表现为出血反复发作，绵绵不休，并夹有瘀血，腹软无力，下腹疼痛，由于出血，患者可表现为贫血状态，如眩悸、乏力等。本证患者血虚体质夹有瘀血，故用生地黄、当归、白芍、川芎，寒温并用，强壮补虚，祛瘀止痛，加甘草，合芍药，又加强止痛作用，阿胶、艾叶养血温经止血，与前述之温经汤体质也当仔细鉴别。出血不止者可加炮姜；气虚乏力、心悸者可加人参、茯苓。治疗期间忌食生冷、辛辣之品。

葛根汤

【推荐处方】葛根 20~30g，生麻黄 10g，桂枝 10g，生白芍 10g，生甘草 5g，生姜 15g，大枣 20g。水煎，分 2 次温服。

【适用病症】适用于月经逾期不至或闭经，多囊卵巢综合征见体格壮实、肥胖、痤疮、多毛者。还可用于不孕症、痛经、月经量少、乳汁淤积等。

【应用参考】本方可导致月经提前或量多，月经期当减量服用或停服。月经过多、贫血消瘦者慎用。哺乳期慎用，过量服用可能导致婴儿睡眠易醒或多汗、烦躁等。体弱多病、瘦弱面白、多汗者慎用，心功能不良、心律不齐者也应慎用。本方应餐后服用。服用本方后应嘱咐患者避风寒，多运动出汗。面部痤疮紫黑、小腹部隆起者合桃核承气汤；肥胖、面色黄干燥、贫血、浮肿貌者合当归芍药散。

黄连解毒汤

【推荐处方】黄连 5~10g，黄芩 10~20g，黄柏 5~10g，山栀子 6~12g。水煎，分 2 次温服。

【适用病症】本方多用于功能失调性子宫出血，伴见头痛、眩晕、烦躁、易怒、心悸、失眠、口干、舌红、脉滑数者。

【应用参考】大便干结，或有出血者加生大黄 10g。通常给予 5 日量，出血停止后需要转方调理。食欲不振、贫血、心率缓慢、肝肾功能不全者慎用。

荆芥连翘汤

【推荐处方】荆芥 10g，防风 10g，栀子 10g，黄芩 10g，黄连 5g，黄柏 10g，柴胡 10g，白芍 10g，枳壳 10g，生甘草 5g，当归 10g，生地黄 10g，川芎 10g，白芷 10g，桔梗 10g，薄荷 10g（后下），连翘 15g。水煎，分 2 次服用。

【适用病症】适用于盆腔炎、宫颈糜烂、炎症性不孕症等，大多伴有腰腹坠胀、带下色黄腥臭、月经量多有血块或黏稠，或有性接触出血等表现。人乳头瘤病毒（HPV）感染者也可应用。

【应用参考】适用本方者大多是年轻女性，其人多肤白红油，唇红舌红，食欲旺盛。本方苦寒，服用本方后可能出现食欲不振、胃痛或腹泻等，可减量或停服。贫血、食欲不振、肝肾功能不全者慎用。

❧ 讨论 ❧

月经不调主要包括月经周期和经量的异常，所列常见方证类型，临证需根据不同体质状态选用相应的经方，同时要注意尽早明确疾病诊断。妇科疾病虽然表现在局部，但都与整体有关，经方从调整体质状态入手，常能获得良效，对应不同个体特征和病症特点，选择合适的经方。上述经方仅仅是临床妇科常用举例，实际临床用到的经方很多，需要结合中医内科学和中医妇科学各章节内容选用。

痛经

凡在行经前后或月经期出现周期性小腹疼痛，坠胀，伴腰酸或其他不适，程度较重，以致影响生活和工作质量者称"痛经""经行腹痛"。其痛或引腰骶，甚则剧痛可致昏厥。若月经初潮即周期性出现小腹疼痛者，常属原发性痛经；在育龄期发病者，常为继发性痛经。如果经期仅感小腹或腰部轻微胀痛，属正常现象，不属痛经。

本病是妇科常见病症，原发性痛经以月经初潮后 2~3 年的青年女性为多见；继发性痛经多见于中年妇女。西医学原发性痛经以及子宫内膜异位症、盆腔炎、盆腔淤血综合征等引起的继发性痛经均可参照以下方证辨治。常用方治如下。

桂枝茯苓丸

【推荐处方】桂枝 15g，茯苓 15g，赤芍 15g，牡丹皮 15g，桃仁 15g。水煎，分 2 次温服。

【临床应用】适用的疾病较为广泛，如子宫内膜增殖症、子宫内膜炎、子宫内膜异位症、慢性盆腔炎、慢性附件炎、卵巢囊肿、子宫肌瘤等。中年妇女多见。每于经前或经期小腹胀痛，经量少或行经不畅，经色发污有块，经期延长或漏下不止，或伴痤疮，腰痛，便秘，痔疾。查体常可见到典型的桂枝茯苓丸脸证、腹证、腿证。腹痛拒按、便秘者加大黄；腰膝酸痛者加怀牛膝；面色黄、浮肿貌、月经不调者合当归芍药散。孕妇、月经过多、凝血机制障碍以及体弱、纳呆、易恶心，或腹泻者慎用。

当归芍药散

【推荐处方】当归 10g，白芍 30g，川芎 20g，白术 15g，茯苓 15g，泽泻 20g。水煎，分 2 次温服。也可散剂用米粥、红酒或酸奶调服，每次 5g，每日 2 次。

【临床应用】适用于经期或经后小腹疼痛的多种病症，疼痛喜温喜按，月经量少，色淡或黯，质稀，或伴经期延长，易头晕头痛，身痛怕冷，水肿，多见于当归芍药散体质的中年妇女。带下多如水样者合甘姜苓术汤；易行经感冒发热或心情抑郁不畅者合小柴胡汤；月经延期、困倦、面黄、头项强痛者合葛根汤。服用本方如见腹泻，白芍的用量可酌减。

《千金》内补当归建中汤

【推荐处方】当归 10~20g，桂枝 10~15g，白芍 20~30g，生甘草 5~10g，生姜 15g，大枣 20~30g，饴糖 30~50g（烊冲）。水煎，分 2 次温服。

【临床应用】临床多用于青春期功能性痛经，表现为经行下腹坠痛，或痛引腰背，痛剧则呕吐、腹泻，或伴手足烦热，咽干口燥，食欲不振，大便干结。

《金匮要略》记载："治妇人产后虚羸不足，腹中刺痛不止，吸吸少气，或苦少腹中急摩痛，引腰背，不能食饮，产后一月，日得四五剂为善。令人强壮，宜……若去血过多，崩伤内衄不止，加地黄六两，阿胶二两，合八味，汤成，纳阿胶。若无当归，以川芎代之；若无生姜，以干姜代之。"其人多为桂枝体质，经量过多或鼻衄者加生地黄、阿胶；面色萎黄、肌肉松软、自汗盗汗者加黄芪。对肥满之人，或烦躁，口渴引饮，舌红，苔干或黄腻者，当忌用或慎用。

温经汤

【推荐处方】吴茱萸 5g，党参 15g，麦冬 20g，姜半夏 10g，生甘草 10g，桂枝 10g，白芍 10g，当归 10g，川芎 10g，牡丹皮 10g，阿胶 10g（烊），生姜 10g。水煎，分 2 次温服。

【临床应用】临床多用于痛经兼患有月经失调、不孕症、子宫发育不良、慢性盆腔炎等疾病的患者，痛经的特点为经期或经后小腹冷痛，腰骶发凉，得热痛减，经期后延或经量过少，质稀，常伴腰膝酸软，性欲低下，大便干稀不调。其人偏虚弱，且虚弱程度较当归建中汤证者更进一步。小腹冷痛、恶寒严重者合麻黄细辛附子汤；体型不瘦，痤疮多，或月经稀发者合葛根汤；左下腹拘急疼痛、大便干者合桂枝茯苓丸。子宫肌瘤、经前乳房胀痛、体型肥满壮实且面色红润者慎用本方。不孕症患者服用本方如妊娠后一般停服。

当归四逆汤

【推荐处方】当归 10~15g，桂枝 10~15g，生白芍 10~15g，生甘草 5~10g，通草 5g，细辛 5g，大枣 20~30g。水煎，分 2 次温服。

【临床应用】适用于痛经表现为经前数日或经期下腹冷痛，得暖则缓，经色黯黑有块，手足厥冷者。多见于青春期功能性痛经及慢性盆腔炎导致的痛经。其人多面色苍白，手足厥冷，四肢末梢皮肤、指甲发绀或生冻疮而脉沉细。病程久或腹部冷痛严重，或伴头痛、呕吐者加吴茱萸、生姜、酒成当归四逆加吴茱萸生姜汤。为防止细辛中毒，本方只能用汤剂，细辛剂量在5g左右，快速型心律失常者慎用。

四逆散

【推荐处方】柴胡15g，生白芍15g，枳壳15g，生甘草5~10g。水煎，分2次温服。

【临床应用】适用于各种痛经，表现为经前或经期下腹疼痛，经行不畅，经前乳房胀痛，且痛经随情绪紧张或生气明显加重。常见于四逆散体质的年轻女性。头晕头痛、面黄浮肿者合当归芍药散；胸闷腹胀、咽部异物感者合半夏厚朴汤；胸闷、烦躁、不眠者合栀子厚朴汤；下腹部充实、行经血块多、子宫肌瘤、卵巢囊肿者合桂枝茯苓丸。

黄芩汤

【推荐处方】黄芩10~20g，生白芍20~30g，生甘草5~10g，大枣15~30g。水煎，分2次温服。

【临床应用】临床常用于月经失调、子宫内膜炎、附件炎等疾病导致的痛经，表现为经期小腹痛，经量多，经色鲜红，质稠，或伴大血块，或月经先期，经期延长，平时带下多，色黄或秽臭。其人体质较好，唇舌通红，容易烦躁不眠，齿龈出血，脉滑数。经量过多者加生地黄、阿胶；便秘者加大黄；烦热不眠者加黄连、阿胶。本方白芍剂量宜大，常用量为30g。精神倦怠、口唇黯淡、脉沉缓者慎用。

⤷⁓ 讨论 ⁓⤶

痛经的诊疗首先要尽量明确诊断，特别是继发性痛经，需要详细了解患者生活习惯，有无精神紧张、过劳、经期产后冒雨涉水、过食寒凉等情况，记录有无盆腔炎病史、妇科手术史以及婚育史等信息。要了解周期性疼痛发作的规律、伴随症状、程度、部位以及疼痛性质，如绞痛、刺痛、灼痛、隐痛、坠痛、冷痛，是否拒按、得温痛减等特点。必要的妇科检查与超声检查等有助于继发性痛经的诊断。而阑尾炎、肠粘连、宫外孕、子宫肌瘤、附件炎、卵巢恶性肿瘤、直肠癌等出现的腹痛亦可发生在经期或于经期加重，应注意鉴别。痛经的经方治疗除了上述七首方剂外，还有桂枝加葛根汤、葛根汤、五积散、麻黄细辛附子汤、乌头汤、柴胡加龙骨牡蛎汤、八味活血汤、八味除烦汤、桃核承气汤、胶艾汤等，临床使用时可参考月经病以及内科病症各章节。

多囊卵巢综合征

多囊卵巢综合征是妇科常见的内分泌代谢疾病，临床表现呈异质性和多态性，以月经紊乱、不孕、多毛、肥胖、双侧卵巢持续增大以及雄激素过多、持续无排卵为特征，不但严重影响患者的生殖功能，而且雌激素依赖性肿瘤，如子宫内膜癌发病率增加，相关的代谢失调，如糖脂代谢异常、心血管疾病风险也增加。多囊卵巢综合征在育龄妇女中的发病率为5%~10%（中国尚无确切患病率报道），占无排卵性不孕症患者的30%~60%，隶属于中医学"月经失调""闭经""不孕"等病症范畴。多囊卵巢综合征的确切病因尚不清楚，有研究认为，其可能是由于某些遗传基因与环境因素相互作用引起的。常用方治如下。

五积散

【推荐处方】生麻黄10g，桂枝10g，甘草10g，苍术40g，厚朴15g，陈皮15g，制半夏10g，茯苓10g，枳壳15g，当归10g，白芍10g，川芎10g，白芷10g，桔梗10g，干姜5g，生姜10g。水煎，分2次餐后温服。

【临床应用】五积散为治寒湿痰阻型多囊卵囊综合征常用方，患者通常表现为月经后期，量少，经血黏腻，甚或闭经，婚久不孕，或带下量多，形体肥胖，腹壁肥厚松软，小腹、腰部或有冷感，子宫偏小，面色黄黯，精神萎靡，皮肤多干燥粗糙，或多毛，身体困重，恶寒，不易出汗，或胸闷，口腻多痰，小便正常，大便易溏，常同时患有代谢性疾病，舌淡，苔白腻，脉象细濡而滑。

防风通圣散

【推荐处方】生麻黄10g，荆芥10g，防风10g，生石膏20g，六一散15g（包），白芍15g，当归10g，栀子10g，黄芩10g，连翘15g，薄荷10g（后下），川芎10g，桔梗10g，白术10g，制大黄10g，玄明粉5~10g（分冲）。水煎，分2次餐后温服。或服用市售丸剂。

【临床应用】防风通圣散为治九窍郁闭、毒热内蕴型多囊卵巢综合征的常用方，患者通常表现为月经后期，量少，甚或闭经，婚久不孕，或带下量多，体型壮实肥胖，腹壁肥厚，按之有力，脐部尤其饱满，四肢皮肤粗糙、干燥，面色红，有油光，眼结膜易充血，眉毛头发浓密，体毛明显，较少出汗，皮肤易过敏而生红疹，瘙痒，易生痤疮，精力旺盛，性格开朗或偏急躁，大便秘结，或大便黏臭不畅，易患代谢性疾病，舌苔黄腻，舌质红，脉象弦滑。

葛根汤合桂枝茯苓丸

【推荐处方】葛根 30g，生麻黄 10g，桂枝 10g，赤芍 10g，牡丹皮 10g，茯苓 10g，桃仁 10g，生甘草 5g，生姜 10g，大枣 20g。水煎，分 2 次餐后温服。

【临床应用】葛根汤合桂枝茯苓丸为治外寒内瘀型多囊卵巢综合征的常用方，患者通常表现为月经后期，量少，甚或闭经，多伴痛经，体格强健，以年轻人多见，面色黄黯或黯红，皮肤粗糙干燥，背部以及面部多有痤疮，疮色红或黯红，易困倦，易有头项、腰背拘急疼痛，大便秘结或溏稀黏臭，舌苔薄，舌质红，或有瘀斑、瘀点，脉象弦。

大柴胡汤合桂枝茯苓丸

【推荐处方】柴胡 15g，黄芩 10g，枳实 15g，制半夏 10g，赤芍 15g，大黄 10g，桂枝 15g，茯苓 15g，牡丹皮 15g，桃仁 15g，生姜 10g，大枣 20g。水煎，分 2 次服。

【临床应用】大柴胡汤合桂枝茯苓丸为治气滞血瘀、湿热内蕴型多囊卵巢综合征的常用方，患者通常表现为月经后期，量少，色紫红，有血块，月经不畅或闭经，经行时而腹痛，婚后不孕，体格强健，面色黯红或发青，皮肤干燥，以下肢皮肤为甚，痤疮少发，精神抑郁，烦躁易怒，胸胁胀痛，乳房胀痛，上腹部充实，腹肌易紧张，按压有抵抗感或不适感，进食后易腹胀，或嗳气，毛发浓密，易大便闭结，舌质紫黯，夹有瘀点，舌底静脉迂曲，脉沉弦或沉涩。

∽❀ 讨论 ❀∽

多囊卵巢综合征通常病程迁延，除了出现上述几个方证类型外，还有很多方证表现，如桃核承气汤、五苓散、当归芍药散、麻黄细辛附子汤、阳和汤常有合方的机会，再如白虎汤、桂苓甘露饮、三黄四逆汤、金匮肾气丸、更年方、温经汤等方证亦不少见。多囊卵巢综合征的病理复杂，通常虚实夹杂，表里同病，寒热相盖，痰瘀交织，接诊需要丰富的临床经验与转方技巧以及医患双方的信任配合。对于育龄期患者来说，生育是重要的环节，调经意在种子。青春期和生育后的月经失调重在调经，以调畅月经为先，恢复周期为根本。多囊卵巢综合征患者无论是否有生育要求，首先均应进行生活方式调整，戒烟，戒酒。肥胖患者通过低热量饮食和耗能锻炼，降低全部体重的 5% 或更多，以改变或减轻月经紊乱、多毛、痤疮等症状，并有利于不孕症的治疗。减轻体重至正常范围，可以改善胰岛素抵抗，阻止多囊卵巢综合征长期发展的不良后果，如糖尿病、高血压、高血脂和心血管疾病等代谢综合征。

盆腔炎性疾病与后遗症

盆腔炎性疾病是女性内生殖器（子宫、输卵管、卵巢）及其周围结缔组织、盆腔腹膜炎症的总称，曾被称为急性盆腔炎，包括子宫内膜炎、输卵管炎、输卵管卵巢脓肿、盆腔结缔组织炎和盆腔腹膜炎。最常见的是输卵管炎，炎症可局限于一个部位、几个部位，或波及整个盆腔脏器。本病因经期、产后、流产后或手术损伤，体质虚弱，血室正开，余血浊液未净，摄生不慎，感染邪毒，或宫腔内手术消毒不严，或术后不注意卫生，致邪毒入侵，蕴结冲任、胞宫、胞脉。

盆腔炎性疾病的遗留病变，以往称为慢性盆腔炎，常为急性盆腔炎未能彻底治疗或患者体质较差，病程迁延所致，但亦有无急性盆腔炎症病史，初始即表现为慢性炎性病变者。盆腔炎性疾病后遗症较为顽固，当机体抵抗力低下时，可急性发作。根据发病部位及病理不同，可分为慢性输卵管炎与输卵管积水、输卵管卵巢炎及输卵管卵巢囊肿、慢性盆腔结缔组织炎。常用方治如下。

大黄牡丹汤

【推荐处方】生大黄 12~20g，牡丹皮 10~15g，桃仁 10~15g，冬瓜子 20~30g，芒硝 6~10g（分冲）。前 4 味药水煎去渣，溶入芒硝，煮沸溶尽芒硝，水煎，分 2 次温服。

【临床应用】常用于盆腔炎性疾病和盆腔淤血综合征，症见下腹疼痛，按压加重或拒按，大便干结或便秘，可有寒战高热，口苦咽干，带下量多，色黄如脓，或赤白兼杂，质黏稠，臭秽，月经量多，或淋漓不净，尿赤，舌红，苔黄腻。本方与四逆散、大柴胡汤、薏苡附子败酱散、五味消毒饮等方剂常有合方使用的机会。

猪苓汤合栀子柏皮汤

【推荐处方】猪苓 15g，茯苓 15g，泽泻 15g，滑石 20g，连翘 30g，栀子 15g，黄柏 10g。水煎，分 2 次服。

【临床应用】本方适用于盆腔炎性疾病表现为湿热内蕴证，通常表现有下腹疼痛不适或连及腰部不适，带下量多或不多，色黄或有异味，尿赤便溏，舌红或淡红，或黯红，苔腻润，脉尚有力。本方治盆腔炎性疾病后遗症时常与桂枝茯苓丸合方应用。

桂枝茯苓丸合当归贝母苦参丸

【推荐处方】桂枝 12g，茯苓 12g，牡丹皮 12g，桃仁 12g，生白芍 12~30g，当归 10g，浙贝母 10g，苦参 10g。水煎，分 2 次服。

【临床应用】适用于盆腔炎性疾病，常伴有便干，膝凉，下腹持续疼痛拒按，或经行不畅，或量多有块，舌紫黯，或有瘀斑瘀点，少腹部充实，按压有抵抗感或压痛。方中药物剂量可灵活调整，以大便通畅为佳，疼痛明显者生白芍可用至30g。本方也有与四逆散、薏苡附子败酱散合方使用的机会。

大柴胡汤合桂枝茯苓丸

【推荐处方】柴胡 15g，黄芩 10g，枳实 15g，制半夏 10g，赤芍 15g，大黄 10g，桂枝 15g，茯苓 15g，牡丹皮 15g，桃仁 15g，生姜 10g，大枣 20g。水煎，分 2 次服。

【临床应用】适用于盆腔炎性疾病或后遗症体格胖壮者，通常表现为少腹胀痛或刺痛，拒按，或痛连腰骶，经期加重，经血量多有块，血块排出痛减，带下量多，色黄，婚久不孕，经前胸胁、乳房胀痛，情志抑郁，或烦躁易怒，舌质紫黯，或有瘀点瘀斑，苔薄，脉弦涩。

薏苡附子败酱散

【推荐处方】制附片 3~5g，生薏苡仁 30g，败酱草 30g。水煎，分 2 次服。

【临床应用】适用于盆腔炎性疾病后遗症期，通常表现为少腹冷痛，或坠胀疼痛，腰骶冷痛，得温则减，经行加重，月经错后，量少色黯，畏寒肢冷，或神疲乏力，带下量多，色白质稀或淡黄，舌黯苔白，脉沉弦或沉紧。本方常合方应用，多与当归芍药散、桂枝茯苓丸、少腹逐瘀汤合用。

当归芍药散

【推荐处方】当归 10g，白芍 30~50g，川芎 20g，白术 15g，茯苓 15g，泽泻 20g。水煎，分 2 次温服。

【临床应用】适用于盆腔炎性疾病后遗症期，通常表现为腹中隐痛，疲乏头昏，或头眩心悸，口渴而小便不利，或浮肿腹泻，或月经失调，伴见疲劳，大便稀溏，精神不振。病程久远者合真武汤；对小腹冷痛绵绵、喜暖喜按、带下量多、色白质稀、畏寒肢冷、舌淡者还可合用阳和汤。

⌒∽ 讨论 ∽⌒

盆腔炎性疾病接诊时要注意鉴别诊断，急性期需要与急性阑尾炎、异位妊娠、卵巢囊肿蒂扭转或破裂鉴别。而慢性期或后遗症期需要与子宫内膜异位症、盆腔淤血综合征、陈旧性异位妊娠鉴别。急性期主要为邪毒感染所致的里实热证，发病急，病势重，如治疗不及时易致邪毒内陷，逆传心包，或遗留后遗症，反复发作，导致不孕或后续引发异位妊娠，病情急重者可考虑中西医结合治疗。后遗症期为湿热余毒残留，与冲任胞宫气血搏结，凝滞不去，日久成瘀，形成虚实错杂之证，但以血瘀为关键，治疗时以祛瘀为主，常多法并用，标本兼顾，综合施治。

妊娠恶阻

妊娠早期出现严重恶心呕吐，头晕厌食，甚则食入即吐者，称为"妊娠恶阻"。在停经 38 日开始出现早孕反应，逐渐加重，甚至频繁呕吐，不能进食，严重者可引起水电解质紊乱、代谢性酸中毒、急性肾衰竭，亦可导致严重的维生素缺乏症、凝血功能障碍，进而危及孕妇生命。需要及时有效处理，除了支持疗法外，中医学可采取综合治疗手段积极治疗，经方治疗不是见呕止呕，而是抓住患者体质及其方证表现，强调方证相应，中病即止。常用方治如下。

连苏饮

【推荐处方】黄连 1g，紫苏叶 3g。沸水泡，小口分次温服。

【临床应用】适用于妊娠呕吐，尤其是初期、全身情况尚可者。

干姜人参半夏丸

【推荐处方】干姜 10g，人参 10g，姜半夏 12g。水煎，分多次温服。

【临床应用】本方适用于妊娠呕吐伴见呕吐物清稀如水，口内清水上犯，口不渴或渴不欲饮，舌色不红而苔白滑，面白神萎，证属虚寒所致者，多伴见眩晕、痞满、腹痛等症状。《金匮要略·妇人妊娠病脉证并治篇》曰："妊娠呕吐不止，干姜人参半夏丸主之。"

桂枝汤

【推荐处方】桂枝 12g，炒白芍 12g，生甘草 10g，生姜 15g，大枣 20g。水煎，分 2~3 次温服。

【临床应用】多用于桂枝体质者的妊娠呕吐。《金匮要略·妊娠病脉证并治篇》曰："妇人得平脉，阴脉小弱，其人渴，不能食，无寒热，名妊娠，桂枝汤主之。"

半夏泻心汤

【推荐处方】姜半夏 12g，黄连 3g，黄芩 10g，干姜 6g，党参 12g，生甘草 6g，大枣 20g。水煎，多次温服。

【临床应用】适用于呕吐伴心下痞，其人唇舌色红，或伴有睡眠障碍及腹泻，舌苔黄腻者。

麦门冬汤

【推荐处方】麦冬 20~60g，姜半夏 10~15g，党参 10g，生甘草 10g，粳米 30g，大枣 20g。水煎，分多次温服。

【临床应用】适用于干呕，食欲不振，形体羸瘦而皮肤干枯，营养不良，大便干结，舌红苔少，脉细数者。

五苓散

【推荐处方】桂枝 12g，猪苓 18g，泽泻 30g，白术 18g，茯苓 18g。水煎，分多次温服。用散剂更佳。

【临床应用】适用于呕逆吐水，口渴腹泻，汗出而小便不利，舌质多淡，或胖有齿痕，呕吐清水者。

◎ 讨论 ◎

除以上经方外，尚有小半夏汤、小半夏加茯苓饮、大黄甘草汤、小柴胡汤、柴胡桂枝汤、橘皮竹茹汤、理中丸、竹叶石膏汤、竹皮大丸、甘麦大枣汤、乌梅丸以及后世的香砂六君子汤等，均有治疗妊娠恶阻的机会，还可参考内科病症中的呕吐章节，辨证选方。妊娠恶阻患者需要注意饮食宜清淡，忌肥甘厚腻，进食少量多餐，富含营养。医者处方宜恰当，方准药精，衰其大半而终止，以免伤胎。对于有脱水及伴有电解质紊乱者，须结合补液及纠正水电解质紊乱的措施以扶正支持治疗。

产后病

产妇在新产后或产褥期发生与分娩或产褥有关的疾病，称为产后病。常见的产后病有产后恶露不绝、产后发热、产后汗证、产后身痛、产后关节痛、产后腹痛、产后头痛、产后抑郁、产后排尿异常、产后便秘、缺乳症、乳汁淤积、急性乳腺炎等多种。常用方治如下。

桂枝加附子汤

【推荐处方】桂枝 15g，炒白芍 15g，生甘草 10g，制附片 10g，生姜 15g，大枣 30g。水煎，分 2 次温服。

【临床应用】适用于产后汗证与产后诸痛证。产后汗出动则加剧，汗出湿冷，时有恶风身冷，气短懒言，面色㿠白，倦怠乏力；产后肢体关节疼痛，或冷痛剧烈，得热则舒，伴恶寒怕风，舌淡苔薄，脉细弱。如汗出较多者，可加黄芪；伴失眠、心悸者可加龙骨、牡蛎各 15g。

黄芪桂枝五物汤

【推荐处方】生黄芪 30~60g，桂枝 15g，赤芍 15g，生姜 30g，大枣 20g。水煎，分 2 次温服。

【临床应用】适用于产后汗证与产后诸痛证，症见遍身关节酸楚、疼痛，或浮肿，肢体麻木，面色萎黄，头晕心悸，自汗，舌淡苔薄，脉细弱。

胶艾汤

【推荐处方】川芎 10g，阿胶 10g，甘草 10g，艾叶 15g，当归 15g，白芍 20g，干地黄 20g。以水 800ml，或水 500ml，加米酒 300ml，煮取汤液 300ml，去滓，化入阿胶，分 2~3 次温服。

【临床应用】适用于产后恶露不绝，其人面黄，贫血貌，皮肤干燥，缺乏光泽，头晕，心悸，失眠，怕冷，腹痛，连及腰背，腹部软弱无力，出血断续而下，黯淡如水，脉细，唇舌淡白。血色红质黏，或血凝如鸡肝者，慎用本方，或加黄芩 15g；唇舌苍白、冷汗淋漓、脉微弱者，加红参 10g、制附子 10g；舌苔白、腹冷痛者，加炮姜 10g。

枳实芍药散

【推荐处方】枳壳 30g，生白芍 30g。以水 600ml，煮取汤液 300ml，分 2～3 次温服。也可研成细末，用米粥或蜂蜜调服，每次 5g，每日 2～3 次。

【临床应用】适用于产后自觉少腹部胀痛，腹部肌肉紧张，按压疼痛，常伴有便秘、呕吐、不能进食、舌苔厚等。疼痛剧烈者，本方用量可加倍。精神萎靡、贫血者慎用。

下瘀血汤

【推荐处方】酒制大黄 10g，桃仁 15g，土鳖虫 15g。以水 300ml、黄酒 200ml，煮取汤液 300ml，分 2 次温服。或 3 味药共研细末，加白蜜 1 汤匙、黄酒 250ml，煎后带滓服之。

【临床应用】适用于产后恶露不净、产后腹痛、胎盘残留、不全流产等。产后烦满，口渴欲饮，素有经水不利，大便秘结，小腹部充实、疼痛，其人两目黯黑，皮肤干燥，舌质青紫或有瘀斑、瘀点，脉弦或涩，脉来有力。服药后可能出现便血，或尿血，或阴道内有血块或膜样组织流出。

∽◦ 讨论 ◦∽

"新产血虚，多汗出，喜中风故令病痉。"病痉、大便难、郁冒新产三病首载于《金匮要略》，有"产后病脉证并治"专篇。除了上述介绍的几首方剂外，产后发热、产后汗证、产后身痛、产后关节痛、产后腹痛、产后头痛、产后抑郁、产后排尿异常、产后便秘等请参考内科病症篇的各相关章节。

更年期综合征

女性更年期综合征指妇女绝经前后出现性激素波动或减少所致的一系列以自主神经系统功能紊乱为主，伴有神经心理症状的一组症候群。女性更年期综合征多见于 46~50 岁，近年来有发病年龄提早、发病率上升的趋势。传统中医学认为天癸是主导人体生殖的重要物质，女子在七七左右，会出现天癸竭的生理变化，产生以烘热汗出、烦躁、月经紊乱为主要特征的一组症候群。许多女性患者常受本病困扰，如果调养不慎，延期不愈，会极大影响更年期后的老年生活质量。常用方治如下。

桂枝加龙骨牡蛎汤

【推荐处方】桂枝 15g，白芍 15g，生甘草 5g，生姜 15g，大枣 20g，龙骨 15g，牡蛎 15g。水煎，分 2 次温服。

【临床应用】多用于肤白体弱的更年期患者，症见更年期出现精神疲倦，眠浅多梦，短气汗出，怕冷，苔薄脉空，脐腹部动悸感明显。伴见食欲不振者，加党参、山药；伴见汗多、短气、头昏眼花者加五味子。

桂枝加附子汤加味方

【推荐处方】制附片 10g，桂枝 15g，白芍 15g，生甘草 5g，龙骨 15g，牡蛎 15g，淫羊藿 15g，巴戟天 15g，生姜 15g，大枣 20g。水煎，分 2～3 次温服。

【临床应用】本方为治疗更年期综合征的常用方，治疗更年期高血压也有较好的疗效。适用于更年期综合征，症见面色黄黯，精神萎靡，疲倦困乏，关节冷痛，心慌失眠，潮热多汗，脉沉者。头晕、浮肿者，合真武汤；月经不调、面目及下肢浮肿、便秘者，合当归芍药散；面黄、浮肿、恶寒、无汗、易疲倦者，合麻黄附子甘草汤；腰冷者合甘姜苓术汤。满面红光、脉浮滑者慎用本方。

温经汤

【推荐处方】吴茱萸 5g，人参 10g 或党参 15g，麦冬 20g，制半夏 10g，炙甘草 10g，桂枝 10g，白芍 10g，当归 10g，川芎 10g，牡丹皮 10g，阿胶 10g（烊），生姜 10g。水煎，分 2 次温服。

【临床应用】用于更年期的调理，适用于绝经后失眠、焦虑、消瘦患者，常伴有消瘦、皮肤干枯、口唇开裂干燥、脱发、手足皲裂等。大便不成形者，加葛根 30g；对绝经后妇女患胃肠病经常规治疗无效者也可选用温经汤，其特点是反复腹泻，抗生素治疗无效，无黏液，与情绪无关，多伴有体重下降，排除肠道癌症。如胃痛绵绵不止，食欲不振，反流，消瘦，大便不成形，常规胃药治疗无效，检查多为萎缩性胃炎者，也可考虑应用温经汤以强壮托人。服用温经汤的患者，建议多食用富含胶原蛋白的食品。本方可加鹿角胶、大枣、蜂蜜、冰糖等，浓煎收膏以方便服用。

半夏厚朴汤合栀子厚朴汤加味方

【推荐处方】生山栀 15g，黄芩 10g，连翘 15g，枳壳 15g，姜半夏 15g，茯苓 15g，厚朴 15g，苏梗 15g。水煎，分 2～5 次温服。

【临床应用】适用于更年期综合征出现失眠焦虑、烘热汗出、胸闷腹胀、易惊易躁、多疑多虑、心慌盗汗等，其人无枯瘦之态，面容滋润，唇舌多红，舌苔黏腻，脉多滑利。

柴胡加龙骨牡蛎汤

【推荐处方】柴胡 15g，姜半夏 10g，党参 10g，黄芩 10g，茯苓 10g，桂枝 10g，龙骨 10g，牡蛎 10g，制大黄 10g，生姜 10g，大枣 15g。水煎，分 2~3 次温服。

如便秘，用生大黄，后下。

【临床应用】适用于以抑郁、睡眠障碍为主要表现的更年期综合征患者，可伴见疲乏怕冷、惊恐心悸、胸闷头昏等诸多不适，多见于柴胡体质或柴桂复合体质者。腹泻、消瘦、食欲不振者，去大黄，加甘草；焦虑不安、胸闷腹胀者，合栀子厚朴汤。

∽ 讨论 ∽

女性更年期指女性的卵巢功能从旺盛状态衰退到完全消失的一个过渡时期。女性更年期综合征是指女性在绝经前后，由于性激素含量减少导致一系列精神及躯体表现，如自主神经功能紊乱、生殖系统萎缩等，还可能出现一系列生理和心理方面的变化，如焦虑、抑郁和睡眠障碍等。初诊时的宣教非常必要，要让患者明白，更年期是一个正常的生理变化过程，出现一些症状是不可避免的，不必过分担忧和恐惧，要保持豁达、乐观的良好心态，积极采用中医药调治。烘热汗出与夜间汗出均为惊悸与上冲的表现，这类症状是更年期综合征的标志性症状，也是观察病情好转与否的重要指征。除了上述几首常用方外，还有如真武汤、半夏厚朴汤、甘麦大枣汤、百合剂、地黄剂等均可辨证选用。

男科病症

男科病主要分为三大类：第一，性生理和性心理疾病，性功能障碍，如阳痿（男性勃起功能障碍）、早泄、性欲减退、不射精症、异常勃起等。第二，男性不育，如免疫性不育、精液液化不良、精子不足、精子成活率低等。第三，男性生殖系统内外科疾病，如前列腺炎症、肿瘤、增生肥大、囊肿以及龟头炎、遗精、附睾炎、精囊炎、精索静脉曲张等。

男科疾病虽然表现在局部，但常与整体有关。经方治疗男科病特别能凸显身心整体调节，本着方证相应、有是证用是方的原则，在识别身心状态的前提下，结合具体疾病，往往能取得较好的疗效。治疗男科病常选用下列经方。

桂枝加龙骨牡蛎汤

【推荐处方】桂枝 15g，白芍 15g，炙甘草 10g，生姜 15g，大枣 20g，龙骨 15g，牡蛎 15g。水煎，分 2~3 次温服。

【适用病症】适用于体质瘦弱的早泄阳痿、遗精、性梦、慢性前列腺炎患者，精子活力低或畸形率高者，也可以选用。

【应用参考】适用本方者大多体型偏瘦，皮肤白皙湿润，毛发细软、发黄、稀少，容易脱落，腹直肌紧张，小腹部尤其明显，腹主动脉搏动明显，脉象空大无力，容易出汗，特别是性生活后多汗，汗后心慌头晕以及性梦是本方适用人群的特征。如有小便涩痛、会阴部坠胀、舌咽充血者，可以合滋肾丸（黄柏，知母，肉桂）。如有瘀血，见面黯红，或痤疮多，可合桂枝茯苓丸。服药的同时，嘱咐患者节制性生活，运动量不宜过大，避免大量发汗，注意睡眠充足。

四逆散合半夏厚朴汤

【推荐处方】柴胡 15g，白芍 15g，枳壳 15g，生甘草 5g，姜半夏 15g，茯苓 15g，厚朴 15g，紫苏 15g。水煎，分 2~3 次温服。

【临床应用】常用于情绪抑郁低落、咽喉有异物感、胸闷腹胀、肢冷脉弦、腹肌偏紧的阳痿患者。本方治疗阳痿，通常用原方，慎加味。伴有心烦失眠、舌红者，加生山栀 12~15g。服用本方者常需配合心理疏导。

柴胡加龙骨牡蛎汤

【推荐处方】柴胡 15g，黄芩 10g，姜半夏 10g，党参 10g，茯苓 15g，桂枝或肉桂 10g，龙骨 10g，牡蛎 10g，制大黄 10g，生姜 15g，大枣 30g。水煎，分 2~3 次温服。

【适用病症】适用于伴有抑郁倾向、睡眠障碍的性功能不良或精子活力低下患者。慢性前列腺炎久治不愈，只要伴有失眠乏力、怕冷、意欲低下、记忆力下降、头昏失眠、面色黄者，都可以考虑使用本方。

【应用参考】本方能提高情趣，增加性欲。如果大便不成形，可以去大黄，加甘草。

温胆汤

【推荐处方】姜半夏 15~30g，茯苓 20g，陈皮 15g，甘草 5g，枳壳 15g，竹茹 10g，生姜 10g，大枣 20g。水煎，分 2~3 次温服。

【临床应用】常用于半夏体质的阳痿患者。兼见腹胀、咽喉异物感者，合半夏厚朴汤；见失眠口苦、胸闷烦躁、舌红苔厚腻者，加黄连 3~5g；兼见嗜睡、面黄、乏力、脉缓者，加麻黄 5g。配合对患者进行心理疏导则疗效更佳。

葛根汤

【推荐处方】生葛根 30~60g，生麻黄 10g，桂枝 10g，白芍或赤芍 10g，生甘草 5g，生姜 15g，大枣 20g。水煎，餐后分 2 次温服。

【临床应用】本方适用于体格不弱的阳痿患者，其人体格壮胖，身困体倦而咽部不红，以从事体力劳动或平素身体强壮的青壮年以及酒客等应用的机会较多。本方具性兴奋效应，但一定要辨证用方，且不能长期服用，服用 1~2 周后需转方。体质瘦弱、体弱多病、形弱体瘦而面白多汗者、有心脏器质性病变、快速型心律失常者应慎用。素有大便干结者，宜加大黄 5~10g。本方宜早、中餐后温服，忌食生冷。避免晚上服用以免兴奋效应导致失眠，禁止空腹服用以免引发心慌、手抖等不良反应。

麻黄细辛附子汤

【推荐处方】生麻黄 10g，制附片 15g，北细辛 6~9g。水煎，分 2 次餐后温服。

【临床应用】适用于面色黄黯，疲倦淡漠无欲貌，语气低微，精神萎靡，困倦思睡而不得安卧，怕冷无汗，舌淡不红，脉沉或缓的阳痿患者。本方常单用，也可加红参、龙骨服用；大便不成形、怕冷者，可合用理中汤或加干姜、炙甘草；体瘦面黄者加肉桂 10g、生姜 20g、炙甘草 5g。本方不宜久服常服，阳痿改善后即可转方调理，例如用桂枝加龙骨牡蛎汤、更年方、《金匮》肾气丸、薯蓣丸、全鹿丸等。脉象虚缓无力，有房颤、快速型心律失常及各种器质性心脏病者，本方需慎用。

黄连汤

【推荐处方】黄连 3g，肉桂 10g，党参 15g，姜半夏 10g，生甘草 10g，干姜 10g，大枣 20g。水煎，分 2~3 次温服。

【适用病症】适用于肤黄体瘦的性功能不良、前列腺炎等患者。

【应用参考】适用本方的人群大多消瘦，面色黄，但舌红，大多有消化道症状以及睡眠障碍，或有血糖异常或糖尿病家族史。脉弱是本方适用人群的重要体征，其脉无力、空大，或细弱，大多心率缓慢。患者常伴有泌尿生殖系统症状，如小便不畅、无力，少腹部拘急或不仁，男子阳痿早泄，性功能不良，或者依赖酒精催性。

《金匮》肾气丸

【推荐处方】熟地黄 25g，山药 12g，山茱萸 12g，泽泻 9g，牡丹皮 9g，茯苓 9g，肉桂 5g，制附片 5g。水煎，分 2 次温服。或服用市售丸药。

【适用病症】适用于前列腺肥大、慢性前列腺炎、前列腺手术后遗症、前列腺癌等，多以小便频、尿等待、尿不尽或尿潴留、尿失禁等为主诉者，也能用于糖尿病、高血压等导致的阳痿。

【应用参考】适用本方的人群以面红黑、小腹部松软、食欲旺盛的老年人居多。小腹部疼痛、坠胀、无力感，以及按压出现拘急感、僵硬感、松软无力感，都可以考虑本方证的存在。老年人腹部以松软无力为多见，腹诊可见下腹壁软弱松弛，按压如棉花，无抵抗感。尿痛灼热者，可加知母、黄柏。便秘、腰痛者，可合桂枝茯苓丸。

桂枝茯苓丸

【推荐处方】桂枝 15g，茯苓 15g，赤芍 15g，牡丹皮 15g，桃仁 15g。水煎，分 2 次温服。也可按照传统做成丸，或装胶囊服用。

【适用病症】适用于前列腺肥大、前列腺炎、睾丸炎、精索静脉曲张、阳痿等患者。

【应用参考】适用于面黯红、小腹部充实压痛、便秘者，老年男性或糖尿病人群多见。小便黄浑者，加黄柏、知母；便秘、睾丸痛者，合桃核承气汤；糖尿病阳痿者，加葛根、怀牛膝；小便频、下肢无力、糖尿病晚期者，合济生肾气丸。

大柴胡汤

【推荐处方】柴胡 20~30g，黄芩 10g，姜半夏 15g，枳壳 15~20g，生白芍 15g，大黄 10g，生姜 15g，大枣 20g。水煎，分 2~3 次温服。

【适用病症】适用于体格壮实的性功能不良以及精子活力低下等患者。

【应用参考】适用于体格壮实、腹肌紧张、有抑郁倾向的年轻人。精索静脉曲张、血糖高者，合桂枝茯苓丸。本方不是治疗阳痿的特效药，必须因人而处方，老年人或腹部松软者慎用本方。

猪苓汤合栀子柏皮汤

【推荐处方】猪苓 12g，茯苓 12g，泽泻 12g，六一散 20g，栀子 12g，黄柏 12g，连翘 30g。水煎，分 2 次温服。

【临床应用】本合方适用于生殖道感染、前列腺炎、急性膀胱炎、阳痿等伴见小便不利、尿色黄赤、淋漓涩痛或心烦失眠者。尿道灼热感或心烦失眠者可再合用栀子厚朴汤；大便秘结者加生大黄 10g。腹胀、食欲不振者慎用本方。

黄连解毒汤

【推荐处方】黄连 3~10g，黄芩 10~20g，山栀子 10~15g，黄柏 10~15g。水煎，分 2 次服用。

【临床应用】适用于前列腺炎、精囊炎、睾丸炎、附睾炎、淋病、尖锐湿疣、生殖器疱疹等。适用本方者体质不弱。

五子衍宗丸

【推荐处方】服用市售成药，水蜜丸，一次 6g，一日 2 次。

【临床应用】五子衍宗丸最早记载于道教的《悬解录》一书。书中记载了张果献于唐玄宗的圣方"五子守仙丸"，即五子衍宗丸的原方名。西医学研究发现，五子衍宗丸是治疗男性不育症的有效药物。药理研究显示，五子衍宗丸能保护睾丸生精功能，调节下丘脑－垂体－性腺轴功能，有抗衰老、降血糖、抗氧自由基、增强免疫等多种作用。动物实验还表明本方：①有抗疲劳作用；②能增强性功能；③能防止乙醇性肝损伤，防治酒精性脂肪肝。据临床报道，五子衍宗丸常用于治疗阳痿、遗精早泄、精子减少不育症、老年性夜尿增多症、老年性癃闭等。

知柏地黄丸

【推荐处方】生地黄 25g，山药 12g，山茱萸 12g，泽泻 9g，牡丹皮 9g，茯苓 9g，炒黄柏 12g，炒知母 12g。水煎，分 2 次温服。或服用市售丸药。

【临床应用】常用于阳痿迁延已久，其人症见潮热盗汗，遗精腰酸，头昏耳鸣，口咽发干，颧红唇红，舌红苔薄，脉细数。通常先服用水煎剂，病情明显改善后再给予丸剂善后，通常需服用 3 个月巩固；本方药适合虚热性病证，对虚寒性患者不宜；对胃口差、舌苔厚者，本方不宜。

☙ 讨论 ☙

现代男性生活压力大，泌尿生殖系统的各种疾病发病率明显升高，男科疾病种类不多，但病情复杂，对家庭和社会的潜在危害较大，治疗时程长，通常需要家庭的充分理解与医者的心理辅导，中医药治疗男科病症有较大优势，除了上述常用的十几首方剂外，临床还会用到如小柴胡汤、柴胡桂枝干姜汤、血府逐瘀汤、当归四逆汤、防己黄芪汤、薏苡附子败酱散、五苓散、五积散、真武汤、阳和汤、桂枝加苓术附汤等，一些方剂如当归贝母苦参丸、栝楼瞿麦丸、龙胆泻肝丸、缩泉丸、全鹿丸等传统丸药也非常适合男科应用，应予以必要的重视。

五官科病症

口腔疾病

口腔疾病包括牙齿、牙周组织、口腔黏膜、颌骨、唇、颊、舌、口底、腭、唾液腺和颞下颌关节等组织器官的疾病。常见的有炎症、外伤、畸形和肿瘤等。适用于中药疗法的疾病主要有：①口腔黏膜病，如口腔溃疡、复发性口腔溃疡、扁平苔藓、白塞病；②牙周组织炎症，如牙龈炎、牙周炎、牙周脓肿等；③舌觉异常，如舌痛、舌麻、味觉异常等。本节侧重讨论口腔黏膜疾病的经方治疗。口腔黏膜疾病指口腔内黏膜的损坏，常见的口腔黏膜疾病如下。

（1）复发性口腔溃疡：又名复发性阿弗他口炎，可发生于任何年龄段，最常见于儿童、青壮年，女性患此病的比例较高。复发性口腔溃疡有自愈性和周期性，不经特殊治疗，一般 7~10 日可逐渐愈合，间歇期长短不等，为几日到数个月，此起彼伏。复发性坏死性黏膜腺周围炎是一种大型复发性口腔溃疡，常有阿弗他溃疡的前驱史，溃疡面常在 0.5~2cm 之间，持续时间达 1~2 个月，愈合后形成瘢痕。贝赫切特综合征的三征指复发性口腔溃疡、眼葡萄膜炎、生殖器溃疡，只出现二征者为不全型，在三征之外尚有消化道出血、血栓静脉炎、中枢神经障碍等严重情况。

（2）口腔扁平苔藓：是一种非感染性、慢性炎症性疾病，其特点是口腔黏膜上出现由白色珠光小丘疹构成的条纹，它们相交织成网状、树枝状，部分患者可发生癌变，据统计，有 12.7‰的患者会转化成口腔癌、咽喉癌和鳞状细胞癌。

（3）疱疹性口炎和唇疱疹：均由单纯性疱疹病毒引起。疱疹性口炎多发生于幼儿及青少年，表现为急性口炎，形成许多水疱，水疱溃破后形成溃疡，全身症状有疲倦、发热、淋巴结肿大等。唇疱疹是单纯疱疹病毒感染的复发，症状轻微，局限于唇及口角皮肤。起疱前有灼痛感，水疱很小，但可成簇发生，相互融合而形成一片深褐色结痂。经 10 日左右可自行痊愈，但可复发。

此外，牙周组织的炎症，如牙龈炎、牙周炎、牙周脓肿等，以及舌觉异常，如舌痛、舌麻、味觉异常等，也是适合经方治疗的病种。

经方治疗口腔疾病的思路，一是专病专方，针对疾病的特征用药；二是整体治疗。口腔疾病虽为局部病变，但常常在整体上有特征可寻，并有相应的经方可用。常用方治如下。

甘草泻心汤

【推荐处方】甘草 20g，黄连 5g，黄芩 15g，干姜 10g，党参 15g，制半夏 10g，大枣 20g。水煎，分 2~3 次服用。

【适用病症】适用于各种口腔溃疡，尤其是青壮年患者。本方是古代治疗狐䘌病的专方，可作为复发性口腔溃疡和白塞病的常规用方，还可用于治疗手足口病。

【应用参考】本方对于体质强健的青壮年口腔溃疡患者效果较好，有腹泻等消化道症状以及焦虑、睡眠障碍者，效果亦好，对于老人、贫血患者的口腔溃疡，治疗效果不佳。适用本方者以营养状况较好、唇舌黯红、结膜充血、消瘦的青壮年患者居多，易患口腔、咽喉黏膜糜烂，或阴道炎，或外阴部溃疡，大多有焦虑、抑郁、睡眠障碍等，消化道症状比较多见，易腹泻，大便黏臭，易上腹部不适，或腹胀胃痛，或嗳气反流，或有口气等。其诱因多为生活缺乏规律、熬夜、醉酒、饮食辛辣等。本方治疗溃疡愈合快，可使发作周期延长，减少溃疡的数量，并能抗焦虑，改善睡眠以及健胃止泻。手足口病患者，如发热，可加柴胡；淋巴结肿大者，加连翘；舌苔厚、便秘者，加大黄。通常症状缓解即停。甘草是本方的主要药物，有利于黏膜的修复，用量要大，成人一日量一般多在 10g 以上，也有用至30g 者，但要注意不良反应，甘草多用可能导致反酸、腹胀、浮肿或血压升高。

炙甘草汤

【推荐处方】炙甘草 20g，人参 10g，麦冬 15g，生地黄 15~30g，阿胶 10g（烊），肉桂 10~15g，生姜 15g，火麻仁 15g，大枣 60g，黄酒或米酒 50ml。水煎，分 3 次服用。

【适用病症】适用于营养不良或贫血的口腔黏膜溃疡患者，亦可用于贫血老人扁平苔藓，以及口腔癌晚期患者的体质调理以及高龄老人、放疗术后的口腔干燥患者。

【应用参考】本方有强壮营养、补血滋阴的功效，能改善贫血状态，纠正营养不良，增加体重等，特别适用于过分节制饮食，或久病导致营养不良、贫血的老年口腔黏膜疾病患者。适用本方的患者大多极度消瘦，肌肉萎缩，皮肤干枯，面色憔悴，贫血貌，或萎黄，或苍白，口唇淡白，舌淡苔少，口腔黏膜大多黯淡不红。此外，其人多有心律不齐，血压低，脉细弱，或数或缓，大便干结难解。肥胖、水肿、高血压、有血栓或高黏滞血症者慎用本方。本方中有地黄、阿胶、麦冬，剂量过大可能导致食欲下降和腹胀腹泻。必须用炙甘草汤，但食欲素差、体质柔弱者，可采用一剂服用两三日，或用开水将汤液稀释服用，以不胀肚为度。

三黄泻心汤

【推荐处方】大黄10g，黄连5g，黄芩10g。沸水泡服2次，或水煎，分2次温服。

【适用病症】适用于牙龈出血、口舌糜烂、便秘口臭者，即患牙周炎、牙龈炎、口腔扁平苔藓、良性类天疱疮、剥脱性龈炎等，或口腔溃疡服用甘草泻心汤无效，并伴有口臭便秘、局部溃疡红肿疼痛剧烈者。也能用于老年人舌乳头炎，见乳头红肿充血，有烧灼感，舌活动时或进食过热、辛辣食物时有刺激痛者。

【应用参考】本方能消肿止血，有清热泻火、止血除痞等功效。适用本方者大多体格壮实，面色潮红而有油光，舌质黯红坚老，舌苔厚或黄，腹部充实有力，或上腹部不适，大便干结或黏臭，易头痛头昏、鼻衄、齿衄、吐血、皮下出血、头面部感染等，体检可见血压、血脂、血液黏稠度高。扁平苔藓、良性黏膜类天疱疮、口腔复发性溃疡等见黏膜充血、疼痛剧烈者以及冠周炎、牙周脓肿见局部红肿热痛、淋巴结肿大、舌苔厚、口臭等，常用本方合栀子柏皮汤水煎服。三黄泻心汤及其合方系列适合短期对病使用，如果长期服用必须辨清体质，以体格壮实，面色潮红而有油光，唇色红或黯红，舌质黯红，舌苔黄腻或干燥者比较适合。方中药物的用量可以调整，出血者重用黄芩，便秘者重用生大黄，烦躁不眠、口苦口干者重用黄连。本方有缓泻作用，服用后可出现轻微腹泻，保持每日3次以内大便是正常的。对于寒热夹杂的体质，或虚寒体质见出血、口糜者，可以合用四逆汤、附子理中汤、温经汤、当归四逆汤等。除内服以外，本方可以做成漱口液。

黄连阿胶汤

【推荐处方】黄连5~20g，黄芩15g，白芍15g，阿胶15g，鸡子黄2枚。水煎去药渣，化入阿胶，稍冷，入鸡蛋黄2个，搅和，分2次温服。

【适用病症】适用于口腔溃疡、牙龈出血、舌炎、唇炎等见心烦失眠、黏膜皮肤充血干燥、脉数者。多用于瘦弱的中青年女性。

【应用参考】适用本方者多口唇色深红或黯红，如涂口红，干燥脱皮，有疼痛裂口，头发干燥发黄、开叉，脱落较多，月经量少，色鲜红，或经间期出血，多月经提前，皮肤干燥，阴道干燥，性欲低下，怀孕困难且易于流产。睡眠障碍是本方证的识别点，患者大多有注意力不集中，或记忆力下降、头昏、身热、盗汗等精神神经症状。本方在口腔疾病的治疗中通常加甘草10~30g。便秘、月经量少色红，或皮下有紫癜者，加生地黄20~30g。

附子理中汤

【推荐处方】制附片 10~15g（先煎），党参 15g，炒白术 15g，干姜 15g，炙甘草 10g。水煎，分 2~3 次服用。或用中成药附子理中丸，每日 3 次。

【适用病症】适用于虚寒性口腔溃疡、牙周炎、牙周脓肿、咽炎等，局部则见牙周紫黯，漫肿无头，疼痛绵绵不休。本方也用于小儿流涎不止、口臭、口腔溃疡，还可以用于反复使用抗生素等导致牙痛的患者。

【应用参考】本方有温阳祛寒的功效，服药后患者可觉腹部舒适，精神好，牙周脓肿或消散，或容易破溃愈合。适用本方者大多面色黄黯，精神萎靡，畏寒，口水多，无渴感，舌胖大淡白，舌苔白腻、白滑或灰黑，并伴有消化道症状，如食欲不振，呕吐，腹胀，腹泻，腹部冷痛，得暖则舒。如有口干苦、烦躁、舌苔黄者，加少量黄连。

当归四逆汤

【推荐处方】当归 10~15g，桂枝 10~15g，生白芍 10~15g，生甘草 5~10g，通草 5g，细辛 5g，大枣 20~30g。水煎，分 2 次温服。

【适用病症】适用于口腔溃疡反复发作，经常规疗法无效或少效者。

【应用参考】适用本方者体格比较健壮，四肢冰冷，以手足末端为甚，有冻疮或冻疮史。本方在治疗口腔疾病中，通草可用，亦可不用，加黄芩更佳。有唇黯红干裂暴皮、牙龈出血、肛门灼热出血、关节肿痛、晨僵等症状者，可加黄连、黄芩、制大黄、黄柏等。

五苓散

【推荐处方】桂枝或肉桂 12g，白术 18g，茯苓 18g，猪苓 18g，泽泻 30g。水煎，分 2~3 次温服。

【适用病症】适用于症见口渴、腹泻，伴高脂血症、脂肪肝的口腔黏膜病症，例如口腔溃疡、口腔扁平苔藓等，以中年男子多见。

【应用参考】适用本方的患者常感到口渴、多汗、疲乏等，同时食欲旺盛，大便不成形，每日次数增加，甚至腹泻，舌苔多厚腻，舌体多胖大，舌质多淡或黯紫。本方可服用水煎剂，也可用散剂，服药期间不宜食用生冷、不消化的食品。

大柴胡汤

【推荐处方】柴胡 20~30g，黄芩 10g，姜半夏 15g，枳壳 15g，白芍 15g，大黄

10g，生姜 15g，大枣 20g。水煎，分 2 次温服。

【临床应用】口腔黏膜病、牙周组织炎症以及舌觉异常者均可选用，但多用于体格壮实、肩厚胸宽者，舌红苔厚者加黄连。

防风通圣散

【推荐处方】生麻黄 10g，荆芥 10g，防风 10g，生石膏 20g，六一散 15g（包），白芍 15g，当归 10g，栀子 10g，黄芩 10g，连翘 15g，薄荷 10g（后下），川芎 10g，桔梗 10g，白术 10g，制大黄 10g，玄明粉 5g（分冲）。水煎，分 2 次服用。或服用市售丸剂。

【临床应用】本方适用于形体胖壮，体毛偏重，大便干结，常伴有皮肤扁平苔藓者。在口腔科临床中，口腔黏膜疾病、牙周组织炎症患者均可选用。

乌梅丸

【推荐处方】乌梅 20g，细辛 6g，干姜 10g，黄连 10g，当归 10g，制附片 10g，川椒 10g，桂枝 10g，人参 10g，黄柏 10g。水煎，蜂蜜适量兑入，分 2 次温服。或服用丸剂。

【临床应用】本方适用于口腔黏膜病症病程迁延，反复多年，身体呈现出"上热下寒，虚实互见"的病理特点，以大便失调、遇冷泄重、手脚厥冷为主要表现者。

《金匮》肾气丸

【推荐处方】生地黄 30g，山药 15g，山茱萸 15g，泽泻 10g，茯苓 10g，牡丹皮 10g，桂枝或肉桂 5g，制附子 5g。水煎，分 2 次温服。

【临床应用】适用本方者除口腔溃疡外，还常见神情倦怠，易疲劳，肌肤较松软，腰膝酸软，下半身，尤其下肢常感寒冷，时常出现烦热感，此种体质常见于中老年人。这种口腔溃疡是虚火上炎的一种表现。

半夏厚朴汤

【推荐处方】姜半夏 25g，茯苓 20g，厚朴 15g，苏叶 10g，生姜 25g。水煎，分 3~4 次温服。

【适用病症】适用于有舌肿大感、舌麻、舌活动异常感、舌苔厚腻感以及味觉异常、味觉丧失者。多用于焦虑症、抑郁症、神经症患者口咽部有异物感，如中老年人多见灼口综合征。

【应用参考】本方有理气除胀、化痰利咽的功效，能抗焦虑，抗抑郁，消除躯体症状，缓解口咽部异物感。适用本方者大多伴有焦虑，其人营养状况较好，毛发浓密、肤色滋润或油腻，表情丰富，眨眼频频，话语滔滔不绝，主诉凌乱重复，表述细腻、怪异夸张，大多为躯体的不适感和异样感，其躯体不适感以咽喉、口腔为明显，舌苔黏腻满布，大多有较长求诊史和抑郁、焦虑家族史。患者大多有胸闷烦躁，舌尖红，通常加栀子、黄芩、连翘、枳壳。症状明显的患者，本方服法应遵循仲景"日三夜一"的经验，以保证足够的药量。同时，应该让患者亲自煎药，并闻药味。此外，建议采用服 3 日停 3 日的办法，避免心理依赖。中老年妇女伴有月经失调或闭经、舌痛，要注意是否有温经汤证、桂枝加附子汤证以及麻黄细辛附子汤证的可能。

温胆汤

【推荐处方】姜半夏 15g，茯苓 15g，陈皮 15g，生甘草 5g，枳壳 15g，竹茹 10g，生姜 10g，大枣 15g。水煎，分 2~4 次温服。

【适用病症】本方是传统的化痰方，可用于舌觉异常，如舌痛、舌麻、味觉异常等。患者多伴有如下症状：①胆怯，易惊恐；②失眠，多噩梦；③虚烦，精神恍惚，抑郁，注意力无法集中；④头昏头痛、胸闷、心悸、自汗、恶心呕吐等。

【应用参考】大部分患者有精神创伤诱因，需要进行相应的心理疏导，应用本方时建议使用原方，也可根据临床症状适当加减，或加黄连，主治烦躁，肤色红润而有光泽者。如胸闷、焦虑不安者，再加山栀子，效果较好。腹胀者，加厚朴。如齿痕舌明显，可重用茯苓至 30g。

小柴胡汤

【推荐处方】柴胡 12g，黄芩 10g，姜半夏 10g，党参 10g，生甘草 6g，生姜 10g，大枣 12g。水煎，分 2~3 次服用。

【适用病症】在口腔科临床中，口腔黏膜疾病、牙周组织炎症以及舌觉异常均可选用，但多见于体瘦肤黯、肌肉偏紧且舌苔薄者。

【应用参考】本方用于牙龈肿痛类病症，加生石膏 30g，便秘再加大黄；舌红苔净而干者加生地黄；舌红苔厚、大便干结者合用小陷胸汤等。

葛根汤

【推荐处方】葛根 20~30g，生麻黄 10g，桂枝 10g，生白芍 10g，生甘草 5g，生姜 15g，大枣 20g。水煎，分 2 次温服。

【适用病症】适用于风寒型牙周脓肿、牙髓炎、龋齿疼痛、三叉神经痛、面神经炎等。常有疲劳、感受风寒的诱因，多伴有感冒症状。

【应用参考】葛根汤是发汗解表剂，其发汗作用轻微，服药以后一般要避风寒，微微出汗后，牙痛等症状可减轻。适用本方者以体格壮实者多见，而对于体格瘦弱、肤白多汗者，则应慎用葛根汤，可改用桂枝加葛根汤。如大便干结、舌苔厚者，可加大黄。

⌒ 讨论 ⌒

中医学治疗口腔病症可能有助于改善微循环，降低血黏度，消除局部代谢产物及炎症细胞，恢复正常血管通透性，减少炎症渗出和促进吸收，改善上皮角化情况，促进黏膜上皮细胞再生与修复，双向调节机体免疫功能。但不可忽视的是，西医学对病对因处理结合中医学对人对体调治口腔病症可显著提高近期和远期疗效，且见效快捷，安全可靠。采取中西医结合治疗可明显降低复发率，并提高痊愈率。

经方医学根据患者体质状态而分别选用如"黏膜保护剂"甘草泻心汤，"胃肠动力及代谢调整剂"大柴胡汤，"中药干扰素"小柴胡汤，宣通表里剂防风通圣散，大补气血之炙甘草汤，振奋机体功能的附子理中汤，清泄内火、消除焦虑的除烦汤等，能对患者偏颇的体质状态进行纠正，从而调整患者紊乱的内环境。中医学通过运用辨人识体的临床经验，因人开方，整体调治以增强体质，提升机体抗病力及修复力，能在短期内有效改善临床症状与体征，取得了较理想的近期和远期疗效。

眼科疾病

眼科疾病的种类很多，经方治疗眼科疾病的优势病种大约有以下几类。

（1）结膜病：结膜为一层薄而半透明的黏膜组织，起自睑缘，终止于角巩膜缘。结膜具有一定的防御能力，但当防御能力减弱或外界致病因素增强时，将引起结膜组织的炎症发生。另外，结膜与眼睑、角膜关系密切，病变常可相互影响。结膜疾病为眼科多发病、常见病，如结膜炎、翼状胬肉、球结膜下出血、结膜干燥症等。

（2）角膜病：角膜病是引起视力减退的重要原因，可使透明的角膜出现灰白色混浊，导致视力模糊、减退，甚至失明。常见的疾病有球结膜水肿、疱疹性角膜炎、角膜溃疡等。

（3）葡萄膜疾病：葡萄膜包括三部分，即虹膜、睫状体及脉络膜。葡萄膜疾病以炎症最多见，称葡萄膜炎，分为前葡萄膜炎（即虹膜睫状体炎）及后葡萄膜炎（即脉络膜炎），临床表现前者多有眼痛，羞明，流泪和视力减退；后者多有眼前闪光感，炎性产物进入玻璃体时表现为玻璃体浑浊，患者诉眼前有黑点飘动，视力呈不同程度下降。

（4）眼底病：通常是指视网膜、脉络膜合视神经的病变。眼底病的主要表现为视力障碍，通常没有眼红、畏光、疼痛等症状，部分眼底病与全身性疾病相关。

（5）青光眼：是一组以视乳头萎缩及凹陷、视野缺损及视力下降为共同特征的疾病。急性闭角型青光眼多发于中老年人，症状急剧，表现为突感雾视，虹视，伴额部疼痛或鼻根部酸胀，剧烈眼胀，眼痛，畏光，流泪，头痛，视力锐减，眼球坚硬如石，结膜充血，伴有恶心、呕吐等全身症状。慢性闭角型青光眼发作一般都有明显的诱因，如情绪激动、视疲劳、用眼及用脑过度、长期失眠、习惯性便秘、妇女在经期，局部、全身用药不当等均可诱发，表现为眼部干涩，疲劳不适，胀痛，视物模糊或视力下降，虹视，头昏痛，失眠，血压升高，休息后可缓解。原发性开角型青光眼绝大多数患者无明显症状，常常是疾病发展到晚期，视功能严重受损时才发觉。

（6）眼睑病：是发生在眼睑皮肤、睑腺、睫毛、肌肉等处的疾病，包括眼睑的炎症，如睑缘炎、睑腺炎、霰粒肿、过敏性睑皮肤炎等，也包括眼睑闭合不全、眼睑下垂、眼睑痉挛等，常常为全身疾病的一部分。

眼科疾病的经方治疗需坚持方证相应的原则，有是证用是方，从整体出发，去除病因，改善症状，控制病情的发展。常用方治如下。

麻杏甘石汤

【推荐处方】生麻黄 5~10g，杏仁 10g，生石膏 30g，生甘草 10g。水煎，分 2 次餐后服。

【适用病症】适用于眼部红、肿、痛，畏光，流泪者，如霰粒肿、结膜炎、角膜炎、角膜溃疡、泪囊炎等。

【应用参考】适用本方的人群大多营养状况好，毛发黑亮，唇红舌红，眼睑充血，开朗热情，怕热多汗，面部或眼睑可见轻度浮肿貌，皮肤比较粗糙，易起红疹、瘙痒、风团、扁平苔藓等，易鼻塞鼻痒，流黏涕，易咽红、扁桃体肿大或腺样体肥大，易打鼾。本方在眼科应用时常合越婢加术汤。因本方含有麻黄，心功能不全者慎用。本方宜餐后服用；如服药后影响睡眠者，避免在睡前服用。

荆芥连翘汤

【推荐处方】荆芥 10g，防风 10g，栀子 10g，黄芩 10g，黄连 5g，黄柏 10g，柴胡 10g，白芍 10g，枳壳 10g，生甘草 5g，当归 10g，生地黄 10g，川芎 10g，白芷 10g，桔梗 10g，薄荷 10g（后下），连翘 15g。水煎，分 2 次服用。

【适用病症】多用于年轻人患葡萄膜炎，症见局部充血，刺痛，视力下降，房水混浊。

【应用参考】适用本方者多面部油亮，多汗怕热，烦躁，舌红唇红，易同时患有鼻窦炎、痤疮、淋巴结炎等。如大便干结者，加大黄；口干多汗者，加生石膏。

五苓散

【推荐处方】桂枝或肉桂 12g，白术 18g，茯苓 18g，猪苓 18g，泽泻 30g。水煎，分 2~3 次温服。或服散剂，每次 5g，每日 2 次。

【适用病症】适用于以畏光、眩晕、头痛为特征的眼科疾病，如葡萄膜炎、玻璃体混浊、青光眼、角膜水肿、糖尿病视网膜病变、黄斑水肿、中心性浆液性视网膜炎、视神经乳头水肿、视网膜水肿、视网膜脱离、夜盲症、急性泪囊炎等。眼科疾病围手术期也可使用。

【应用参考】适用本方者多见畏光，视力模糊，头晕，步履不稳，头痛，头晕，浮肿，口渴，舌体胖大或有齿痕舌是其重要体征。服用本方后不宜喝冷水，饮食宜清淡，避免食用海鲜、浓肉汤等。如胃胀满、振水音明显者，加枳壳、陈皮、干姜；体型瘦高、面色白、头晕心悸、脉弱无力者，加肉桂、甘草。

柴苓汤

【推荐处方】柴胡 20g，黄芩 10g，姜半夏 10g，人参 5g，生甘草 5g，白术 20g，茯苓 20g，猪苓 20g，桂枝 15g，泽泻 20g，干姜 10g，大枣 20g。水煎，分 2~3 次温服。药后避风，忌食冷物，如饮热水，使微微汗出，更佳。

【适用病症】适用于干眼症、干燥综合征等导致的眼睛干涩，也能用于病毒性角膜炎、流泪症、慢性单纯性青光眼、视神经乳头水肿等所致畏光、眼睛痛等。

【应用参考】适用本方者多见浮肿貌，舌边有齿痕，大便不成形，口渴，或怕风，或头痛头晕，或关节肿痛等。如皮肤痒，或眼睛痒，加荆芥、防风。

麻黄细辛附子汤

【推荐处方】生麻黄 10g，北细辛 10g，制附片 10g。水煎，分 2 次餐后温服。

【适用病症】适用于暴盲，即突然发生的失明，因突然受到寒冷侵袭，起病急骤，视力下降明显。

【应用参考】适用本方的人群体格健壮，但有严重恶寒感和极度疲劳感，面色黄黯，萎靡困倦，无精打采，声音低弱，恶寒，特别是背部发冷，或头痛，或咽痛，或暴哑，或腰痛，或牙痛，口不渴，痰涕清稀，舌淡，苔水滑或白厚，脉沉迟。本方只能用汤剂，方中 3 味药药性劲烈，宜久煎 1 小时以上，本方不宜长期大量使用，一般得效后即可合方桂枝类方以巩固疗效。

桂枝加葛根汤

【推荐处方】葛根 30g，桂枝 10g，白芍 10g，生甘草 5g，生姜 15g，大枣 20g。水煎，分 2 次餐后温服。

【适用病症】适用于缺血性眼病，如缺血性视神经病变、视网膜动脉静脉阻塞等，颈椎病、糖尿病、高血压患者伴有视疲劳、视力下降、眼肌痉挛等也适用。

【应用参考】本方有强壮、升清、解肌作用，能改善头面部供血，解除颈背部肌肉痉挛。适用本方者大多面色苍白或黄黯、憔悴，缺乏光泽，以中老年人居多，其舌多淡红或黯紫，脉浮弱，易患心脑血管疾病等。本方治疗眼病通常加川芎、生黄芪；血黏度高者合桂枝茯苓丸。

炙甘草汤

【推荐处方】炙甘草 20g，人参 10g，麦冬 15g，生地黄 15~30g，阿胶 10g（烊），肉桂 10~15g，生姜 15g，火麻仁 15g，大枣 60g，黄酒或米酒 50ml。水煎，分 3 次服用。

【适用病症】适用于眼部刺激症状较轻、病程长、进展缓慢、难愈的眼底病患者。

【应用参考】适用本方的人群多见身体消瘦，虚弱，苍老，舌淡白润，或淡红少苔，中部光绛，脉沉细、沉迟、细弱。要多食用富含胶原蛋白的食物，如猪蹄、牛筋、鱼鳔等。本方服用时间要长久，除汤剂以外，也可以加工成膏剂或丸剂服用。

柴胡桂枝干姜汤

【推荐处方】柴胡 20g，桂枝 15g 或肉桂 10g，干姜 10g，天花粉 15g，黄芩 10g，牡蛎 10g，炙甘草 10g。水煎，分 2 次温服。

【适用病症】适用于伴有焦虑情绪的眼肌痉挛、梅杰综合征、干眼症等。

【应用参考】适用本方者整体状况较好，但有焦虑神情，容易出汗，心悸胸闷，口干，大便不成形或腹泻。腹诊常有明显的腹主动脉搏动感。伴有头晕、失眠、多梦者，可合用温胆汤、半夏厚朴汤等；消瘦、贫血貌者合甘麦大枣汤。

柴胡加龙骨牡蛎汤

【推荐处方】柴胡 15g，姜半夏 10g，党参 10g，黄芩 10g，茯苓 10g，桂枝 10g，龙骨 10g，牡蛎 10g，制大黄 10g，生姜 10g，大枣 15g。水煎，分 2~3 次温服。如便秘，用生大黄，后下。

【适用病症】适用于伴有抑郁情绪的干眼症、眼肌痉挛、梅杰综合征、青光眼等。

【应用参考】适用本方者多有睡眠障碍，情绪低落，怕风怕冷。如胸闷、咽红、舌红者，合栀子厚朴汤。

⌒ 讨论 ⌒

四川成都陈达夫教授编写的《中医眼科六经法要》一书是我国第一部中医眼科专著，采用仲景六经辨证法，运用六经传变来认识并指导眼病的诊疗，可以作为眼病方证辨证的补充。例如以眼科的六经证形为纲分类如下。

（1）太阳经目病：凡目暴病，白珠红赤，大眦内血丝较粗，或从上而下者特甚，鼻鸣或不鸣，脉浮，微恶风，或颠顶脑项痛，或半边头肿痛，太阳伤风也，法当温散，宜桂枝汤。

（2）阳明经目病：气轮血丝满布，乾廓、坤廓尤多，羞明，流泪，额前痛，目眶痛者，病在阳明。阳明应恶热，今患者反恶风寒，项背强，微有汗者，风伤阳明之表，宜桂枝加葛根汤。

（3）少阳经目病：两额角或太阳穴胀痛，或口苦咽干，目赤羞明，锐眦兑廓血丝较甚，脉弦细或沉紧者，少阳伤寒也，若系中风则两耳气闭。胸胁不快，宜小柴胡汤。本是柴胡证，予以小柴胡汤数服，兑廓血丝不退，而坤廓血丝复起，心下郁郁微烦者，改用大柴胡汤。

（4）太阴经目病：头痛如压，肉轮浮肿而软，气轮血丝细碎，或乾、坤二廓血丝较多，四肢烦疼者，宜桂枝汤。

（5）少阴经目病：头痛如锥，或表或里都能如此。如患者突然目赤，坎、离两廓血丝较多，不畏光，无眵，而头痛如锥，为少阴表虚伤风，宜桂枝加附子汤。

（6）厥阴经目病：厥阴风证，头如斧劈，虚与寒痛，仅在顶颠。若患者有此头痛，而风轮随起灰白色翳膜，白珠红赤梗痛，手足时冷复热者，宜当归四逆汤。

这样提纲明确，任随病证变化万千，都可明辨出应属哪一经病，经症既定，就可随其主症循经入里，随其兼症旁及他经，仔细推求病理，得出正确判断。再如用六经传变来说明眼病的变化，认为眼病的发展变化过程是与邪气之强弱、正气之盛衰有密切关系。其传变方式如下。

（1）循经传：按六经的次序相传，但每种疾病传经与否，取决于受邪深浅、病体强弱和治疗当否三个方面。三阳经病，多从表传里，三阴经病，多由实转虚。如太阳目病，伤风或伤寒，本伤寒治法不瘳，两睑反硬痛红肿，结眵干黄者，宜桂枝二越婢一汤。此即太阳先伤风寒，而后化热传至阳明，故用越婢汤之石膏清胃热。

（2）越经传：是指不按正常循经次序，隔一经或二经相传。如本太阳伤风证，服桂枝汤不解，血轮反加赤痛，小便黄，大便结，心下痞，眵干而硬者，予以大黄黄连泻心汤。此即太阳邪热内陷，即既循经而传阳明胃腑，更越经而传手少阴心经，热邪袭留胃腑，故有心下痞、大便结、眵干而硬等热结现象。太阳病的热邪内袭心经，故有血轮赤痛。心热移于小肠，能引起小便色黄。

（3）直中：有些眼病，病邪不从阳经传入，起病就出现三阴的症状，为直中。如伤于寒，眼无外症而暴盲，宜麻黄细辛附子汤。此即寒邪直中足少阴肾经，闭塞目中玄府致令失明，当用麻黄细辛附子汤温肾散寒。

（4）合病：是指两经或三经同时受邪的证候，例如太阳、阳明、少阳同时受邪，出现眼珠胀痛，前额、眼眶、太阳穴以及项背酸强等症状，用柴葛解肌汤可获佳效。此外，亦有阴经、阳经同时受病者，如白珠血丝淡红色，涕清如水，泪涌如泉，畏光甚，无眵，两眉头痛，脉弦紧者，宜麻黄细辛附子汤。此即太阳与少阴同病，寒邪从太阳直中少阴，故用麻黄外散太阳之寒，细辛内除少阴之寒。借附子固后防，而以麻黄攘外患。此例与前例风邪直中足少阴肾同用一个麻黄细辛附子汤，所治证候各异，用方意义自不相同。前者是用附子做向导，而引麻黄、附子除内忧。由此可见，病理明确，一方便可多用。

总之，仲景方证辨证体系结合六经辨证体系在眼科得到了较为充分的发扬，陈达夫教授将传统中医学理论与西医学知识相结合，建立了内眼结构与六经相属学说，极大地丰富了经方眼科领域的临床治法，值得研究应用。

过敏性鼻炎　鼻窦炎

过敏性鼻炎即变应性鼻炎，是指特应性个体接触变应原后，主要由 IgE 介导的介质（主要是组胺）释放，并有多种免疫活性细胞和细胞因子等参与的鼻黏膜非感染性炎性疾病。

过敏性鼻炎的典型症状主要是阵发性喷嚏，清水样鼻涕，鼻塞和鼻痒，部分伴有嗅觉减退。常见变应原有螨、花粉、动物皮屑、真菌变应原、蟑螂变应原和食物变应原等。

鼻窦炎是指一个或多个鼻窦发生炎症，可分为急性鼻窦炎和慢性鼻窦炎。在人群中发病率较高，影响患者的工作效率和生活质量。

由于各种鼻部疾病的中医诊治有重叠，故合并讨论。经方医学在治疗该病时具有起效迅速、疗效确切、不良反应小的特点。在临床诊治过程中，既要严格按照体质要求进行人群区分，又要结合疾病特点进行局部辨证，最终拟定临床处方。在鼻炎的治疗中有一种误区就是强调宣肺透发药的使用，实际有时要塞因塞用，有时要顾护肾气，有时要标本兼治。古人云"实人伤寒发其汗"，"虚人伤寒建其中"，也是这种原则的体现。常用方治如下。

小青龙汤

【推荐处方】生麻黄 10g，桂枝 10g 或肉桂 6g，北细辛 6g，干姜 10g，生甘草 10g，白芍 10g，五味子 10g，姜半夏 10g。水煎，分 2 次餐后温服。

【临床应用】适用于过敏性鼻炎，症见遇寒易发，鼻痒喷嚏，鼻涕清稀如水样且量多，可伴头痛，或合并咳喘，其人面色青灰，绝少面红光亮，畏寒怕冷。烦躁口干者，加石膏，名小青龙加石膏汤，也可用于过敏性鼻炎合并鼻窦炎患者；体弱心悸者，去麻黄，加茯苓、山茱萸；面色黄、浮肿、肌肉松弛者，合玉屏风散；长期使用激素且面色晦暗者，加制附片、龙骨、牡蛎。

麻杏甘石汤

【推荐处方】生麻黄 5~10g，杏仁 10g，生石膏 30g，生甘草 10g。水煎，分 2 次餐后服。

【临床应用】本方适用于热型过敏性鼻炎和急、慢性鼻窦炎患者，以遇热加重为重要特点。其人多体格不弱，皮肤大多比较粗糙，面部或可见轻度浮肿貌，口渴不恶寒，或热喜冷饮，其人多涕液，鼻涕黏稠，可有口干口苦。根据国医大师干祖望的经验，治疗慢性鼻窦炎在诸方药失效时，用麻杏甘石汤加鱼腥草、干地龙，或可获佳效。

葛根汤加桔梗生石膏方

【推荐处方】葛根 30g，生麻黄 10g，桂枝 10g，白芍 10g，生甘草 10g，生姜

15g，大枣 20g，桔梗 10g，生石膏 30g。水煎，分 2 次餐后温服。

【临床应用】（1）葛根汤加桔梗生石膏方是治疗体格不弱人群急、慢性鼻窦炎的高效方，葛根汤能够解肌发表，退热，止痛，舒畅项背，清利头目，促进整个头面五官、颈项部的血液循环，从而开通窍道，加桔梗有合方排脓汤之意，能加快黏稠鼻涕的顺利排出，加辛凉的石膏以清热散凝。一般急性发作服用葛根汤 1~2 剂即可取效，需尽量保暖，避免感受风寒。

（2）鼻窦炎急性期或迁延期，或慢性鼻窦炎反复发作，体质不强不弱的中等人群，可以采用本方合小柴胡汤。根据病情寒热程度调整寒温药的剂量比例，发热时柴胡可用至 30g 以上，化热明显，见口干、咽红、流黄浊涕者，加大生石膏剂量。服后表解窍通，汗出热退辄可转方小柴胡汤以善后巩固。

（3）体弱、高龄，有高血压、心脏病、前列腺疾病者不宜使用本方。服药期间忌食生冷，多饮热水助药力，得汗佳。如服药后症状不减，需要注意选方是否有误。方中麻黄剂量可据体质调整，健壮者、无心脏疾患者，剂量可偏大，体质偏弱者可从小剂量起步，中病即止。

桂枝汤

【推荐处方】桂枝 15g，白芍 15g，生甘草 10g，生姜 15g，大枣 30g。水煎，分 2 次餐后温服。

【临床应用】本方为治体质偏弱人群过敏性鼻炎、急慢性鼻窦炎的常用方，患者常表现为恶风，清涕不断，喷嚏频作，鼻塞遇冷加重，嗅觉减退，苔白，脉浮无力。局部检查见鼻黏膜苍白，鼻甲水肿，有水样分泌物。可用本方燮理阴阳，提高机体的免疫力。反复感冒、遇风敏感者可合用玉屏风散，以强壮体质，巩固疗效。伴见胸满腹胀或咳喘痰多者加厚朴、杏仁。

苓桂术甘汤

【推荐处方】茯苓 30g，桂枝 15g 或肉桂 10g，白术 15g，生甘草 5~10g。水煎，分 2 次餐后温服。

【临床应用】适用于肤白体弱者的过敏性鼻炎患者，其人体瘦，面色无红，轻度浮肿貌或眼袋明显，舌黯淡、胖大，有齿痕，口不干渴或渴而不饮，畏寒，清涕如水样且量多，易心悸眩晕，气短胸闷，腹泻，或胃内有振水声。消瘦、心悸明显者加大枣；咳逆上气而头昏眼花者加五味子；小便不畅者合五苓散。浮肿者甘草宜小剂量应用。

葛根芩连汤

【推荐处方】生葛根60g，黄连6g，黄芩10g，生甘草10g。水煎，分2次餐后温服。

【临床应用】适用于过敏性鼻炎、急性鼻窦炎，症见鼻塞流涕，为脓涕，或伴鼻中有异味，时有嗅觉减退，常伴头痛头昏。其人大多体格比较壮实，肌肉相对发达、厚实，有肥胖倾向，唇舌黯红，满面油腻，大便不成形或腹泻，全身困重，尤其以项背强痛不舒为特征。烦躁、头痛、便秘、大便黏，或高血压者加大黄。

麻黄细辛附子汤

【推荐处方】生麻黄10g，北细辛10g，制附片10g。水煎，分2次餐后温服。

【临床应用】适用于过敏性鼻炎，症见鼻涕清稀，鼻黏膜苍白，遇外界刺激立即打喷嚏，部分患者佩戴口罩使得鼻前空气流通性下降、温度上升后症状能减轻，其人体格健壮，但有严重恶寒感和极度疲劳感，面色黄黯，萎靡困倦，无精打采，声音低弱，恶寒，特别是背部发冷，或头痛，或咽痛，或暴哑，或腰痛，或牙痛，口不渴，痰涕清稀，舌淡，苔水滑或白厚，脉沉迟。本方可加黄芪或合玉屏风散；大便溏者，加白术、茯苓；腰部沉重、神疲乏力者，合甘姜苓术汤；消瘦、食欲欠佳者，改桂枝去芍加麻黄细辛附子汤。本方只能用汤剂，方中3味药药性劲烈，宜久煎1小时以上，本方不宜长期大量使用，一般得效后即需要转方调理。

薏苡附子败酱散

【推荐处方】制附片3~5g，生薏苡仁30g，败酱草30g。以水900ml，煮取汤液300ml，分2~3次温服。

【临床应用】适用于慢性鼻窦炎迁延难愈，分泌物清稀，嗅觉不灵，精神状态差，手足易冷，脉沉数者，临床需与桂枝汤证相鉴别。

苍耳子散

【推荐处方】辛夷花30g，炒苍耳子9g，香白芷9g，薄荷叶5g，葱白3根，绿茶1撮。水煎，分2次餐后温服。

【临床应用】适用于急、慢性鼻炎，鼻窦炎，方剂出自《济生方》卷五，为鼻科临床常用方，有疏风止痛、通利鼻窍的功效，主治鼻流浊涕不止。有黄脓涕者加金银花、生黄芪各30g。

《金匮》肾气丸

【推荐处方】肉桂 3g，制附子 3g，熟地黄 25g，山茱萸 12g，山药 12g，茯苓 10g，牡丹皮 10g，泽泻 10g。水煎，分 2 次餐后温服。

【临床应用】适用于慢性过敏性鼻炎，根据国医大师干祖望的经验，此类患者病程漫长，感受微寒微风即狂嚏连绵，涕清如水，局部检查见鼻黏膜苍白，鼻塞似有似无，嗅觉正常，全身症状为身寒怕冷，四肢不温，大便溏薄，精神萎靡，舌白不红，舌苔薄，脉来沉迟微弱。辨证为肾阳虚怯型过敏性鼻炎者，采用本方治疗可获佳效。

⌒◇ 讨论 ◇⌒

（1）过敏性鼻炎与鼻窦炎均为中医学治疗的优势病种，多由感受外邪所诱发，注意防寒保暖、勿要贪凉饮冷甚为重要。

（2）过敏性鼻炎与咳喘、湿疹在同一个患者身上常同时出现，需要中医整体调治，除了上述经方外，还有很多方证的可能，请参考中医内科学中的外感、咳喘等章节。过敏性鼻炎的调治需要多疗程，可以在服用水煎剂控制病情后，改用膏剂以方便久服。

（3）鼻窦炎患者的炎症性脓涕常向后流入咽部，引起咽和扁桃体炎症反复发作，迁延难愈，或病菌经淋巴系统蔓延引起气管/支气管炎甚至肺炎，临床应引起重视，注意及时治疗。

（4）鼻息肉较大时可以阻塞鼻腔或鼻窦引起鼻塞、头痛等相关症状，临床需与单纯鼻窦炎鉴别。

耳鸣

耳鸣是指人们在没有任何外界刺激条件下所产生的异常声音感觉，常常是耳聋的先兆，因听觉功能紊乱而引起。中医学认为耳鸣是因外邪侵袭，饮食失调，情志抑郁，病后体虚等引起听觉功能异常的一种疾病。长期耳鸣患者会出现失眠、烦躁、头晕、记忆力减退、听力下降等，大大影响工作和学习，若是延误治疗，严重者还会导致失聪，此外，还可诱发老年痴呆症等重症。在临床上，耳鸣既是许多疾病的伴发症状，也是一些严重疾病的首发症状（如听神经瘤），常见于耵聍栓塞、外耳道或中耳炎症性疾患、耳硬化症以及迷路听神经、脑、血液及心脏等疾患。中医学将耳鸣归入"耳鸣耳聋"范畴。常用方治如下。

小柴胡汤

【推荐处方】柴胡 15g，黄芩 10g，姜半夏 10g，党参 10g，生甘草 6g，生姜 10g，大枣 20g。水煎，分 2 次温服。

【临床应用】适用于耳鸣阵作，迁延反复，眩晕口苦，胸胁不适，食欲不振。用于感冒后发生耳管炎、耳中如塞者，或慢性中耳炎并发耳鸣者，可合香苏散。中耳炎急性期伴黄色分泌物者可合栀子柏皮汤；伴见咽喉或食管异物感者，合半夏厚朴汤；伴见咽喉疼痛者，加桔梗；伴见皮肤过敏、身痒、目痒、头痛者，加荆芥、防风。

大柴胡汤

【推荐处方】柴胡 20g，黄芩 15g，制半夏 15g，枳壳 20g，白芍 15g，制大黄 10g，生姜 15g，大枣 20g。水煎，分 2 次温服。

【临床应用】适用于体格胖壮者的耳鸣，脑出血后发生的耳鸣也适宜。临床选用本方的症候关键在于胸胁苦满较重，多在右季肋部，并伴心下痞硬，便秘。如烦躁，心下痞，脉滑数，有出血倾向者，加黄连 5g；面部充血、小腹压痛、小腿皮肤干燥、舌黯者，合桂枝茯苓丸；焦虑、腹胀者，合栀子厚朴汤；咽喉有异物感者，合半夏厚朴汤；胸痛、痰黄、便秘者，合小陷胸汤。服用本方下利或排便之前感觉腹痛者，需重新审视方证是否切当，如方证准确，需要调整方药剂量。小儿较少见到本方证，小儿耳鸣多见小柴胡汤证。体质虚弱、消瘦、贫血者慎用。

柴胡加龙骨牡蛎汤

【推荐处方】柴胡 15g，姜半夏 10g，党参 10g，黄芩 10g，茯苓 10g，桂枝 10g，龙骨 10g，牡蛎 10g，制大黄 10g，生姜 10g，大枣 15g。水煎，分 2~3 次温服。如便秘，用生大黄，后下。

【临床应用】因神经衰弱、神经质、癔症等发生耳鸣，兼有精神不安，心悸，失眠，眩晕，腹部动悸，且有胸胁苦满之症者，宜用本方。烦躁、少腹部疼痛、便秘者，合桃核承气汤；脑梗死或烦躁失眠、舌紫、面黯红者，合桂枝茯苓丸；焦虑不安、胸闷腹胀者，合栀子厚朴汤；腹泻、消瘦、食欲不振者，去大黄，加甘草 5g。有些患者会出现腹泻腹痛，停药后即可缓解。

五苓散

【推荐处方】桂枝或肉桂 12g，茯苓 18g，猪苓 18g，白术 18g，泽泻 30g。水煎，分 2 次温服。也可用散剂，每次 5g，每日 2 次。

【临床应用】水饮所致耳鸣，或素有胃下垂或胃弛缓等症状，因胃内停水而发生耳鸣者，可考虑本方或苓桂术甘汤。耳鸣伴口渴与尿量减少、脉浮者应首先考虑本方。病程慢性化时，口渴非必见症，小便不利多见。伴有头昏乏力者加葛根；伴腰腿痛、血压高者加怀牛膝；伴见胸闷、恶心、食欲不振者，合小柴胡汤，名柴苓汤；伴见腹胀嗳气、咽部异物感、舌苔厚腻者，合半夏厚朴汤，名八味通阳散。服本方后宜饮热开水，取微汗为宜，平时忌食冰冷食物。

苓桂术甘汤

【推荐处方】茯苓 20~30g，桂枝 15g 或肉桂 10g，生甘草 5g，白术 10g。水煎，分 2 次温服。

【临床应用】本方适用于耳鸣发无定时，时好时坏，即发作时症状甚剧，来势颇猛，但去后则相安无事，而精神刺激、身心疲劳是其诱发因素，常伴眩晕，心下动悸或气上冲胸，腹部软弱而胸胁部胀满，胃内有振水音，小便不利，有浮肿倾向者，其人多见舌胖大或有齿痕。在一些慢性中耳炎，流出稀薄渗出液，兼有耳聋与耳鸣，脉沉而微弱，足冷而颜面潮红，头上如戴重物，小便甚少者，也宜用本方。加减与合方及注意事项可参考五苓散的临床应用。

《金匮》肾气丸

【推荐处方】生地黄 25g，怀山药 12g，山茱萸 12g，泽泻 9g，牡丹皮 9g，茯苓 9g，肉桂 5g，制附片 5g。水煎，分 2 次温服。或服用市售丸药。

【临床应用】老年人耳鸣及耳聋多选用本方，其人多见腰膝酸软，咽干口渴，夜间尿多或尿不利。但须确认胃肠功能良好，若类似本方证但是胃肠虚弱，无口渴者，可考虑用甘姜苓术汤。

黄芪桂枝五物汤加葛根川芎

【推荐处方】生黄芪 30~60g，桂枝 15g，赤芍 15g，生姜 30g，大枣 20g，葛根 30~60g，川芎 10g。水煎，分 2 次温服。

【临床应用】本方适用于高血压、糖尿病、冠心病、动脉硬化、脑梗死、椎 - 基底动脉供血不足等引起的耳鸣，多见于体胖肤松的中老年人。如果自汗浮肿，黄芪的用量可加大；伴有心肾功能损害的高血压患者，见浮肿、腰腿痛，加怀牛膝。本方适宜长期服用。使用本方要询问食欲，如食欲旺盛者适用，如进食后腹胀腹痛则不适用；面红油光、舌红苔黄者慎用；阴虚发热及内热炽盛者禁用。

三黄泻心汤

【推荐处方】大黄10g，黄连5g，黄芩10g。沸水泡服2次，或水煎，分2次温服。

【临床应用】因动脉硬化而时常发生耳鸣，兼上冲，眩晕，颜面潮红，心神不安，容易引起神经兴奋，脉来有力，属阳实证者，可用本方。伴口腔溃疡者加生甘草。平素精神萎靡、喜热畏冷、贫血、食欲不振、肝肾功能不全者，均宜慎用。

防风通圣散

【推荐处方】生麻黄10g，荆芥10g，防风10g，生石膏20g，六一散15g（包），白芍15g，当归10g，栀子10g，黄芩10g，连翘15g，薄荷10g（后下），川芎10g，桔梗10g，白术10g，制大黄10g，玄明粉5g（分冲）。水煎，分2次，分别于上、下午饭后1小时服用。或服用市售成药。

【临床应用】临床用于体格胖壮者发生的耳鸣，食毒、水毒明显，头昏头重，便秘，尿浓稠，体格健壮肥满，腹部充实，尤以肚脐为中心呈满鼓状，脉来有力。若投本方而严重下利者，可能辨证有误，改投用于虚证之防己黄芪汤。孕妇、体质较差、食少便溏者当慎用。长期服用本方时，剂量宜小，或换丸剂。

❧讨论❧

少阳病提纲为："少阳之为病，口苦，咽干，目眩也。"口、咽、目皆为人体孔窍，少阳病多伴有一定郁热，热上扰清窍，可出现清窍受累之症，耳朵为孔窍之一，亦为如此。《伤寒论》第264条曰："少阳中风，两耳无所闻，目赤，胸中满而烦者，不可吐下，吐下则悸而惊。"其中"两耳无所闻"论述的是少阳病耳鸣。对于少阳病的治疗，可以考虑小柴胡汤及其类方，柴胡剂和解少阳为治疗耳鸣的一个重要思路。临床上水饮内停，郁遏气机，气机不利而夹饮上逆，侵犯清窍导致耳鸣者也非常多见，应用利水化饮剂治疗耳鸣，尤其是伴有眩晕者，常可获良效。泻火清热、活血化瘀等均为治疗耳鸣的重要方法。除了上述从气、水、火、瘀论治的几首代表方外，还有麻黄细辛附子汤、葛根汤、桂枝加葛根汤、柴胡桂枝汤、补中益气汤、荆芥连翘汤、桃核承气汤等在临床上也大有用武之地，可结合前后各章节学习掌握。

皮肤科病症

过敏性皮肤病

皮肤病种类繁多，与过敏因素有关的常见皮肤病有湿疹、荨麻疹、药疹、植物 – 日光性皮炎以及接触性皮炎。

湿疹是一种常见的过敏性皮肤病，具有多形性皮疹及渗出倾向，伴剧烈瘙痒，易反复发作，多年不愈。可发生在身体任何部位，但好发于面部、头部、耳周、小腿、腋窝、肘窝、阴囊、外阴及肛门周围等部位，发病原因未明，过敏体质可能是发病的主要原因。

荨麻疹俗称风团、风疹块，是一种常见的皮肤病，由各种因素致使皮肤黏膜血管发生暂时性炎性充血与大量液体渗出，造成局部水肿性损害。其迅速发生与消退，有剧痒，可有发烧、腹痛、腹泻或其他全身症状。可分为急性荨麻疹、慢性荨麻疹、血管神经性水肿与丘疹性荨麻疹等。

药疹是一种过敏反应，是指少数人使用或接触某些药物后，在皮肤黏膜上引起的炎性反应，严重时可累及机体各个系统。常见的引起药疹的药物有解热镇痛药、催眠药、抗癫痫类药等。药疹的临床表现常见的有固定性药疹、荨麻疹型药疹、多形红斑型药疹、紫癜型药疹、大疱性表皮松解型药疹等。

植物 – 日光性皮炎是指患者过多食入或直接接触光敏性植物后，经过较大量日光照射后引发光暴露部位急性皮肤炎症。多发生在夏季户外活动多的时间内，青壮年女性多见。含有呋喃香豆素的光敏性植物有伞形科香菜、芹菜、茴香，豆科紫云英，十字花科芥菜，藜科灰菜，真菌类香菇、木耳等。

接触性皮炎是皮肤或黏膜接触外源致敏性物质后，在接触部位或以外部位发生的炎症性反应，表现为红斑，肿胀，丘疹，水疱，甚至大疱。

在皮肤科病症中，过敏性皮肤病多数较为顽固，但却是中医药治疗的优势病种。除避免接触诱发过敏的因素外，对应不同个体特征还可以采用下列经方治疗。

麻黄连翘赤小豆汤

【推荐处方】生麻黄 10g，连翘 15g，赤小豆 30g，桑白皮 20g，杏仁 15g，生甘草 5g，生姜 10g，大枣 20g。水煎，分 2 次温服。

【适用病症】适用于表现为皮肤瘙痒、水疱、糜烂、渗出等的各种过敏性皮肤病。

【应用参考】适用本方者通常体格壮实，汗少。常有合栀子柏皮汤、茵陈蒿汤应用的机会。

越婢加术汤

【推荐处方】生麻黄 10g，生石膏 30g，生甘草 3g，白术或苍术 15g，生姜 10g，大枣 20g。水煎，分 2 次温服。

【适用病症】适用于各种皮炎、湿疹、荨麻疹、日光性皮炎等见皮损渗出多，皮肤增厚，局部灼热者。也可以用于各种疣。

【应用参考】适用本方者多体胖壮或有浮肿貌，肤色黄白或红白，唇红，咽红，眼睛充血，或生翼状胬肉等，大多怕热多汗，下肢浮肿或关节肿痛。闷热潮湿季节易于发病。平时饮食肥美者多见。渗出、瘙痒明显者，可合麻黄连翘赤小豆汤、麻杏苡甘汤等。

葛根汤

【推荐处方】葛根 20~30g，生麻黄 10g，桂枝 10g，生白芍 10g，生甘草 5g，生姜 15g，大枣 20g。水煎，分 2 次餐后温服。

【适用病症】适用于各种皮肤病，症见肌肉丰满而皮肤干燥粗糙，有丘疹、鳞屑者，皮损在头面部、项背部多发。

【应用参考】适用本方者大多体质较为充实，尤其以外观肌肉比较结实，皮肤黝黑或黄黯粗糙者多见，以从事体力劳动或平素身体强壮的青壮年应用的机会较多。年老体弱、消瘦、肤白易汗、心功能不全者慎用。伴荨麻疹、风团者，加生石膏 30g；便秘者，加制大黄。服用本方后宜避风，取微汗为佳。

桂枝麻黄各半汤

【推荐处方】桂枝 10g，生白芍 10g，生甘草 6g，生姜 10g，大枣 20g，生麻黄 10g，杏仁 10g。以水 1000ml，取汤液 300ml，分 2~3 次温服。

【适用病症】适用于急性荨麻疹。

【应用参考】适用者体格多不虚弱，毛发浓密，容易受凉或贪凉。方中药物剂量不宜大，以小剂量为宜。餐后温服，避风寒，取微汗为佳。

防风通圣散

【推荐处方】生麻黄 10g，荆芥 10g，防风 10g，生石膏 20g，六一散 15g（包），白芍 15g，当归 10g，栀子 10g，黄芩 10g，连翘 15g，薄荷 10g（后下），川芎 10g，桔梗 10g，白术 10g，制大黄 10g，玄明粉 5g（分冲）。水煎，分 2 次服用。

【适用病症】适用于荨麻疹、痤疮、湿疹、毛囊炎、扁平疣、瘙痒症、异位性皮炎、银屑病、日光性皮炎等。

【应用参考】本方适用的人群多体壮面红，毛黑，腹大，按之有底力，脐部尤其饱满，皮肤粗糙、干燥，皮肤易过敏而生红疹、瘙痒，易生痤疮等，食欲好，便秘，唇红或黯红，女性月经多偏少或稀，甚至闭经，容易伴发高血压、高脂血症等。取效后可用本方丸剂，便于经常服用。消瘦、贫血、食欲不振者慎用，孕妇慎用。

桂枝汤

【推荐处方】桂枝 15g，白芍 15g，生甘草 10g，生姜 15g，大枣 30g。水煎，分 2 次餐后温服。

【适用病症】适用于皮肤病患者，症见丘疹，糜烂，溃疡，皮肤白而干枯，局部不红，色淡，如毛囊炎、痤疮、冬季皮炎、冻疮、荨麻疹、湿疹、下肢溃疡、皮肤皲裂等见形体消瘦、皮肤干枯、自汗、舌黯淡者。

【应用参考】老人或虚弱体质者应用较多。身体强壮、舌红苔黄、脉数者慎用；有凝血机制障碍者慎用；皮损局部红肿热痛者慎用。服用本方后应保暖避风。

甘草泻心汤

【推荐处方】生甘草 20g，黄连 3~5g，黄芩 15g，姜半夏 15g，干姜 10g，党参 15g，大枣 20g。水煎，分 2 次服。

【适用病症】适用于伴有胃肠病症，皮损红肿、糜烂、渗出的各种顽固性皮肤病。

【应用参考】皮损渗出明显者干姜用量不低于 10g，方中甘草用量一般多在 10g 以上，也有用至 30g 者，但甘草多用需要注意反酸、腹胀及浮肿等不良反应。毒热明显者加生石膏，病程久远者加升麻。

小柴胡汤

【推荐处方】柴胡 20 ~ 40g，黄芩 10g，姜半夏 10g，党参 15g，生甘草 5~10g，

生姜 15g，大枣 20g。水煎，分 2 次温服。

【适用病症】适用于以丘疹、疱疹、糜烂、苔藓样变、瘙痒剧烈等为特征的皮肤病患者。单纯疱疹、带状疱疹、手足口病、神经性皮炎、湿疹、异位性皮炎、日光性皮炎等过敏性皮肤病以及病毒感染性皮肤病患者应用较多。

【应用参考】瘙痒者，加荆芥 15g，防风 15g；神经性皮炎、异位性皮炎者，合半夏厚朴汤；湿疹，局部分泌物多，并有浮肿者，合五苓散。

五苓散

【推荐处方】桂枝 12g，茯苓 18g，猪苓 18g，泽泻 30g，白术 18g。水煎，分 2 次服用。也可用散剂，每日 10~20g，分 2 次饭后用米粥调服。

【适用病症】适用于湿疹、扁平疣、黄色瘤、脂溢性皮炎、脱发、多形性红斑、水痘、带状疱疹等皮肤病见皮肤渗出明显或有水疱，并有口渴、小便不利、浮肿、腹泻、多汗等全身症状者。

【应用参考】服用本方后宜喝些热开水，取微汗出为佳，不宜饮用冷水。本方在皮肤科常有合用小柴胡汤的机会。

黄连解毒汤

【推荐处方】黄连 3~10g，黄芩 10~20g，山栀子 10~15g，黄柏 10~15g。水煎，分 2 次服用。

【适用病症】适用于皮肤病见脓疱、糜烂、斑疹、丘疹、出血者，或见红、肿、热、痛、烦者。本方可用于治疗湿疹、脓疱疹、带状疱疹、多发性疖肿、丹毒、银屑病、白塞病、淋病、尖锐湿疣、生殖器疱疹等。

【应用参考】本方适用的人群大多体格强健，肌肉坚紧，面色红，有油光，目睛充血，多目眵，口唇黯红，舌质坚敛，脉滑数，易烦躁，易睡眠障碍，皮肤常有疮疖，口舌易生溃疡，小便黄短等。如畏寒怕冷、精神萎靡、食欲不振、面色萎黄者慎用，肝肾功能不全者忌用。本方不宜久服，应中病即止。大便干结者，加制大黄 10g；淋巴结肿大、发热多汗者，加连翘 30g；皮肤干红，或容易出血者，合四物汤；瘙痒剧烈者，用本方的加味方荆芥连翘汤。

黄连阿胶汤

【推荐处方】黄连 5~20g，黄芩 15g，白芍 15g，阿胶 15g，鸡子黄 2 枚。水煎去药渣，化入阿胶，稍冷，入鸡蛋黄 2 个，搅和，分 2 次温服。

【适用病症】适用于皮肤枯燥、瘙痒、红斑、皲裂，局部略带红色而干燥、脱屑，瘙痒程度不严重，皮肤肿胀不明显，风吹或日晒则恶化，面部皮损较多，同时大多伴有睡眠障碍或容易疲劳的患者。

【应用参考】病情顽固难愈，常规疗法无效者，可以考虑本方。适用本方者以女性为多，舌脉非必见。有出血倾向者，加生地黄30g、牡丹皮15g。本方大多在7日以内起效，或睡眠改善，或皮肤红斑消退。

桃核承气汤

【推荐处方】桃仁10g，大黄10g，桂枝10g，生甘草6g，芒硝10~15g（分次冲服）。水煎，分2次温服。

【适用病症】适用于睑腺炎、痤疮、酒渣鼻、脱发、毛囊炎、银屑病、结节性痒疹等患者，其人面色黯红，有光泽，唇黯红，舌质黯红或紫，下腹部充实，两少腹压痛，特别是左下腹部可有较明显压痛，或触及包块，大多便秘或有痔疮，月经不调，甚至闭经，经前烦躁，下血紫黑等。

【应用参考】体质虚弱者慎用本方。服用本方可得畅便，如每日大便超过3次者，可减量服用。本方单用效卓，但也常合方使用，失眠、抑郁者合柴胡加龙骨牡蛎汤。

荆芥连翘汤

【推荐处方】荆芥10g，防风10g，栀子10g，黄芩10g，黄连5g，黄柏10g，柴胡10g，生白芍10g，枳壳10g，生甘草5g，当归10g，生地黄10g，川芎10g，白芷10g，桔梗10g，薄荷10g，连翘15~30g。水煎，分2次服用。

【适用病症】适用于皮肤病症见皮肤油腻、渗出、红斑、脓疱、瘙痒等。本方是治疗皮肤病的常用方，可用于治疗痤疮、毛囊炎、湿疹、过敏性紫癜、银屑病、脓疱疮、红斑狼疮、硬皮病、结节性红斑等。

【应用参考】适用本方的人群大多体格健壮，以青壮年居多，其人面有油光，唇红、咽喉充血，舌红，多易烦躁、焦虑或抑郁，易头痛头昏，皮肤瘙痒，鼻衄，咽痛，口腔溃疡，淋巴结肿大。女性多见月经量多，质黏稠，有血块。贫血、食欲不振、肝肾功能不全者慎用。如大便干结者，加大黄10g；口渴汗多、遇热疾病加剧者，加生石膏30g。本方不宜长期服用，如服用超过1个月，须监测肝功能。

当归四逆汤

【推荐处方】当归15g，桂枝15g，生白芍15g，甘草10g，木通10g，细辛5g，大枣20~30g。水煎，分2次温服。

【适用病症】适用于局部皮肤干燥脱屑，遇冷加重的湿疹、皮炎、银屑病、毛周角化等；常见于手冷，有冻疮史，或皮肤有淡紫色网状青斑者。

【应用参考】适用本方者也有寒热夹杂的情形，除四肢冰冷外，尚有牙龈出血、口腔溃疡、便秘、关节肿痛等，可以合用黄芩汤、三黄泻心汤、黄连解毒汤等。本方服用后大多手足转温，或有口干感，是正常反应。

温经汤

【推荐处方】吴茱萸 5g，人参 10g，麦冬 20g，制半夏 10g，炙甘草 10g，桂枝 10g，白芍 10g，当归 10g，川芎 10g，牡丹皮 10g，阿胶 10g（烊），生姜 10g。水煎，分 2 次温服。

【适用病症】适用于女性患皮肤病，症见局部皮肤干燥粗糙，并伴有月经不调或闭经，月经量少或难以怀孕，检查雌激素水平低或基础体温偏低者。如痤疮、手足皲裂、指掌角化症、湿疹、唇炎、脱发、黄褐斑、指甲剥离等皮肤病有应用本方的机会。

【应用参考】月经过多，或有子宫肌瘤，或经前乳房胀痛者，慎用本方；体型肥满壮实，营养状态好，面色红润者慎用。局部皮损紫黯、皮肤干燥者，加桃仁15g。

❧ 讨论 ❧

皮肤疾病是全身疾病的缩影，许多全身性疾病也有不同程度的皮肤改变，皮肤科疾病治疗非常复杂，上述十几首经方仅仅是代表，治疗过敏性皮肤病的常用经方还有麻杏苡甘汤、桂枝麻黄各半汤、五积散、柴胡桂枝汤、柴胡桂枝干姜汤、桂枝芍药知母汤、当归芍药散、防己地黄汤、薏苡附子败酱散等。

神经性皮炎

神经性皮炎又称慢性单纯性苔藓，以对称性皮肤粗糙肥厚、剧烈瘙痒为主要表现，多见于青年和成年人，儿童一般不发病。夏季多发或季节性不明显。

对应不同个体特征和各种病证，治疗神经性皮炎常选用下列经方。

柴胡加龙骨牡蛎汤

【推荐处方】柴胡 15g，制半夏 10g，党参 10g，黄芩 10g，茯苓 12g，桂枝 12g，龙骨 12g，牡蛎 12g，制大黄 10g，生姜 15g，大枣 20g。水煎，分 2 次温服。

【适用病症】适用于伴有失眠、疲乏、情绪低落等状态的神经性皮炎及各种皮肤科病症。

【应用参考】适用本方者大多腹部充实，两胁下按之有抵抗感或僵硬感，大便干结等。焦虑、腹胀、舌红、咽红者，合栀子厚朴汤。

温胆汤

【推荐处方】姜半夏 15~20g，茯苓 30g，陈皮 10g，生甘草 5g，枳壳 15g，竹茹 10g，生姜 10g，大枣 20g。水煎，分 2 次温服。

【适用病症】适用于伴有恐惧、失眠、焦虑的神经性皮炎以及各种慢性皮肤病。

【应用参考】适用本方者大多体型偏胖，皮肤油腻有光泽，脸圆丰润，眼睛大而明亮，有光彩，眼神飘忽不定。本方常有与半夏厚朴汤、栀子厚朴汤合方的机会。

四逆散合半夏厚朴汤

【推荐处方】柴胡 15g，炒白芍 15g，炒枳壳 15g，生甘草 10g，姜半夏 15g，厚朴 15g，茯苓 15g，苏叶 10g，生姜 10g。水煎，分 2 次温服。

【适用病症】适用于生性敏感，办事谨慎，素易紧张，心理压力大的患神经性皮炎等多种皮肤病的患者。

【应用参考】适用本方者多为中青年，女性多见，其人体型中等偏瘦，上腹部及两胁下腹肌比较紧张，四肢冷。心烦意乱者，加山栀子。

栀子厚朴汤

【推荐处方】山栀子 15g，厚朴 15g，枳壳 15g。水煎，分 2 次温服。

【适用病症】适用于伴胸闷腹胀、心烦失眠、舌尖红的神经性皮炎患者。

【应用参考】适用本方者体质不弱。有咽喉异物感或黏痰多者，合半夏厚朴汤。本方也常与柴胡加龙骨牡蛎汤、大柴胡汤、温胆汤等合用治疗神经性皮炎。

∽ 讨论 ∽

目前认为精神因素是发生本病的主要诱因，情绪波动、精神过度紧张、焦虑不安、生活环境突变等均可使病情加重和反复。因此，治疗本病通常需要对患者进行心理疏导。

带状疱疹

带状疱疹是由水痘－带状疱疹病毒感染引起的一种常见的病毒性皮肤病，机体免疫功能低下、睡眠不足、过度劳累等是发病的主要诱因。临床特征一般是剧烈的神经痛，节段性水疱疮，皮疹多沿某一周围神经分布，排列成带状，好发部位为肋间神经。中医学称之为"缠腰火丹""火带疮""蛇串疮"等。发病时如果能够及时、恰当治疗，则恢复快，且不留后遗症，如果治疗错误或不当，特别是老年患者，往往容易留下后遗神经痛，疼痛缠绵数月甚至数年不消。

现将经方治疗本病分期介绍如下。

一、带状疱疹初、中期

葛根汤

【推荐处方】葛根 30g，生麻黄 10g，桂枝 10g，白芍 10g，炙甘草 5g，生姜 15g，大枣 20g。以水 1000ml，煮取汤液 300ml，分 2~3 次温服。

【临床应用】葛根汤为传统的解肌升清、祛邪散寒方，具有发汗、松项背、利头目、治腹泻、促月经的功效。患者多体格强健，肌肉厚实，特别是项背部肌肉厚实或隆起，脉搏有力。带状疱疹初期出现发热，恶寒，汗少，皮肤局部拘急疼痛，部分患者表现为口干，易腹泻，或大便不成形。无项背强不适者也可以使用。极度困倦或疼痛明显者，合麻黄细辛附子汤。

瓜蒌红花汤

【推荐处方】全瓜蒌 15~30g，红花 10g，生甘草 6g。水煎，分 2 次温服。

【临床应用】方出自明代孙一奎《医旨绪余》，瓜蒌红花汤可以减轻带状疱疹急性期的疼痛，也可以减少后遗神经痛。此方的用药关键在于主药全瓜蒌的剂量，一般用 15~30g，可用至 40g，以患者服后溏泻为佳，可迅速止痛，并迅速改善皮损。适应证遵原文："患处焮红灼热，痛如针刺刀割，小便偏黄，稍有便秘，舌红苔黄。"后世常将本方作为治疗急性带状疱疹疼痛的专用方。

小柴胡汤

【推荐处方】柴胡 20~40g，黄芩 15g，姜半夏 15g，党参 15g 或人参 5g，炙甘草 5~15g，生姜 15g，大枣 20g。以水 1100ml，煮取汤液 300ml，分 2~3 次温服。

【临床应用】小柴胡汤为经典的治少阳病方，为传统和解方，具有治往来寒热、除胸胁苦满、提意欲、止呕吐等功效。在带状疱疹初期，除了皮损疼痛以外，同时伴有发热，但患者精神状态欠佳，食欲不好，甚至恶心欲呕，首用小柴胡汤。带状疱疹初期，临床上只要出现其中一部分小柴胡汤证就可使用。疼痛剧烈者可以加制川乌、马齿苋，制川乌的用量不宜过大，一般6g左右即可。如果伴有水疱比较明显，水疱很多，且口渴，小便不利，则合用五苓散。

大柴胡汤

【推荐处方】柴胡20~40g，黄芩15g，姜半夏15g，枳壳20g，白芍15g，大黄10g，生姜25g，大枣20g。以水1100ml，煮取汤液300ml，分2~3次温服。

【临床应用】大柴胡汤为传统的和解清热泻下方，具有除寒热、止呕吐、除腹胀、解郁除烦等功效。口干，口苦，大便干，舌红，苔黄厚，脉弦，上腹部按压充实有力，甚至拒按，或两侧腹直肌拘急和压痛者可以选用大柴胡汤。疼痛严重者可以合瓜蒌红花甘草汤。如果疱疹长在胁肋部，可以加桔梗15g。如果疼痛剧烈，大便干结或数日不解，精神萎靡，面色晦暗，合大黄附子汤应用。

五苓散

【推荐处方】猪苓20g，泽泻30g，白术20g，茯苓20g，桂枝15g或肉桂10g。以水1000ml，煮取汤液300ml，分2~3次温服。

【临床应用】五苓散为传统的通阳化气、健脾利水方，具有止口渴、利小便、止吐、止泻、止汗、定眩、治头痛等功效。伴有不同程度口渴，汗多，小便不利，同时带状疱疹局部水疱渗液明显，水疱比较多者，可以直接用五苓散治疗。低热、恶心、食欲减退者合小柴胡汤。

甘草泻心汤

【推荐处方】姜半夏10g，黄芩15g，干姜10g，党参15g，炙甘草20g，黄连5g，大枣20g。以水1100ml，煮取汤液300ml，分2~3次温服。

【临床应用】甘草泻心汤为传统的清热解毒利湿方，具有修复黏膜、止泻、除烦的功效。适用于上腹部不适，舌红，苔黄腻，带状疱疹渗出液多，或表面糜烂者。大便干者加大黄。

二、后遗神经痛

麻黄细辛附子汤

【推荐处方】麻黄 10g，细辛 10g，制附子 10~20g。以水 1000ml，先煎附子 30~60 分钟，再入他药，开盖煮取汤液 300ml，分 2~3 次温服。

【临床应用】麻黄细辛附子汤为传统的温经散寒方，可治暴寒中病、身倦欲寐，并有较强的止痛功效。适用于疲倦，精神状态差，但欲寐，同时伴脉沉细或脉细而弱者。消瘦、食欲减退者可加桂枝 10g、甘草 5g、生姜 10g、大枣 20g，可减毒增效。有基础疾病的年老患者，排除麻黄禁忌证后可合用真武汤。

大黄附子汤

【推荐处方】大黄 10g，制附子 30~50g，北细辛 10g。以水 1000~1100ml，先煎附子 1 小时，再放入细辛、大黄，开盖煎煮，取汤液 200~300ml，分 2~3 次温服。

【临床应用】大黄附子汤为经典的止痛方，具有止腹痛、通大便、祛寒积的功效。适用人群多体格壮实，疼痛剧烈，大便干结或数日未解，或因急性期过用寒药，或因疼痛剧烈而无法安睡导致出现精神萎靡，面色晦暗，脉多沉而有力，舌质黯，舌苔多厚或水滑。服用本方泻下大便后疼痛减轻，之后根据病情转方调治，本方不宜作为止痛药长期使用。

真武汤

【推荐处方】制附子 15~30g，白术 10g，白芍或赤芍 15g，茯苓 15g，生姜 15g 或干姜 5g。以水 1000ml，先煎附子 30~60 分钟，再入他药，煮取汤药 300ml，分 2~3 次温服。

【临床应用】真武汤为传统的温阳利水方，具有退水肿、定眩悸、止震颤、止痛、轻身等功效。适用于身体沉重，舌体胖大，舌边有齿印，舌淡黯，苔白或白滑、白腻、白厚者，老年人以及有基础疾病的患者多见。

柴胡桂枝汤

【推荐处方】柴胡 20g，桂枝 10g，黄芩 10g，人参 10g 或党参 15g，炙甘草 5g，姜半夏 10g，白芍 10g，大枣 15g，生姜 10g。以水 1100ml，煮取汤液 300ml，分 2~3 次温服。

【临床应用】柴胡桂枝汤为传统的和解方，具有退热、止痛、调和营卫的功效。

适用于体弱者，以中老年女性居多，精神状态偏差，除有带状疱疹后遗神经痛外，还伴有周身疼痛、气窜等，除了柴胡证的神经质表现外，多有胃肠不适，如食欲欠佳，不敢多吃，大便或干或稀，心下不适以及体重减轻等。腹胀、腹中气窜者可合半夏厚朴汤。腹泻、口渴、浮肿者可合五苓散。

柴胡加龙骨牡蛎汤

【推荐处方】柴胡 15g，姜半夏 10g，党参 10g，黄芩 10g，茯苓 15g，桂枝 10g 或肉桂 5g，龙骨 10g，牡蛎 10g，制大黄 10g，生姜 15g，大枣 15g。以水 1100ml，煮取汤液 300ml，分 2~3 次温服。如便秘，用生大黄，后下。

【临床应用】柴胡加龙骨牡蛎汤为传统的和解安神方，具有除胸满、定烦惊、除谵语、轻身的功效。适用于体格不虚弱，疼痛伴有胸满、烦、惊、睡眠障碍、周身不适等表现者。焦虑不安、胸闷腹胀者，合栀子厚朴汤。体瘦、食欲不振、易腹泻者，去大黄，加甘草。

✑ 讨论 ✑

（1）带状疱疹为自限性疾病，急性期治疗的目的在于明显缓解疼痛，缩短病程，预防出现后遗神经痛。待疱疹消失、疼痛缓解后再转方，根据体质状态调理善后。

（2）除了以上推荐方外，还会出现其他方证，例如龙胆泻肝汤也有不少使用的机会，其主症为患处灼痛，易怒，口苦，口渴，喜凉饮，舌红，苔黄腻，脉弦数有力。

（3）除口服用药外，在急性期也可以选择外用药及针灸刺络等，外用药可以选择阿昔洛韦软膏、季德胜蛇药片等。治疗带状疱疹顽固性神经痛也可考虑使用虫类药，如全蝎、蜈蚣，朱仁康老中医常用全蝎打成粉，让患者一次性服用 3g，在临床上可以参考使用。

银屑病

银屑病俗称牛皮癣，是皮肤科常见疾病，是一种遗传与环境共同作用诱发，免疫介导的慢性、复发性、炎症性、系统性疾病。典型临床表现为鳞屑性红斑或斑块，局限或广泛分布，无传染性，治疗困难，常罹患终身。目前已有大量临床证据表明精神因素如焦虑、紧张可以诱发或加重银屑病，更会影响治疗效果，提示精神因素在银屑病的发病和治疗中扮演着重要角色。现将治疗本病的常用经方推荐如下。

麻黄升麻汤

【推荐处方】麻黄 15g，升麻 15~30g，当归 6~15g，知母 10~15g，黄芩 6~15g，葳蕤 10~15g，芍药 10~15g，天冬 10~15g，桂枝 5~10g，茯苓 15g，甘草 6g，石膏 15~30g，白术 10~15g，干姜 6~10g。以水 1100ml，煮取汤液 300ml，分 2 次餐后温服，以微汗出佳。

【临床应用】麻黄升麻汤在古代用治厥阴误下后阴阳错杂之变证，有散邪解表、发越郁阳、滋养营血、清上温下、调和营卫之效。银屑病患者体格相对壮实，毛发浓密，咽干喜饮，咽喉部充血或色红，常伴有扁桃体肿大，大便常稀，患处皮肤常觉干燥甚至干裂，脱屑严重。本方尽量用原方，寒热药物比例可根据病情调整，皮癣较厚时可加鳖甲 10g。

防风通圣丸

【推荐处方】生麻黄 10g，生石膏 20g，生大黄 10g，芒硝 5g，荆芥 10g，防风 10g，山栀子 10g，黄芩 10g，连翘 15g，薄荷 10g，当归 10g，白芍 10g，川芎 10g，白术 10g，桔梗 15g，滑石 20g（包），炙甘草 10g，生姜 15g 或干姜 5g。以水 1500ml，煮取汤液 300ml，分 3 次温服。急症可短期服用汤剂。一般餐前服用，以大便畅通为佳。

【临床应用】防风通圣丸为古代伤寒热病通治方，传统的表里双解方，具有散风热、通大便、止肤痒、通月经、轻身等功效。适用者大多体型肥壮，精力旺盛，浓眉密发，体毛明显，面有油光，结膜充血，口苦口干，胸膈满闷，小便短赤，便秘腹胀，腹大而充实，腹壁肥厚，其人皮肤粗糙、瘙痒，皮损呈苔藓化。初用水煎服，取效后或调理期按原方药物比例制成蜜丸或散剂，每服 5g，每日 1~2 次，餐前服用，以大便畅通为度。

麻黄汤

【推荐处方】麻黄 10~15g，桂枝 10g，甘草 5g，杏仁 15g。以水 1000ml，先煎麻黄去沫，煮取汤液 100ml，分 2 次餐后温服，覆被微汗为佳。

【临床应用】麻黄汤经典的辛温解表方，有发汗、解热、平喘、镇咳、兴奋中枢等作用。适用于以皮肤干燥，无汗，皮损色淡不红为表现的银屑病患者，其人体格壮实，毛发浓密，皮肤多干燥而粗糙，或如粟粒，或如鱼鳞，平时无汗或少汗，容易受凉，汗出以后舒适。肤白、舌嫩者，合桂枝汤，即桂枝麻黄各半汤。口干怕热者，去桂枝，加生石膏、制大黄。符合桂枝茯苓丸面证、腿证、腹证的患者可合桂枝茯苓丸。

黄连解毒汤

【推荐处方】黄连 5~15g，黄芩 10g，黄柏 10g，山栀子 15g。以水 600ml，煮取汤液 120ml，分 2 次温服。

【临床应用】黄连解毒汤为传统的清热泻火解毒方，具有解热毒、除烦热、止血等功效。多适用于年轻人或体格壮实者，银屑病皮损见充血发红，其人面色潮红油亮，烦躁失眠，汗多色黄而黏臭，舌红苔黄，脉滑数。出血、便秘者，加大黄 10g。口腔溃疡者，加生甘草 20g。皮肤发红发干、脱皮屑者，合四物汤。

黄连阿胶汤

【推荐处方】黄连 5~20g，黄芩 15g，芍药 15g，鸡子黄 2 枚，阿胶 10g。以水 600ml，煮取汤液 120ml，入阿胶烊化，冲入鸡子黄，分 2 次温服。

【临床应用】黄连阿胶汤为传统的滋阴清热泻火方，具有抗焦虑、抗菌、止血、安胎等作用。适用于以皮损发红、干燥、皲裂为特征的银屑病患者，大多病情顽固，常规疗法无效，瘙痒严重，常伴睡眠障碍，舌红脉速，以女性为多。

荆芥连翘汤

【推荐处方】荆芥 15g，连翘 30g，防风 15g，柴胡 15g，桔梗 10g，白芷 10g，薄荷 5g，枳壳 10g，生甘草 10g，黄连 5g，黄芩 10g，黄柏 10g，山栀子 10g，生地黄 15g，当归 10g，川芎 10g，白芍 10g。以水 1500ml，煮取汤液 300ml，分 2~3 次饭后温服。

【临床应用】荆芥连翘汤有散风和血、泻火解毒的功效。荆芥连翘汤适用于一类体质人群，这类体质人群多热多火，多风多郁，容易发生淋巴结肿大、黏膜充血和感染等，常涉及皮肤黏膜部位，以年轻女性多见，表现为病损部位皮肤充血红肿，瘙痒，皮肤干燥，黏膜渗液，分泌物质黏，色黄，味重。

甘草泻心汤

【推荐处方】姜半夏 10g，黄芩 15g，干姜 10g，党参 15g，炙甘草 20g，黄连 5g，大枣 20g。以水 1000ml，煮取汤液 200ml，分 2~3 次温服。

【临床应用】甘草泻心汤为传统的清热解毒利湿方，具有修复黏膜、止泻、除烦的功效。适用于皮损处基底偏红，易出血，或有渗出，伴糜烂，其人多伴有口舌糜烂、心烦失眠、上腹部不适、易腹泻、大便黏臭等。大便干者加大黄。皮屑多者加生地黄。

桃核承气汤

【**推荐处方**】桃仁 15g，制大黄 15g，桂枝 15g，生甘草 5g，芒硝 10g。以水 800ml，煮取汤液 200ml，冲入芒硝溶化，分 2 次温服。

【**临床应用**】桃核承气汤为经典的治蓄血证之泻下逐瘀方，具有治狂乱、下瘀血、通大便等功效。适用于银屑病病情顽固，症见皮癣紫黯增厚，干燥脱屑，瘙痒难忍，或伴刺痛、夜间较重等特点，针对一些皮肤病久治不愈者，结合其小腹部急结的证据，用桃核承气汤治疗常可获良效。失眠、抑郁者，合柴胡加龙骨牡蛎汤。伴肌肤甲错的慢性迁延者，合桂枝茯苓丸。

柴胡加龙骨牡蛎汤

【**推荐处方**】柴胡 15g，姜半夏 10g，党参 10g，黄芩 10g，茯苓 15g，桂枝 10g 或肉桂 5g，龙骨 10g，牡蛎 10g，制大黄 10g，生姜 15g，大枣 15g。以水 1000ml，煮取汤液 300ml。

【**临床应用**】柴胡加龙骨牡蛎汤为经典的治少阳病及情志病方，为传统和解安神剂，具有除胸满、定烦惊、除谵语、轻身的功效。本方从精神层面切入，治疗因精神因素所引发的银屑病，患者主诉以自觉症状为多，如睡眠障碍、疲劳感、怕冷、胸闷、心悸、头昏、耳鸣、不安、咽喉有异物感等，痛苦追忆性主诉较多，舌苔黄厚，大便多干结，两胁下按之有抵抗感或僵硬感。烦躁、皮癣厚、搔抓后出血、便秘者，合桃核承气汤。焦虑不安、胸闷腹胀者合栀子厚朴汤。食欲不振、易腹泻、消瘦者，去大黄，加生甘草 5g。

⌘ 讨论 ⌘

（1）银屑病是一种难以治愈的皮肤病，大部分人否认遗传，多因环境变化、精神因素、外感等诱导暴发，当身体状态较好时，如饮食合理、作息规律，可以自行缓解，当体质下降时皮损继续增多、增厚、瘙痒、脱屑，可持续数月、数年，甚至更长时间，影响生活质量及社交，使患者产生自卑心理。

（2）治疗银屑病时要注意：①根据患者患病时间长短，以及治疗时皮疹情况和身体整体情况预估疗效、疗程及治疗期间会出现的情况。②一些患者在找中医大夫治疗前可能使用过激素，突然停用激素而选择中药治疗很有可能会加重病情，要与患者沟通好。③选择中药口服治疗时，最好不用不明成分的外用药治疗，可以外用药浴，自制外用药膏等配合内服中药治疗，从而提高疗效，缩短病程。

（3）当患处皮癣明显增厚时可加生升麻、制鳖甲，有些还需要考虑从血分论治，例如合桃红四物汤治疗。

（4）很多久治不愈的患者还需要考虑患者的情志因素、精神状态，通过调神治疗可以获得较好的疗效。

痤疮

痤疮又称青春痘、粉刺，是一种毛囊皮脂腺的慢性炎症，多见于青年男女。西医学认为，本病和雄激素水平、皮脂腺分泌以及毛囊内微生物的一些关系比较密切。一般初起多位于毛囊口，表现为白头或黑头粉刺，然后慢慢会产生红色丘疹、疱疹、结节、脓肿、囊肿和瘢痕。一般多发生在皮脂腺分泌比较旺盛的地方，如颜面、前额、颊部、前胸、后背等。痤疮除了和雄激素分泌过旺有关，还与饮食结构、胃肠功能、环境、化妆品、精神因素和遗传等有关。常用方治如下。

十味败毒散

【推荐处方】柴胡10g，独活10g，地骨皮10g，荆芥10g，防风10g，桔梗10g，川芎10g，茯苓10g，生甘草5g，生姜20g。水煎，分2次服用。

【临床应用】本方是日本汉医的常用方，是《万病回春》荆防败毒散的变方。主要成分是柴胡、独活、樱皮、荆芥、防风、桔梗、川芎、茯苓、甘草、生姜。因为药房不备樱皮，可用地骨皮代替。方中柴胡、独活、荆芥、防风、川芎、甘草能疏风解毒；桔梗、川芎有排脓作用；独活、防风、茯苓可以祛湿。本方主要用于治疗痤疮初期，或者闭合性痤疮，或者化脓性痤疮基本消退，尚有暗疮需加强排出者，本方能增强皮肤解毒能力，特别适用于以下五类情况：第一类是闭合性痤疮初起或疮头长时间闭合不出者；第二类是疮体有化脓倾向；第三类是痤疮伴有过敏性鼻炎，或者感冒期；第四类是改善过敏性体质，适用于易长痤疮及易过敏患者的体质调理。还可根据情况，脓多者常加薏苡仁，有硬结者加连翘，色黯紫者加丹参，便秘者加大黄。

清上防风汤

【推荐处方】荆芥10g，防风10g，川芎10g，枳壳10g，桔梗10g，白芷10g，生甘草5g，黄芩10g，黄连5g，栀子10g，连翘15g，薄荷10g。水煎，分2次服用。

【临床应用】本方是《万病回春》方，原文记载能够清上焦火，治面部疮疖、生风热毒，是火热体质、实热体质痤疮患者的常用代表方。方中有发散药，如荆芥、防风、薄荷；有清热泻火药，如黄连、黄芩、栀子、连翘、薄荷；有排脓解毒药，如白芷、桔梗、枳壳、川芎、甘草。故本方有发散、清解郁热的作用，解上焦热毒，常用来治疗以头面部红、肿、热、痛为特征的炎性疾病。本方适用的痤疮局部特点是黑头或白头粉刺、脓包、结节均见，疮体高凸，饱满，色红，有脓头，或者脓液色黄，黏稠。其人体格比较强健，面红有光，目睛充血或者多眼眵，口唇黯红或者紫红，舌质红或者坚老，舌苔多厚或者黄腻，脉象滑数有力，容易焦虑，烦躁，失眠，多梦，头昏，头痛，好动，注意力不集中。这类患者一般好食油腻、辛辣、烧烤、火锅等，喜凉恶热，喜欢吃冷饮，多汗，口干，口苦，容易发口腔溃疡，有的感冒后易喉咙痛，小便较黄短，以健壮的青壮年男女多见。使用时脓多者常加薏苡仁，便秘者加大黄。

桂枝茯苓丸

【推荐处方】桂枝 15g，茯苓 15g，赤芍 15g，牡丹皮 15g，桃仁 15g。水煎，分 2 次服用。

【临床应用】本方是经典的活血化瘀方，具有降低血液黏度、降血脂、抑制动脉粥样硬化形成、扩张微血管、改善微循环的作用，并能调节性激素的分泌，促进排卵，抑制前列腺增生，改善肾功能和肾脏病理变化等，适用于以气上冲、少腹急结、肌肤甲错为特征的疾病。本方适用的痤疮特点为疮体颜色黯红、饱满、有硬结，久久不消退，也有瘢痕、结节长于颜面。此类痤疮患者一般体型较健壮，常伴有瘀血三大征，即面征、腿征和腹征。面征主要表现为脸潮红或黯红，或者面部皮肤粗糙，脸上毛细血管扩张，嘴唇颜色发黯，舌质黯紫，舌下静脉怒张等。腿征为皮肤干燥、起鳞屑，特别是以下肢皮肤更为明显，小腿易抽筋，或下肢皮肤黯，膝盖以下发凉，有的易生冻疮。腹征为腹部较充实，脐两侧，特别是左侧下腹更加充实，触之有抵抗，有时候会有压痛，女性伴有痛经、附件炎等。常用桂枝茯苓丸加丹参、川芎，如大便干结者再加大黄，脓多者加薏苡仁。桂枝茯苓丸能够有效扩张头面部以及全身血管，调整全身血液循环，改善血液黏稠度。通过加快血液循环，不仅能使痤疮消散，而且能加快痘印的去除。

葛根汤

【推荐处方】葛根 30g，生麻黄 10g，桂枝 15g，生白芍 15g，生甘草 5g，生姜 20g，大枣 20g。水煎，分 2 次餐后温服。

【临床应用】本方为温和的发汗剂，有散寒舒筋的功效，具有解热、镇痛、抗过敏、抗凝、改善头部供血、抗疲劳、促月经等作用，适用于以恶寒无汗、头痛身痛、颈项腰背强痛、嗜睡、易疲乏、大便溏薄等为特征的疾病。

适用本方的痤疮患者表现为痤疮颜色发黯，疮头深陷不出，面部、背部均有。患者体质一般比较壮实，肌肉比较发达，肤色黧黑或者黄，皮肤比较粗糙，面色发黯，无光泽，一般从事体力劳动，身强力壮的青壮年应用此方机会较多。痤疮一般在运动以后会有所减轻或者消散，夏轻冬重。女性患者一般会伴有痛经、月经量少、闭经等。本方还能够减肥，增强基础代谢率，特别是对于伴有月经后期、闭经、多囊卵巢综合征或者排卵功能障碍的痤疮患者效果较好。本方治疗痤疮一般可加川芎，以增强头面部血液供应，有脓者加薏苡仁，便秘者加大黄。

五积散

【推荐处方】生麻黄 10g，桂枝 15g，白芍 15g，生甘草 5g，生姜 20g，白芷 10g，桔梗 10g，白术 10g，当归 10g，川芎 10g，姜半夏 10g，枳壳 10g，茯苓 10g，厚朴 10g，陈皮 10g。水煎，分 2 次温服。

【临床应用】本方以治气、血、痰、饮、食五积之意而名，有解表、温中、除湿、祛痰、消痞、调经等功效，适用于以恶寒无汗、身痛、呕吐、腹胀以及月经不调为特征的疾病和寒湿体质调理。适合寒湿体质的痤疮患者，表现为体型偏胖，或者壮实，面色黄，皮肤粗，身体困，不容易出汗，容易关节痛，舌苔白腻，容易恶心、呕吐，大便容易不成形，月经容易后期或者闭经，常伴有头痛、眩晕，或者咳嗽、痰多等。常用于调治女性患痤疮伴有多囊卵巢综合征。

防风通圣散

【推荐处方】生麻黄 10g，荆芥 10g，防风 10g，生石膏 20g，六一散 15g（包），白芍 15g，当归 10g，栀子 10g，黄芩 10g，连翘 15g，薄荷 10g（后下），川芎 10g，桔梗 10g，白术 10g，制大黄 10g，玄明粉 5g（分冲）。水煎，分 2 次服用。

【临床应用】本方为传统的表里双解、清热散风方，具有退热、抗过敏、抗炎、降脂、降压、通便、减肥等作用，常用于以头昏胸闷、身痒红疹、口苦舌干、涕唾稠黏、小便黄短、大便不通为特征的疾病和表里俱实性体质的调理。本方适用的痤疮类型为痤疮较多，密密麻麻，形态各异，表现为粉刺、丘疹、脓包、囊肿、结节，甚至还有瘢痕，密集而发，脸上满布，遍及下颌，甚至前胸、后背。适用防风通圣散的患者一般体格比较粗壮，面色黄黯或黯黑，或黯红，有光泽，眼睛充血，眉毛浓密，体毛较明显，出汗较少，食欲旺盛，喜肉食，性格较开朗，时易急躁，腹部充实，脐部膨隆，大便易秘结，易生痤疮、毛囊炎等，皮肤易过敏，起红疹或瘙痒，皮肤较粗糙，嘴唇一般红或者黯红，舌质红，脉有力，此类患者青少年时易得某些过敏性疾病，如过敏性鼻炎、支气管哮喘、荨麻疹、湿疹等，青春期女性常会出现月经量少，月经色发黑，有血块，月经推迟，有的甚至闭经，表现为表里俱实，易患不孕症、多囊卵巢综合征等。

荆芥连翘汤

【推荐处方】荆芥 10g，防风 10g，栀子 10g，黄芩 10g，黄连 5g，黄柏 10g，柴胡 10g，白芍 10g，枳壳 10g，生甘草 5g，当归 10g，生地黄 10g，川芎 10g，白芷 10g，桔梗 10g，薄荷 10g（后下），连翘 15g。水煎，分 2 次服用。

【临床应用】本方为日本一贯堂经验方，是在四逆散的基础上合黄连解毒汤、四物汤，此外还含有一些清热散风药物，有清热、散风、解郁、理气、养血、活血等功效。日本汉方医学认为此方是一张解毒症体质的调理方，适用于清上防风体质和柴胡体质的兼夹体质类型。本方主要用于痤疮，见疮体高凸，光亮，色红，化脓，脓液发黄、黏稠者。此体质类型患者一般体型较强健，面色一般多潮红或者红黑有光，目睛充血或者多眼眵，嘴唇红，咽喉红，怕热，痤疮夏天易发，平时容易忧郁，也容易烦躁，体型瘦长，脉象弦紧、弦数，腹肌比较紧张，还常易患鼻窦炎、中耳炎、乳突炎等。

柴胡加龙骨牡蛎汤

【推荐处方】柴胡 15g，姜半夏 10g，党参 10g，黄芩 10g，茯苓 10g，桂枝 10g，龙骨 10g，牡蛎 10g，制大黄 10g，生姜 10g，大枣 15g。水煎，分 2~3 次温服。如便秘，用生大黄，后下。

【临床应用】本方为古代治疗精神神经心理病专用方，即传统的安神定惊解郁方，具有抗抑郁、改善焦虑情绪、镇静、安眠、抗癫痫等作用，适用于以胸满、烦、惊、身重为特征的疾病。本方常用于伴有失眠的痤疮患者，患者痤疮不甚严重，多与睡眠质量呈正相关，一般体格中等，工作压力比较大，性格比较内向而要强，给自己的压力较大，易失眠，疲劳，怕冷，胸闷，头昏。腹诊按之有抵抗或者僵硬，脐部触诊有应手跳动感。随着睡眠好转，患者精神状态能逐渐改善，痤疮也逐渐消散。

荆防柴归汤

【推荐处方】荆芥 10g，防风 10g，柴胡 10g，黄芩 5g，姜半夏 10g，党参 10g，生甘草 5g，当归 10g，川芎 10g，白芍 10g，白术 10g，茯苓 10g，泽泻 10g，生姜 10g，大枣 20g。水煎，分 2 次温服。

【临床应用】本方有调气血、祛风湿寒热的功效，是免疫调节剂，常用于自身免疫性疾病以及体质调理。适用本方者多见于中年女性，脸色黄黯或黄黑，缺乏光泽，易疲劳，有时虽痤疮不多，但不易消退，同时脸上还伴有色斑，其经来时腰腹部有重坠感，性欲减退，痛经，月经量少，色淡，或者有闭经现象，伴有下肢抽筋、无力、麻木等。本方能够调和气血，祛风，调寒热。经治疗后患者会感觉疲劳感减轻，脸色随之红润，痤疮也随之消散。

◌⌇ 讨论 ⌇◌

痤疮，中医学称为"肺风粉刺"，多由饮食不节，过食肥甘厚味，肺胃湿热，复感外邪而发病。经方治疗痤疮主要是根据局部痤疮的特点，结合整体体质状态来调治。例如痤疮颜色发黯，疮头深陷不出，面、背部均有，而以背部较多者，多为葛根汤证，但要注意麻黄剂量不可过大；痤疮颜色黯红，疮体饱满硬结，久不消失，以面部发布较多，有瘢痕结节者为桂枝茯苓丸证，多兼见桂枝茯苓丸的腹证与腿证；疮体高突光亮，色红化脓，脓液黏稠者多为荆芥连翘汤证；痤疮密集，形态多样，为粉刺、丘疹、脓包、囊肿、结节及窦道、瘢痕，硬结密集发生者多为防风通圣散证。

色斑

色斑是指周围颜色不同的斑点。色斑包括雀斑、黑斑、黄褐斑和老年斑等，属色素障碍性皮肤病。

雀斑为常染色体显性遗传性皮肤病，常幼时出现，多见于青少年面、颈、手背等暴露部位，为淡褐色或深褐色斑点，多散在对称分布，具有遗传倾向。春夏加重，秋冬变浅。

黑斑的形成主要原因有：太阳晒引起黑色素沉着；使用过期或者劣质化妆品导致皮肤色素沉着，严重者会导致皮肤过敏或者重金属中毒而使皮肤损害；外伤或者使用碘酒等，或者过食酱油、黑木耳等含有色素的食物，导致色素沉积；睡眠不佳、压力、偏食导致皮肤代谢减慢，引起黑色素沉着。

黄褐斑形成的原因有：怀孕后胎盘分泌雄、孕激素增多，导致面颊部出现对称分布的黄褐斑；长期口服避孕药的女性9%~20%会发黄褐斑，出现时间一般为服药后的1个月以后；长期服用治疗高血压、糖尿病的药和多食感光性较强的食物，如芹菜、韭菜、香菜、菠菜、胡萝卜、柠檬等也容易引起黄褐斑。一些慢性疾病，如慢性肝炎、结核病等会使黑色素产生增加，从而导致黄褐斑产生。

老年斑，又称老年疣、脂溢性角化病、基底细胞乳头瘤，是一种良性表皮性肿瘤，中年以上多见，好发于面（尤其是颞侧）、手背、上肢、下肢、躯干部，皮疹初为深浅不一的淡褐色或黑色扁平斑丘疹，缓慢增大，表现为粗糙或呈乳头样改变，数目多少不定，与内分泌功能紊乱、自由基含量升高、饮酒、食脂过多、长时间日晒等原因有关。

经方能有效治疗和预防色斑。经方能促进血液循环，调节皮肤免疫力，增强皮肤新陈代谢，改善睡眠，减缓压力，调节内分泌，保护子宫、卵巢功能。经方在调治色斑的过程中还能改善体质状态。常用方治如下。

荆防柴归汤

【推荐处方】荆芥 10g，防风 10g，柴胡 10g，黄芩 10g，姜半夏 10g，生甘草 5g，党参 10g，当归 10g，川芎 10g，生白芍 10g，白术 10g，茯苓 10g，泽泻 10g，生姜 10g，大枣 20g。水煎，分 2 次服用。

【临床应用】本方常用于 30~40 岁女性，表现为脸色逐渐发黄发黯，略有浮肿貌，黑斑渐起，在两颧或前额部明显，脸上皮肤缺乏光泽和弹性，皱纹也渐多，易脱发，多自觉易疲劳、憔悴状，怕冷，情绪低落，疲劳经睡眠不能缓解，经来腰腹部有重坠感，性欲减退，痛经，月经量少，色淡，或者有闭经现象，伴有下肢抽筋、无力、麻木等，下肢皮肤干燥，时有浮肿。荆防柴归汤能够调和气血，祛风，调寒热。服药后患者会感觉疲劳感减轻，脸色红润，色斑淡化，月经量也能逐渐增多，性欲增强。

桂枝芍药知母汤合当归芍药散

【推荐处方】制附片 10g，生麻黄 10g，桂枝 15g，白芍 10g，生甘草 5g，防风 10g，知母 10g，当归 10g，川芎 10g，生白术 10g，茯苓 10g，泽泻 10g。水煎，分 2 次服用。

【临床应用】适用者多出汗不多而恶寒，疲劳感较荆防柴归汤证更显著，尤其适用于伴有关节肿痛、脸黄、易浮肿而脉沉者，其人多体型偏胖，或者壮实，面色多黄，皮肤毛孔粗大，反应不灵敏。

血府逐瘀汤

【推荐处方】柴胡 10g，赤芍 10g，枳壳 10g，生甘草 5g，当归 10g，川芎 10g，桃仁 10g，红花 10g，川牛膝 15g，桔梗 10g，生地黄 15g。水煎，分 2 次服用。

【临床应用】适用于黑斑或者黄褐斑，伴见脸色发青或者发黯，或发黄，肌肉坚紧，多有睡眠障碍而毫无疲态者，以中青年女性多见。常见伴随症状有胸闷不适，容易顽固性、痉挛性疼痛，特别是胸痛，或头痛，或腹胀痛，或腰痛等，女性患者多有经前乳房胀痛，两胁下按压有疼痛感，痛经、黄褐斑等，患者常有睡眠障碍，易失眠，易激动，情绪不稳定，大便多干结，皮肤干燥或起鳞屑，唇色黯红，舌质黯紫等。

柴胡加龙骨牡蛎汤

【推荐处方】柴胡 15g，姜半夏 10g，党参 10g，黄芩 10g，茯苓 10g，桂枝 10g，龙骨 10g，牡蛎 10g，制大黄 10g，生姜 10g，大枣 15g。水煎，分 2~3 次温服。如便秘，用生大黄，后下。

【临床应用】本方适用于伴有抑郁、睡眠障碍的色斑患者，其人一般体格中等，容易紧张，工作压力比较大，性格比较内向而要强，给自己的压力较大，易失眠，疲劳，怕冷，胸闷，头昏等，腹诊见胸胁部按之有抵抗或者僵硬，脐部触诊有应手跳动感，多有便秘，男性多抽烟较多，女性多常服用安眠药物而自责不已。随着睡眠好转，患者精神状态能逐渐好转，脸色转红润，色斑能逐渐消退。

温经汤

【推荐处方】桂枝 10g，吴茱萸 5g，牡丹皮 10g，川芎 10g，当归 10g，生甘草 5g，党参 10g，麦冬 15g，生白芍 10g，生姜 10g，姜半夏 10g，阿胶 5~10g（烊）。水煎，分 2 次服用。也可以取中药 20 剂，加入大枣 250g、冰糖 500g、蜂蜜 500g，文火收膏服用。

【临床应用】本方适用于伴有消瘦、贫血、皮肤干枯、嘴唇干裂、手掌皮肤干燥、脱发等的色斑患者，其人表现为形体中等或消瘦，皮肤干枯黄黯，缺乏光泽，口唇干燥、干瘪而不红润，或疼痛，或有热感，手掌、脚掌干燥，容易裂口，或有毛刺，或有疼痛，或有发热感，月经逐渐减少，或闭经，或时有不规则阴道出血，色淡或黑，或难以怀孕，常有产后大出血、过度生育或流产，或过早做子宫切除，或长期腹泻，或久病，或营养不良等既往史。多见于围绝经前后以及绝经后的女性。

五苓散

【推荐处方】桂枝 12g，茯苓 18g，猪苓 18g，泽泻 30g，白术 18g。水煎，分 2 次服用。也可用散剂，每次 5~10g，每日 2 次，饭后用米粥调服。

【临床应用】本方适用于体胖而容易腹泻的中年男性，其人表现为脸色黄白或黄黯，食欲旺盛，腹形肥胖，按之饱满但无疼痛，身体困重，能食而容易疲劳，腹部肌肉松软而易浮肿，多汗，舌苔多胖大，有齿痕，体检常发现脂肪肝、高尿酸、肾结石、高血压等病症。

《金匮》肾气丸

【推荐处方】桂枝 5g，制附片 5g，山茱萸 15g，怀山药 15g，熟地黄 25g，牡丹皮 10g，茯苓 10g，泽泻 10g。水煎，分 2 次服用。

【临床应用】本方多用于有黑斑或老年斑的中老年患者，其人表现为面色偏黑，体型较胖，但肌肉松软，或逐渐消瘦，脉象弦硬，舌胖大嫩红，脐腹部硕大，脐以下松软无力，或上腹部松软无力而下腹部有拘急不适感，食欲旺盛，但易疲劳，时常出现烦热感，或心悸胸闷，或头昏，或腰膝酸软，下半身尤其下肢常感寒冷，或小便频或尿失禁，或有浮肿，或性功能低下。

⤜ 讨论 ⤛

色斑的调治需要调整生活规律，保证充分的睡眠、合理的营养、愉悦的心情，避免日光刺激。中医药治疗色斑需要医患一起努力，共同坚持，通常以 2~3 个月为 1 个疗程。

外科病症

皮肤和附属器官感染（疮疡）

中医外科包括疮疡类、皮肤病类、肛门病类、肿瘤类、其他类等五大类疾病。疮疡类包括痈、有头疽、无头疽、发、疔、疖、流注、丹毒、走黄、内陷、瘰疬、流痰、疫疔、烂疔、臁疮、结核等，本章主要介绍一些临床较为常见的皮肤和附属器官感染病症，即疮疡类病症的诊疗（表1）。

表1　最常见皮肤和附属器官急性感染病症一览表

病名	概念	临床表现
毛囊炎	单个毛囊的急性化脓性感染	红、肿、热、痛
疖	单个毛囊及附属腺体（大、小汗腺，皮脂腺）的急性化脓性感染	红、肿、热、痛
痈	多个相邻毛囊及附属腺体（大、小汗腺，皮脂腺）的急性化脓性感染	局部红、肿、热、痛，全身中毒症状
急性蜂窝组织炎	皮下、筋膜下、肌间隙等深部蜂窝组织的急性弥漫性化脓性感染	局部红、肿、热、痛，境界不清，全身中毒症状
手掌指部感染（甲沟炎，化脓性指头炎，掌间隙感染）	甲沟、指头、掌间隙的急性化脓性感染	局部红、肿、热、痛，全身中毒症状
丹毒（急性网状淋巴管炎）	皮内网状淋巴管急性感染，浅层淋巴管急性感染	局部红、肿、热、痛，境界不清，全身中毒症状，不化脓，好发于小腿、颜面

疮疡的治疗分为内治法和外治法，内治法有内消、内托两大类法则，有解表、清热、攻里、消散、行气活血、理湿、通络、化瘀、止痛、消肿、提毒、煨脓、生肌长肉、养胃、温阳等方法，针对临床实际，其配伍通常复合运用多种方法。内消法、内托法分述如下。

一、内消法

内消法是在疮疡早、中时期使之消散的治法，避免疮疡成脓溃破，这是最理想的治法，即以"以消为贵"的理念为指导。例如急性乳腺炎早期用葛根汤，有表证的疮疡用荆防败毒散，未溃破的疮疡用仙方活命饮，疮疡中期用黄连解毒汤、清瘟败毒饮等方，通过发汗法或疏散法，或清解法，使之内消。仙方活命饮以清热解毒、活血散瘀、通经散结为主，佐以透表、行气、化痰、溃坚，全面体现了外科阳证疮疡的内治消法。总之，疮疡初起，有表邪者先解表，里实者通里，热毒者清解，寒凝者温通，痰结者豁痰等，使未成脓者内消。

1. 解表法

古言"汗之则疮已"，又称疏表法，有辛凉解表和辛温解表两类。疮疡初起有表证者，可用发汗解表方剂，如辛凉解表之银翘散，辛温解表之葛根汤、荆防败毒散等。

2. 清热法

清热法又称清热解毒法，为治疗疮疡的重要方法，但必须适时适当，勿过早、过时或过量应用，以免伤及脾胃中气。本法只适用于阳证、热证，而对于阴证、阳虚等患者须慎用，误用后疮疡更难溃难愈，方如龙胆泻肝汤、荆芥连翘汤、葛根芩连汤、白头翁汤、四妙勇安汤、三黄泻心汤、黄连解毒汤、五味消毒饮、清瘟败毒饮、犀角地黄汤、牛黄解毒丸以及温病三宝（安宫牛黄丸、紫雪丹、至宝丹）等。

3. 攻里法

当疮疡患者出现阳明腑实证时可用承气汤类方釜底抽薪，为攻里法。使用泻下攻里法前必须确认有阳明腑实证的形成。如患者便秘不久，腹部不感胀急，误用泻下则会使正伤毒陷。或阳明腑实证虽成，但患者身体虚弱，也不宜攻里猛下，宜采用缓下，或攻补兼施，或通导之法，以保证安全。

4. 理湿法

湿邪在疮疡以及皮科疾患中较为普遍存在，且湿邪常与其他邪气相兼，需要重视理湿法。理湿法常与祛风、清热、散寒、渗利、燥土、温阳，甚至养阴等法结合，才能真正达到理湿目标，方如麻杏苡甘汤、防风通圣散、麻黄连翘赤小豆汤、五苓散、茵陈五苓散、胃苓汤、桂苓甘露饮、柴苓汤、防己茯苓汤、栀子柏皮汤、四妙散、当归贝母苦参丸、猪苓汤等。

5. 行气活血法

疮疡肿痛者可用行气活血的方药，使气血通畅，肿消痛缓。中医外科中的瘰疬、流痰、流注、肿瘤类病症多与肝气郁结、气血津液凝滞相关，治疗时也常用行气活血法，方如丹栀逍遥散、排脓散、王不留行散、鳖甲煎丸、十六味流气饮等。

6. 温通法

阴证疮疡是因素体阳气不足，或治疗伤及阳气，寒邪凝滞经络脏腑，壅滞成毒。需要采用温通方药，使阴寒凝滞之邪得以消散，为温通法，方如阳和汤、桂枝汤、当归四逆汤、黄芪桂枝五物汤等。

二、内托法

内托法是采用补益气血、健脾养胃等扶养正气以托毒外出，促进愈合的方法，适用于疮疡虚证，内托法能大力扶持患者正气，促使疮毒早日化脓，透出肌表，使之易于消退、溃破，邪尽愈合。常用的内托方有神功内托散、千金内托散、托里消毒散、桂枝加黄芪汤、黄芪桂枝五物汤、补中益气汤、六君子汤等。当归生姜羊肉汤与阳和汤也属于内托法的温补托里剂，适合患病日久的虚寒疮疡患者。

1. 托排法

由于身体虚弱，正气不足，导致脓肿形成缓慢，或脓成已溃，但脓汁稀薄，肉芽组织生长缓慢，迟久不愈者，需要培补正气为主，兼顾解毒祛邪，方如《金匮》排脓散、托里消毒散、神功内托散、《千金》内托散、阳和汤等。

2. 养胃法

脾主肌肉，脾胃为后天之本，为气血生化之源，疮疡后期，尤其是溃后脓血外泄，邪势大衰而胃气大伤，此时既要清理余毒，更要注意患者的胃气状态，纳谷馨香辄气血旺盛，疮疡就易生肌敛口。医者要有顾护胃气的理念，常用养胃法扶持胃气。养胃法有理脾和胃、化浊和胃及清养胃阴等。理脾和胃法适用于疮疡后期胃纳呆顿、乏力疲软者，常用方为香砂六君子汤、柴芍六君子汤、桂枝汤等；化浊和胃法适用于湿浊中阻、胃失和降者，常用方为二陈汤、异功散、六君子汤等；清养胃阴法适用于胃阴不足、气阴两伤者，常用方为益胃汤、竹叶石膏汤等。

3. 补益法

在一些多病久病，年老体弱，过用寒凉，气血亏损的正气不足者，或阳证疮疡治经汗、下、流脓出血过多，阴证疮疡久治不效等导致病情迁延，疮口不敛难愈，需要采用补益之剂扶正以祛邪，方如八珍汤、十全大补汤、人参养荣汤、桂枝加黄芪汤、黄芪桂枝五物汤、补中益气汤等。

常用方治如下。

仙方活命饮（《外科发挥》）

【推荐处方】金银花30g，赤芍10g，当归10g，皂角刺10g，炮甲珠3g，乳香5g，没药5g，防风10g，天花粉10g，浙贝母10g，白芷10g，陈皮15g，生甘草10g，或酌加黄酒为引。水煎内服。

【临床应用】本方被誉为"疮疡之圣药，外科之首方"，适用于阳证而体实的各类疮疡肿毒患者。其方证病机为气血壅滞，蕴热化毒，津液尚足。若用之得当，有"初起脓未成者即消，已成者即溃"之效。常用于中医外科的各种痈、疽、疔、肿，能消肿散瘀，解毒散结，催脓破疡，对痈疽疔肿初起可消，脓成即溃，故常用于无头痈疽且病灶局部无破溃者。方中药物剂量可以灵活调整。首诊一般开具1~3剂。乳腺炎已破溃者慎用本方。本方在中医外科使用较频，需要注意的是宜在痈肿未溃之前应用，若痈肿已溃，则需谨慎使用；本方药性仍偏寒凉，阴证疮疡患者忌用；脾胃虚弱或气血不足者应慎用。

葛根汤

【推荐处方】生葛根 20g，生麻黄 10g，桂枝 10g，赤芍 10g，生甘草 10g，生姜 15g，大枣 20g。水煎，分 2 次餐后温服。

【临床应用】适用于兼有表证表现的各种疮疡初起阶段。通常用于体格壮实的患者，如急性乳腺炎早期患者。

荆防败毒散（《摄生众妙方》）

【推荐处方】荆芥 10g，防风 10g，独活 6g，羌活 6g，柴胡 6g，前胡 6g，桔梗 10g，枳壳 10g，川芎 6g，茯苓 10g，生甘草 6g。水煎温服。

【临床应用】适用于体格一般人群有表证之疮疡初起时。体弱者疮疡初起伴有表证时可考虑桂枝汤与人参败毒散，桂枝汤证局部淡红，肿轻，痛微，畏风汗出，舌淡，脉浮缓软；人参败毒散证局部红肿痒痛，畏风，流清涕，舌淡脉弱。而体格壮实者疮疡初起伴有表证时，宜选用葛根汤。

五味消毒饮（《医宗金鉴》）

【推荐处方】金银花 30g，野菊花 10g，蒲公英 30~60g，紫花地丁 15~30g，紫背天葵 10~15g。加米酒 50~100ml，水煎温服，盖被出汗为度。

【临床应用】适用于疮疡较早期和中期阶段，红、肿、热、痛明显者。本方具有较强的清热解毒、消痈散结功效。其方证病机为阳毒初起，气血壅滞，蕴热化毒，热盛而正气不衰，不仅红、肿、热、痛局部病症明显，全身感染症状也较明显，舌红苔黄，脉数有力。本方常与黄连解毒汤、犀角地黄汤合用。本方药性寒凉，不宜久服，一般开具 5~7 剂，脾胃虚弱、大便溏薄者慎用；阴疽肿痛者忌用。

普济消毒饮（《东垣试效方》）

【推荐处方】黄芩 12g，黄连 5g，陈皮 6g，生甘草 6g，玄参 12g，连翘 12g，板蓝根 12g，马勃 3g，薄荷 6g，僵蚕 3g，牛蒡子 10g，生升麻 10g，柴胡 6g，桔梗 6g。水煎服。

【临床应用】适用于疮疡阳证及颜面丹毒、发颐、大头瘟等，表现为头面红肿焮痛，目不能开，咽喉不利，口渴舌燥，舌红少苔，脉浮数有力。热毒重或大便干结者加生大黄。

内疏黄连汤 (《外科正宗》)

【推荐处方】山栀子 10g，黄连 10g，当归 10g，木香 10g，黄芩 10g，生白芍 10g，薄荷 10g，槟榔 10g，桔梗 10g，连翘 20g，生甘草 3g，生大黄 10g（后下）。水煎，饭前空腹加蜂蜜 2 匙调服。

【临床应用】适用于痈疽肿硬，表现为高热烦躁，便秘腹满，口渴饮冷，恶心呕吐，口舌干苦，脉数有力。古人认为这是邪毒在脏，急宜服用此发方内疏外透，宣通排毒，免使毒邪发生传变。

黄连解毒汤 (《外台秘要》)

【推荐处方】黄连 10g，黄芩 15g，黄柏 15g，栀子 15g。水煎，分 2 次服。

【临床应用】适用于红、肿、热、痛明显的疮疡实证、热证，其方证病机为火热毒盛，入营败血，阴血尚定，表现为身大热，烦躁不安，甚至神昏谵语，口干口苦，舌红苔黄，脉数有力。古人认为此为火热毒炽，邪毒在脏，常见于西医学的败血症、脓毒血症。对于成年女性丹毒中期，见红痛皮干，起皮屑，大便干结，舌瘦而红者，可合四物汤，即温清饮。

凉膈散 (《太平惠民和剂局方》)

【推荐处方】连翘 30g，生大黄 10g（后下），芒硝 10g（冲服），生甘草 10g，生栀子 10g，黄芩 10g，薄荷 6g，竹叶 6g，蜂蜜 1 匙。水煎服。

【临床应用】适用于痈疽疔毒，痒痛明显，烦躁口渴，二便秘结，吐衄发斑等表现为脏腑积热，上中二焦热郁的证候。

大柴胡汤加石膏

【推荐处方】柴胡 20g，黄芩 15g，制半夏 15g，枳壳 20g，白芍 15g，制大黄 10g，生姜 15g，大枣 20g，生石膏 30~90g。水煎，分 2 次温服。

【临床应用】适用于体格胖壮者的各种外科感染，例如急性乳腺炎、胆石症、胆囊炎、颌下腺结石伴感染、急性淋巴结炎等，常伴有烦躁，口渴，便秘，脉滑数。肿块形成者加连翘 30g；痰黄、便秘者合小陷胸汤。服用本方宜保持大便通畅微泻为佳。体质虚弱、消瘦、贫血者慎用。

大承气汤

【推荐处方】厚朴 15g，枳实 20g，生大黄 10g（后下），芒硝 10g（分冲）。水煎，饭前空腹温服。

【临床应用】适用于各种急重的外科感染，表现为高热烦躁，口渴饮冷，口舌干苦，大便秘结，腹满而实，脉数有力等。古人认为这是由于邪毒积滞，阳明腑实，急宜疏泻排毒，以免毒邪入内，发生吐衄发斑，神志昏聩，走黄危败。

荆芥连翘汤

【推荐处方】荆芥 10g，防风 10g，栀子 10g，黄芩 10g，黄连 5g，黄柏 10g，柴胡 10g，白芍 10g，枳壳 10g，生甘草 5g，当归 10g，生地黄 10g，川芎 10g，白芷 10g，桔梗 10g，薄荷 10g（后下），连翘 15g。水煎，分 2 次服用。

【临床应用】多适用于青年女性的疮疡类病症，其人面色潮红，有油光，唇红饱满，咽喉充血，舌红，易于过敏，易患痤疮、扁桃体肿大、鼻窦炎、疱疹、口腔溃疡、牙龈出血，以及盆腔炎、宫颈糜烂、阴道炎等妇科感染性病症。本方是四逆散、黄连解毒汤、四物汤的合方加味方。本方苦寒，食欲不振、年老体弱、脸色发青、眼圈发黑者慎用。

犀角地黄汤（《备急千金要方》）

【推荐处方】水牛角 30g（先煎），生地黄 30g，牡丹皮 15g，赤芍 15g。水煎服。

【临床应用】适用于痈疔，伴见神昏谵语，吐衄斑疹，舌红绛少苔。本方有较强的凉血散瘀、清热解毒功效。

清瘟败毒饮（《疫疹一得》）

【推荐处方】生石膏 30~240g（先煎），水牛角 20~45g（先煎），生地黄 15~30g，黄连 5~15g，生栀子 10g，桔梗 10g，黄芩 10g，知母 10g，赤芍 10g，玄参 15g，连翘 15g，竹叶 10g，牡丹皮 10g，生甘草 10g。水煎服。

【临床应用】适用于疮疡实热毒重，气血两燔者，表现为高热，汗出大渴，大便秘结，甚者神昏谵语，吐衄发斑，舌红唇焦。本方根据体格、毒热症状可以调整方中主药的剂量，大便秘结者可加生大黄。本病症通常采用中西医结合治疗。

四妙勇安汤 (《验方新编》)

【推荐处方】金银花 30g，玄参 30g，当归 10g，生甘草 10g。水煎服。

【临床应用】适用于表现有局部病灶红肿热痛的血栓闭塞性脉管炎、血管炎、其他血管栓塞病变、急性淋巴管炎、痛风性或其他关节炎。本方药味的剂量宜重，轻剂则效差。

神功托里散 (《外科发挥》)

【推荐处方】金银花 30g，生黄芪 30g，当归 10g，生甘草 20g。水煎服。

【临床应用】本方为托里排脓的代表方，适用于痈疽之虚证，脓未成者促其速成，脓已成者促其脓溃。主治痈疽发背，肠痈，乳痈，无名肿毒见久不化脓，迟不穿溃。产后或虚弱之人乳痈初起，加蒲公英 30g；疮疡已成，气血不足，不能穿溃者可加白芷、皂角刺或炮山甲；溃后疮色不红、脓液清稀者，加肉桂 3~6g。

小柴胡汤 (《伤寒论》)

【推荐处方】柴胡 20g，黄芩 10g，制半夏 10g，党参 10g，生甘草 5g，生姜 15g，大枣 20g。水煎温服。

【临床应用】适用于肝气郁结、身体瘦弱者的结核、瘰疬等。小柴胡汤加石膏 30~50g，适用于体格偏弱者的各种外科感染，尤其适用于小儿急性淋巴结炎、产后乳痈。产后乳痈可用本方去生姜、党参、大枣，而加蒲公英、全瓜蒌，本方药性平和而有良效。对于外科疮疡类病症，其他方证不够明确，无表证，未化脓时，通常可选用大、小柴胡汤加石膏，伴有寒热往来，纳食不振，舌苔薄白者选小柴胡汤加石膏；体格壮实、纳佳苔厚者用大柴胡汤加石膏。

五苓散

【推荐处方】桂枝 12g，白术 18g，茯苓 18g，猪苓 18g，泽泻 30g。水煎，分 2 次温服。

【临床应用】适用于丹毒发作后期有寒湿化倾向者，常表现为局部水疱松弛，色淡、口干、舌苔水滑、脉弦等五苓散证。胰腺假性囊肿临床常有表现为五苓散加石膏、寒水石、滑石的桂苓甘露饮方证者。

桂枝茯苓丸加味方

【推荐处方】桂枝 12g，茯苓 12g，牡丹皮 12g，桃仁 12g，赤芍 15g，石斛

15g，丹参 15g，牛膝 15g。水煎，分 2 次温服。

【临床应用】适用于下肢部位各种疮疡病症发作后期，病情迁延，红肿疼痛消失缓慢，或有较典型的桂枝茯苓丸脸证、腿诊、腹证者，临床以丹毒为多见。大便干结者加生大黄，大便不畅者加酒大黄。本方能显著改善患肢的血液循环与淋巴循环，提高局部组织氧供与免疫力，促进炎症病理组织吸收，从而获得满意疗效。

补中益气汤 (《脾胃论》)

【推荐处方】黄芪 15~30g，党参 15g，白术 10g，生甘草 10g，当归 10g，陈皮 6g，生升麻 6g，柴胡 6g。水煎，分 2 次温服。

【临床应用】适用于疮疡后期，病情迁延、疮口不敛者，方证病机为中气虚陷，生机迟滞，局部表现为淡红，肿，痛或痒，面白气短，其人懒言恶食，身热心烦，舌淡脉虚。如有余邪未尽，可加金银花或忍冬藤。如有乏力多汗、畏风怕冷者，则宜采用桂枝加黄芪汤，以调和营卫，内托催脓。

阳和汤 (《外科证治全生集》)

【推荐处方】熟地黄 30g，生麻黄 5g，鹿角胶 10g 或鹿角霜 30g，炒白芥子 10g（捣），肉桂 5g，炮姜炭 3g 或炮姜 5g，生甘草 5g。水煎温服。

【临床应用】适用于一切阴疽、流注、结核、癌肿等，表现为局部漫肿无头或平塌凹陷，根盘松弛，皮色晦暗，不热，口无干苦，舌淡瘦小，苔白，脉沉细，或沉迟，或细软。其方证病机为精血不足，无以化阳温运祛邪。本方配伍结构奇妙，药味虽少，但既对病治疗，又对人调体，筋脉肉皮骨层层温煦，攻补托散温和并施，不愧为"阴疽天下第一方"。纵观古今，应用本方不断有深部脓肿、脉管炎、慢性淋巴结炎、骨膜炎、骨髓炎、骨结核、关节炎等诸多棘手疑难病症的良效报道，医者用后有"柳暗花明又一村"之感慨！

紫草膏 (《外科正宗》)

【推荐处方】紫草、当归、黄蜡、麻油等。

【临床应用】本膏在皮肤外科应用极为广泛，有良好的消肿止痛、润肤止痒、生肌长肉功效，皮肤外科一切有红、热、痛、痒者，各类疮疡溃后，均可外用涂抹患处。

讨论

《内经》曰："高粱厚味，足生大疔。"平素食酒肉、辛辣过多者容易发病疮疡，糖尿病患者、高龄患者危害更大。疮疡按病程、病理、治法分为毒邪结聚的初期、成脓与泄脓的中期、溃疡收口的后期三个阶段，初期与成脓阶段为肿疡，泄脓到收口阶段为溃疡。可结合上述处方，根据人体整体与临床表现，即体质和症状定法选方。除了上述常用方之外，荆芥连翘汤、排脓散、大柴胡汤、防风通圣散、承气汤系列方在疮疡的内治中亦较为常用。疮疡辨治中，还需注意以下几点。

（1）邪毒外发，首辨阴阳，内外兼顾，内护气血，顺势外托，施治时注意不要过用苦寒伤中，以免热毒内陷，攻冲脏腑。

（2）现代社会富庶丰裕，饮食结构易酿湿生热，生活方式易导致元气受伤，阴血不足、湿热、寒热、虚实兼夹频见，需要细致辨证选方，按医嘱调整生活方式。而在当代，补中益气汤的使用也需要重视。

（3）宣教饮食生活禁忌，如忌公鸡、鹅肉、牛羊肉、虾蟹、烟酒、姜葱蒜、芥菜、韭菜、芹菜、煎炸烧烤等发物。回归清心寡欲，放松身心为宜。

（4）关于脓肿的自溃或切开，化脓顺利者宜待脓肿自溃，如脓肿形成而不能自溃可选择切开引流，但切开时间不应过早，切开位置应选得当。

（5）重视外治法，疮疡的外治法不容忽视，诸如初起艾灸、热毛巾外敷、早中期外敷如意金黄膏、刺络放血、脓肿切开引流、腐疮清创，后期外用紫草膏等，尤其是紫草膏，此膏有生肌长肉之良效，故在排脓后或去除腐肉后用于催长肉芽组织而促使早愈，为轻症、顺症之良药。传统中医外科古称"疡科"，历代医家积累了丰富的外治方法与经验，可供我们学习和应用。

丹毒

丹毒是皮肤突然发红，色如涂丹的急性感染性疾病，相当于西医学的急性网状淋巴管炎。发生于下肢者称流火，生于头面者称抱头丹，新生儿多生于臀部，称为赤游丹。乳癌腋部淋巴结清扫术后也易并发丹毒。丹毒是一种累及真皮浅层淋巴管的感染，主要致病菌为 A 组 β 溶血性链球菌，经皮肤黏膜的细小伤口处入侵所致，并可潜伏于淋巴管内，引起复发。

丹毒虽也属于中医外科疮疡，但需要与其他疮疡类病症、类丹毒、接触性皮炎以及糖尿病足等相鉴别。本病发作的临床特点为中央隆起明显的红斑，并呈进行性扩大，局部红肿热痛，发硬而坚实，或有硬结和非凹陷性水肿，附近淋巴结肿大。频繁复发可引起持续性局部淋巴水肿，形成永久的肥厚性纤维化，称为慢性链球菌性淋巴水肿。

丹毒的内治法除了参考疮疡篇的五味消毒饮、黄连解毒汤、普济消毒饮、四妙勇安汤等方外，还有以下一些方剂常可用到。

龙胆泻肝汤

【推荐处方】炒龙胆草 9g，黄芩 9g，山栀子 9g，泽泻 12g，木通 9g，车前子 9g，当归 6g，生地黄 20g，柴胡 9g，生甘草 6g。水煎，分 2 次温服。

【临床应用】适用于丹毒急性期湿热兼夹化火者，症见局部红肿或有水疱，疱壁紧张，周边炎性红晕，口干，口苦，尿臭，舌红，苔黄腻，脉浮弦滑数有力。

五苓散

【推荐处方】桂枝 12g，白术 18g，茯苓 18g，猪苓 18g，泽泻 30g。水煎，分 2 次温服。或服散剂，每次 10g，每日 2 次。

【临床应用】适用于丹毒发作后期有寒湿化倾向者，可以有五苓散证，表现为局部水疱松弛，色淡，口干，舌苔水滑，脉弦。

温清饮

【推荐处方】黄连 5g，黄芩 10g，黄柏 10g，山栀子 15g，生地黄 15g，当归 10g，川芎 10g，赤芍 15g。水煎，分 2 次温服。

【临床应用】适用于成年女性丹毒中期，见红痛皮干，起皮屑，大便干结，舌瘦而红。

三妙丸

【推荐处方】炒苍术 15g，黄柏 15g，川牛膝 15g。水煎，分 2 次温服。

【临床应用】适用于下肢丹毒，尤其是有湿疹或足癣者，病灶处通常肿胀明显，疼痛不甚，局部作痒，色红不鲜。本方治疗丹毒时常加大剂量的生薏苡仁、土茯苓。

桂枝茯苓丸加味方

【推荐处方】桂枝 12g，茯苓 12g，牡丹皮 12g，桃仁 12g，赤芍 15g，石斛 15g，丹参 15g，牛膝 15g。水煎，分 2 次温服。

【临床应用】适用于下肢丹毒发作后期，病情迁延，红肿疼痛消失缓慢，或有较典型的桂枝茯苓丸脸证、腿证、腹证者。大便干结者加生大黄，大便不畅者加酒大黄。本方能显著改善患肢的血液循环与淋巴循环，提高局部组织氧供与免疫力，促进炎症吸收，从而获得满意疗效。

∽ 讨论 ∾

一些湿疹、足癣的搔抓、破损或外伤，以及外耳道、鼻腔的抠、挖，常是诱发本病的因素，值得关注。丹毒的防治需要注意原发病灶以及基础疾病的及时处理。下肢丹毒宜抬高患肢，以利于淋巴与血液回流循环，加快吸收和康复。丹毒的论治除了注意病位外，在慢性期还可据体质与正气状态，使用补中益气汤加忍冬藤治疗，尤其是浅层淋巴管炎患者使用的机会较多。如有积脓、皮肤坏死的情形，需要及时手术处理。一般在局部和全身症状消失后继续巩固用药1周以减少复发。

急性化脓性淋巴结炎

急性化脓性淋巴结炎是继发于淋巴归属区域邻近病症的感染，受累淋巴结急性肿大，红肿热痛，体温上升，之后肿胀的淋巴结化脓，触之有波动感，由于自溃或切开，脓出尽后可痊愈。通常可在脓肿形成之前保守治疗消散治愈。常用方治如下。

荆防败毒散与葛根汤

【推荐处方】荆防败毒散：荆芥 10g，防风 10g，独活 6g，羌活 6g，柴胡 6g，前胡 6g，桔梗 10g，枳壳 10g，川芎 6g，茯苓 10g，生甘草 6g。以水 1000ml，煮取汤液 300ml，分 2~3 次温服。

葛根汤：葛根 30g，生麻黄 10g，桂枝 10g，白芍 10g，生甘草 5g，生姜 15g，大枣 20g。以水 1000ml，煮取汤液 300ml，分 2~3 次温服。

【临床应用】起病初期，出现恶寒发热，或不发热者，根据体格强弱，壮者用葛根汤，体弱者用荆防败毒散，药后温覆取微汗，以解表散毒。

大、小柴胡汤加生石膏

【推荐处方】大柴胡汤加生石膏：柴胡 20g，黄芩 15g，制半夏 15g，枳壳 20g，白芍 15g，制大黄 10g，生石膏 30g，生姜 25g，大枣 20g。以水 1200ml，煮取汤液 300ml，分 2~3 次温服。

小柴胡汤加生石膏：柴胡 15g，黄芩 10g，制半夏 10g，党参 10g，生甘草 5g，生姜 15g，大枣 20g，生石膏 20g。以水 1000ml，煮取汤液 300ml，分 2~3 次温服。

【临床应用】本病无表证，未化脓者，大、小柴胡汤加石膏有佳效。伴有寒热往来、纳食不振、薄白舌苔者，选小柴胡汤加石膏；体格壮实、纳佳苔厚者，用大柴胡汤加石膏。

五味消毒饮与仙方活命饮

【推荐处方】五味消毒饮：金银花 30g，野菊花 10g，蒲公英 30~60g，紫花地丁 15~30g，紫背天葵 10~15g，以水 1000ml，加米酒 50~100ml，煮取汤液 300ml，分 2~3 次温服。

仙方活命饮：金银花 30g，赤芍 10g，当归 10g，皂角刺 10g，炮甲珠 3g，乳香 5g，没药 5g，防风 10g，天花粉 10g，浙贝母 10g，白芷 10g，陈皮 15g，生甘草 10g。以水 1000ml，或酌加黄酒为引，煮取汤液 300ml，分 2~3 次温服。

【临床应用】五味消毒饮适用于炎症早期与中期阶段，红肿热痛较明显者；仙方活命饮适用于脓肿尚未形成者。两方的消散功效均较为强大。

～讨论～

本病儿童多见，还可参照其发病部位和临床表现选方。有表证或病发于上半身者可选用荆防败毒散与葛根汤，病发于上肢者用葛根汤，病发于颈项部者用小柴胡加石膏汤，病发于腹股沟者可选大黄牡丹汤。已化脓者也可选用托里消毒散，促使脓肿消散或溃破。脓肿溃破后可用紫草膏贴敷善后。

急性乳腺炎（乳痈）

发生在乳房的多种疾病统称为乳房疾病，是女性的常见病。传统中医学包括乳痈、乳漏、乳癖、乳癣、乳岩等疾病，涵盖了西医学的急性乳腺炎、乳腺囊性增生病、乳房纤维腺瘤、乳腺导管内乳头状瘤、乳腺癌、男性乳腺发育等。临床以急性乳腺炎最为常见，中医学称为乳痈，是乳腺的急性化脓性感染，多见于产后哺乳期妇女，尤其以初产妇最为常见。因为乳汁淤积，或乳头损伤，出现乳汁排泄不畅，乳房红肿热痛，硬块增大，以及发热，腋下淋巴结肿大，外周血白细胞与中性粒细胞升高等急性炎症表现，脓成有波动感。

本病是中医学治疗的优势病种，除了仙方活命饮、五味消毒饮、神功托里散等疮疡各类通治方外，还可遵循方证相应的原则选用下列经方。

葛根汤

【推荐处方】生葛根 20g，生麻黄 10g，桂枝 10g，赤芍 10g，生甘草 10g，生姜 15g，大枣 20g。水煎，餐后分 2 次温服。

【临床应用】适用于兼有表证的急性乳腺炎初起阶段，通常见于体格壮实的患者。

大柴胡汤加石膏方

【推荐处方】柴胡 20g，黄芩 15g，制半夏 15g，枳壳 20g，白芍 15g，制大黄 10g，生姜 15g，大枣 20g，生石膏 30~60g。水煎，分 2 次温服。

【临床应用】适用于体格胖壮者的急性乳腺炎，常伴有烦躁，口渴，便秘，脉滑数。肿块形成者加连翘 30g；痰黄、便秘者合小陷胸汤。服用本方保持大便通畅微泻为佳。体质虚弱、消瘦、贫血者慎用。

小柴胡汤加减方

【推荐处方】柴胡 20g，黄芩 10g，制半夏 10g，生甘草 6g，蒲公英 30~50g，全瓜蒌 10g，露蜂房 6g，皂角刺 10g。水煎，分 2 次服。

【临床应用】本方为小柴胡汤的加减方，适用于红、肿、热、痛明显的乳房疾病，尤其适用于产后乳痈。去生姜是畏其温燥，去党参、大枣是防止其甘温壅滞，产后虚弱者也可去党参，换为山海螺，甚妙，本方加蒲公英，为治乳痈专药，干品剂量不应小于 30g，鲜品尤佳，加全瓜蒌针对乳腺肿硬，以清凉滑润，消痈散结，皂角刺、露蜂房亦为消痈散结而设。本方药性平和，确有良效。

∽ 讨论 ∾

本病初期、中期治疗得当可完全消散治愈，若治疗失当，则肿硬疼痛，病势加重，之后硬肿中心渐软成脓，再溃破出脓，脓去肌长而得愈。临床需要注意排除浆细胞性乳腺炎与肉芽肿性乳腺炎，这两类病症此消彼长，迁延难愈，治则、治法与本病不同。浆细胞性乳腺炎是乳腺的一种慢性非细菌性炎症，因乳腺导管腔内分泌物淤滞，乳腺导管扩张，导管周围出现无菌性炎症及肿块，乳头有粉刺样或浆液性溢液，病变中可找到大量淋巴细胞浸润，乳头周围化脓，好发于 40~60 岁的中老年女性。肉芽肿性乳腺炎又称为肉芽肿小叶性乳腺炎，是以乳腺组织肉芽肿形成为主要病理表现的乳腺慢性炎症，主要侵犯乳腺小叶，表现为乳房有肿块，触痛或者溢乳，多见于 30~40 岁的非哺乳期妇女。

本病的治疗需要重视外治，外用贴敷配方很多，例如用如意金黄散或适量生大黄、芒硝粉，用鸡蛋清或蜂蜜调匀外敷。结合内治疗效更著。产后哺乳期女性是本病的高发人群，产后预防本病需要重视如下几点：妊娠后期，每日用温水清洗乳头，保持乳头清爽洁净；保持心情舒畅；保证充足的睡眠；合理膳食，少食肥甘；产后定期排空乳汁，如有乳头内陷，可通过提拉挤捏矫正；如有乳头破损或皲裂，可用蛋黄油或紫草膏外涂。

胆道疾病

常见的胆道疾病有胆囊炎、胆结石、胆囊息肉、胆囊腺瘤、胆道蛔虫病、胆道术后综合征、胆汁反流性胃炎等。

经方治疗胆道疾病主要是缓解症状，如止痛、通便、退黄、除胀等，同时，也有改善体质、防止疾病复发等功效。对于胆道结石，也有溶石、化石、排石之效，对于胆囊息肉和腺瘤也有消退的可能。常用方治如下。

大柴胡汤

【推荐处方】柴胡 25g，黄芩 15g，姜半夏 15g，枳壳 15g，白芍 15g，大黄 10g，生姜 15g，大枣 20g。水煎，分 2 次温服。

【适用病症】适用于胆石症、胆囊炎、胆绞痛、胰腺炎，尤其是急性期。

【应用参考】上腹部疼痛是使用本方的主要指征。胆、胰器官病变所致疼痛多为痉挛性，特别是胆绞痛，患者常在饱餐或进高脂肪饮食后数小时出现中上腹或右上腹疼痛，并逐渐加重至难以忍受的程度，疼痛常向右肩胛处或右肩部放射，同时可伴有大汗淋漓、面色苍白、恶心、呕吐等症状。胆绞痛发作后可出现轻度黄疸及发热。本方是治胆绞痛、胰腺炎的专方，是天然的消炎利胆解痉排石药。胆道疾病伴有胰腺炎患者，本方更为适合。本方宜重用大黄，用量可达 20g 以上，以每日腹泻 3~5 次为宜。胆道疾病虽不发作疼痛，但上腹部按压疼痛或有抵抗感者，也可使用本方，例如慢性胆囊炎、胆石症、胆囊息肉、胆汁反流性胃炎等。适用于本方的患者多壮实，易便秘，进食后常有腹胀、腹痛、不适感。本方可以较长时间服用，保持大便通畅，控制体重，可以改善体质状态，防止复发。如唇红舌红者加黄连；如黄疸或胆红素较高者，加山栀子、黄柏、茵陈；大便干结者，可用生大黄。胆绞痛时，枳壳、芍药的用量可以加大至 30g 或以上。

四逆散

【推荐处方】柴胡15g,白芍15g,枳壳15g,生甘草10g。水煎,分2次温服。

【适用病症】适用于胆道疾病炎症不明显,但症状明显的患者,例如长期使用抗生素后,依然有腹痛、腹胀、腹泻或便秘者,或服用大柴胡汤以后病情稳定者,可将四逆散作为善后方。慢性胆囊炎、胆石症以及胆道术后综合征患者,可以经常服用四逆散以防止发作,改善体质。

【应用参考】适用本方者多是精神紧张、四肢经常发冷的人群,女性多见。胆道疾病与精神因素关系密切,胆道疾病大多属于肝气不和类型,而四逆散为疏肝理气方。本方与小柴胡汤、半夏厚朴汤等同用,能增效。

小柴胡汤

【推荐处方】柴胡20g,黄芩10g,姜半夏10g,党参10g,生甘草5g,生姜10g,大枣20g。水煎,分2次温服。

【适用病症】适用于胆囊炎引起的发热以及慢性胆囊炎。

【应用参考】小柴胡汤是张仲景治疗处在迁延期的一些疾病,即有往来寒热表现的专用方,后世用来治疗多种发热性疾病。胆囊炎发热多属于往来寒热类型,且小柴胡汤所治疗的胸胁苦满、心烦喜呕、默默不欲饮食等也与胆囊炎发作时的临床表现相似。急性胆囊炎多有上腹或右上腹剧烈绞痛,可放射至右肩背部,甚至可诱发心绞痛,可有不同程度的发热,并常有恶心、呕吐、腹胀和食欲下降等,或出现不同程度的黄疸,而本方对这种发热有效。临床可加山栀子、黄连等。本方对控制慢性胆囊炎发作以及改善上腹部胀痛、恶心呕吐、食欲下降等有效。原文提示去滓再煎,主要是考虑患者心烦喜呕,故浓缩服药。

柴胡桂枝汤

【推荐处方】柴胡20g,黄芩10g,姜半夏10g,党参10g,甘草5g,桂枝10g,白芍10g,生姜10g,大枣15g。水煎,分2次温服。

【适用病症】适用于饮食不慎,或伤风受凉,或情绪不畅引起的胆囊疾病轻度发作,表现为太阳少阳并病。

【应用参考】本方证既有太阳中风证,又有少阳郁结证,临床常见到低热或不发热,微恶寒或往来寒热,恶风自汗,身体关节或腰背疼痛,胸胁满闷或疼痛,纳食不振等诸多不适,且其人常愁眉苦脸。本方药应温服,服药后避风并盖被取微汗。有发热时柴胡的用量宜加大,可用至30g。

柴胡桂枝干姜汤

【推荐处方】柴胡 20g，桂枝 15g 或肉桂 10g，干姜 10g，天花粉 15g，黄芩 10g，牡蛎 10g，炙甘草 10g。水煎，分 2 次温服。

【适用病症】适用于慢性肝病与胆囊疾病，表现为往来寒热、胸胁苦满、汗出心烦、口渴便溏者。

【应用参考】本方适用的人群常体格中等或偏瘦，表情淡漠，疲倦貌，易出汗，多失眠，易惊悸，口干渴，但喝水不解渴，腹泻或大便不成形，胸胁部不适，右胁下多按之不适，多见于身心疲劳的中青年女性。腹痛、腹胀者可合四逆散。

茵陈蒿汤

【推荐处方】茵陈 30g，栀子 15g，大黄 10g。水煎，分 2 次温服。

【适用病症】适于阳黄证，表现为身目黄染，色鲜明，黄红隐隐，色如橘皮，兼有身热便结、口干烦躁、舌红脉数等热象，多见于急性病毒性肝炎、重症肝炎、胆道感染等疾病引起的黄疸，还可治疗新生儿高胆红素血症。

【应用参考】新生儿高胆红素血症也称为新生儿黄疸，是新生儿的多发病、常见病，本方对新生儿高胆红素血症发病早的患者尤为合适，对复发者重复使用本方依然有效。本方治疗黄疸多与大、小柴胡汤合用。

乌梅丸

【推荐处方】乌梅 20g，细辛 5g，干姜 10g，黄连 10g，当归 10g，制附片 10g，川椒 10g，桂枝或肉桂 10g，人参 10g，黄柏 10g。水煎去渣，兑入适量蜂蜜，分 2 次温服。

【适用病症】本方是治胆道蛔虫病的专方，古代用于治疗蛔厥，即胆道蛔虫引起的胆绞痛。本方还适用于慢性胆囊炎、胆石症见腹痛、呕吐者，还可用于慢性溃疡性结肠炎、肠易激综合征、过敏性结肠炎、慢性细菌性痢疾等见腹痛、腹泻、四肢厥冷者。

【应用参考】乌梅丸治疗胆道蛔虫病有明确的效果，对妊娠并发胆道蛔虫病奏效迅速，且无堕胎、早产之弊。胆绞痛常为突然发作的剑突下钻顶样剧烈绞痛，患者面色苍白，坐卧不宁，大汗淋漓，弯腰捧腹，哭喊不止，十分痛苦，腹部绞痛时可向右肩背部放射，但也可突然缓解，腹痛多为阵发性、间歇发作，持续时间长短不一，经常伴有恶心呕吐，吐出物中可含胆汁或黄染的蛔虫。乌梅丸的解痉止痛作用明显，但其证病情比较复杂，体内状态是"寒热夹杂，虚实互见"，即腹泻、体质虚弱、营养不良等的基础上加上胆道蛔虫和继发感染，甚至出现中毒性休克。适用本方者大多营养不良，体质虚弱，有其他消化道疾病，或久泻，或久痢，或高龄，或年幼，同时，对疼痛的耐受性差，这与大柴胡汤证的适用人群有明显的虚实之别。

∽ 讨论 ∽

胆道疾病系常见病、高发病，临床需重视其疾病种类、体质状态、病史诱因、病程演变、生活方式等方面的相关特点，诊疗时特别要注意病症的加重因素以及兼症，有条件的可完善相关检查，明确疾病诊断则有利于治疗方案的选择及方证的确定。中医药治疗急性胆囊炎、胆结石绞痛虽然有较好的疗效，临床需要客观评估病情，如有外科手术指征需及时转诊外科。胆囊息肉通过中医积极治疗，多数可以消散，但息肉数量多，或体积大，或年龄偏大者，以及已发展为胆囊腺瘤时尽量考虑手术治疗。胆道蛔虫病、胆道术后综合征、胆汁反流性胃炎的中医治疗效果可靠。胆囊结石、肝内胆管结石、胆管结石除了采用上述柴胡类方治疗外，还可考虑传统中医学中的溶石、化石、排石的方法。在食物中，黑木耳与核桃肉有较好的防石溶石作用。胆道疾病的发生除了有先天的一些因素外，还与情绪不佳、生活欠规律等外因相关，需要重视心理疏导和健康教育。以上方证只是一个粗线条式的常用经方诊疗大概，需结合慢性肝病与胃肠病症相关章节的常用经方方证解说融会贯通，辨证选方。

泌尿系结石

泌尿系结石包括肾结石、输尿管结石、膀胱结石、尿道结石，为临床常见病，有毫无症状者，来诊患者常有尿频尿急、尿涩不利、尿血、尿痛，甚至发作性肾绞痛，尿常规与 B 超检查的普及使本病诊断较为明确。临床可参考分期（结石发作期、结石平静期）和结石的大小与部位，结合临床表现而选用不同的经方治疗。

一、结石发作期

（1）猪苓汤：本方为治疼痛不甚剧烈的结石发作期首选方，适用于尿频尿急、尿涩不利、尿痛尿血者。从临床实际看，下尿路结石使用本方的机会较高。

（2）芍药甘草汤与四逆散：芍药甘草汤常用于腹肌紧张，疼痛较为剧烈者，常合方使用，也可单方顿服，见效迅捷。四逆散适用于传统中医学之气淋证，即尿涩痛，淋沥不畅，伴有胸闷、小腹胀痛、苔薄脉弦者，以青年女性多见。

（3）大黄附子汤：适用于剧烈绞痛阵发，得寒加重，大便秘结，神萎怕冷，面黯无光者。

（4）大黄牡丹汤与桃核承气汤：两方均有排石功效，通过排石而起到釜底抽薪、减缓疼痛的作用，适用于有瘀血的体格不弱者，通常需要有相应腹证支持，大便稀溏或平素脾胃虚弱者不用。

（5）大建中汤：适用于冷痛剧烈，呕吐不能饮食，腹部紧满，但排除外科急诊手术指征者，患者通常手足冷，舌淡苔白，细问有进食生冷的诱因。

（6）葛根汤：适用于绞痛渐重，大便溏薄或稀泻，常由身体受凉或进食生冷引发。多见于体格壮实的中年男性酒客。

（7）大柴胡汤：适用于胸胁苦满、大便秘结的壮实体格者的结石发作期及平静期，临床不乏同时或先后罹患泌尿系结石与肝胆结石者。

二、结石平静期

济生肾气丸：适用于结石平静期，仅觉腰痛或腰背不适者，本方通常采用先服1~2周汤剂，再较长期服用丸剂的方式，一般治疗3个月。也可辨证改用金匮肾气丸。

∽ 讨论 ∾

泌尿系结石的疾病诊断不难，关键是对病情做出恰当的评估，即是否适合中药治疗，结石能否顺利排出，怎样观察病情、怎样制定发作期与平静期切实可行的治疗方案等是接诊医生需要思量的。

泌尿系结石肾绞痛时，首先需要排除需外科紧急处理的一些急腹症情形。发作期通常首开一剂药，注意临床观察并及时转方或殿后。结石平静期除了使用济生肾气丸外，猪苓汤、葵子茯苓散、大柴胡汤、防风通圣散等方也较常用。后两方皆只适用于人壮证亦实者，腹平软，无压痛，或脉虚弱者不可用。猪苓汤对于消除泌尿道症状，排出余下的砂石有良效，而葵子茯苓散更适用于孕妇、高龄、虚弱者。本章节的学习宜参考内科病症中的腹痛、淋证章节。

阑尾炎（肠痈）

阑尾炎，中医学称为肠痈，《金匮要略》曰："肠痈之为病，其身甲错，腹皮急，按之濡，如肿状，腹无积聚，身无热，脉数，此为腹内有痈脓，薏苡附子败酱散主之。""肠痈者，少腹肿痞，按之即痛，如淋，小便自调，时时发热，自汗出，复恶寒。其脉迟紧者，脓未成，可下之，当有血。脉洪数者，脓已成，不可下也。大黄牡丹汤主之……顿服之，有脓当下；如无脓，当下血。"对肠痈的病因、证候、治法、处方已有较为完备的记载。

张仲景把肠痈的症状及体征划分为脓肿形成与未形成两个阶段，完全符合现代对阑尾炎病理过程的客观认识。脓肿未形成阶段患者表现为少腹肿痞，按之即痛，发热，恶寒，汗出，脉迟紧，治疗用大黄牡丹汤；脓肿形成后的患者可以出现其身甲错、腹皮紧、身无热脉数，治疗用薏苡附子败酱散。

西医学认为，单纯性阑尾炎有形成脓肿的倾向，出血性阑尾炎有易进展成为坏疽的倾向，继而并发穿孔、局限性腹膜炎、阑尾周围脓肿、广泛性腹膜炎等情形。广泛性腹膜炎有较大危险，除临床症状更加严重外，还表现有相应的腹膜刺激症状与体征。中医外科学对肠痈各阶段的认识，通常分为四期。

（1）痈初期：腹痛常始发于上腹部或脐周，后转移至右下腹阑尾区，呈持续性隐痛，可有阵发性加剧或阵发性绞痛，局限性压痛或拒按，可有不同程度的腹肌紧张。两侧足三里、阑尾穴常有压痛。

（2）酿脓期：腹痛加剧，右下腹明显压痛、反跳痛、腹肌紧张，甚则扩展至全腹，右下腹可摸及包块，发热，恶心纳呆，便秘或腹泻，舌苔厚腻黄，脉洪数。

（3）溃脓期：脓成不能局限者，腹痛自右下腹扩展至全腹，全腹压痛、反跳痛、腹肌紧张，恶心呕吐，大便次数增多而不爽，小便频数似淋，腹胀，甚至可有腹部膨胀，兼见汗出阵阵，身皮甲错，口干而有腥臭，舌红，苔黄糙，脉细数等。

（4）慢性期与慢性阑尾炎：急性阑尾炎炎症消退后遗留为慢性炎症，如管壁纤维结缔组织增生、增厚，管腔狭窄或闭塞，阑尾扭曲，与周围组织粘连等。部分阑尾炎在急性期症状不明显，起病隐匿，而表现为慢性阑尾炎，多数是首次急性阑尾炎缓解后遗，病程中常多次类似急性症状发作。

阑尾炎患者出现呕吐需要高度重视，细致观察，及时处置，呕吐会骤增腹腔压力，从而加剧病情，引发水、电解质紊乱以及不利后续药液喂服等棘手问题，尤其是在恶化为坏疽性阑尾炎以及并发广泛性腹膜炎时，常表现有剧烈的呕吐。

肠痈初期的呕吐，需要尽快改善，其症由阑尾炎症的腹膜刺激神经反射导致，常表现为上腹部疼痛，呕吐。处置方法有针灸、拔罐、中药治疗，辨证选方需根据"人看虚实，病分轻重，择期定法，把握禁忌"的阑尾炎经方诊疗通则，选用柴胡桂枝汤或大柴胡汤。呕止后，通常采用下列经方治疗，这些方药也可通过保留灌肠方式给药。

大黄牡丹汤

【推荐处方】生大黄 10~15g，牡丹皮 10~15g，桃仁 10~15g，冬瓜子 20~30g，芒硝 6~10g（分冲）。水煎，分 2~6 次服。

【临床应用】适用于急性单纯性阑尾炎、慢性阑尾炎急性发作，服药泻下后病势顿挫，数日后病情缓解。体格瘦弱、脉虚细弱、腹肌不紧张、呕吐者不宜选用本方；溃脓期、孕妇慎用本方；阑尾周围脓肿，并发广泛性腹膜炎者禁用本方。张仲景有警言："其脉迟紧者，脓未成，可下之，当有血。脉洪数者，脓已成，不可下也。"在临床上，对于发热、右下腹痛、脉紧但脉率不快可大胆应用本方攻下逐瘀，反之，如果脉率快者需要警惕脓肿已经形成而慎用本方。在外科病房，出血性阑尾炎、坏疽性阑尾炎、阑尾脓肿以及并发局限性腹膜炎等严重阑尾炎者可谨慎使用本方。

薏苡附子败酱散

【推荐处方】生薏苡仁 30g，制附片 3~6g，败酱草 30~60g。以水 1000ml，煮沸后调文火再煎煮 30 分钟，取汤液 250ml，分 2 次温服。

【临床应用】本方在治疗阑尾炎中有偏于阳气困顿与偏于脓肿突出两类情形。第一类是酿脓期、溃脓期阑尾炎、慢性阑尾炎、阑尾脓肿以及局限性腹膜炎，存在寒湿或湿热久恋，虚寒或阳气困顿，气血及津液瘀滞的病理，其人体能低下，精神疲累，面欠红光，病情呈迁延化倾向，热性症状不明显，腹壁软而无力，右少腹有压痛。第二类是阑尾炎脓肿形成后呈现发热、脉数、肌肤甲错。肌肤甲错是指皮肤干燥、粗糙且不鲜艳，不润泽，是如肺痈、乳痈、肠痈等痈脓致燥的表现。此时病灶或有坏疽、脓肿、局限性腹膜炎等病理变化。本方也可与大黄牡丹汤合用，基于准确把握病情的轻、重度，病程的急、慢性，寒热的占比而进行灵活使用，使得阑尾两方折变出阑尾三方，更贴近临床实际需求。败酱草具有破血排脓、消痛解毒的作用，败酱草从基原看以黄花败酱草、白花败酱草为正，根茎因具有陈败豆瓣酱样酱臭气味故名，而比地上部分更佳，鲜品比干品效果更好。传统草医认为大剂量败酱草能开大肠郁结及化脓为水，即促使盲肠炎症快速消散。

当归四逆汤

【推荐处方】当归 10g，桂枝 10g，生白芍 10g，生甘草 10g，通草 5g，细辛 5g，大枣 30g。水煎，分 2 次温服。

【临床应用】适用于女性虚寒体质者的急性单纯性阑尾炎与慢性阑尾炎，通常无发热，无反跳痛，无腹肌紧张，右下腹痛可向腹股沟或腰部放射，可有压痛，其人常手足冷，脉细或迟缓。本方与薏苡附子败酱散或当归芍药散有合方运用的机会。

桂枝加芍药汤

【推荐处方】桂枝 10g，白芍 20g，生甘草 5g，生姜 10g，大枣 20g。水煎，分2 次温服。

【临床应用】适用于体质偏虚弱的阑尾炎人群，其症状不甚严重，右下腹痛不剧烈，可向脐部或上腹部上冲，有压痛或包块，无明显的反跳痛和肌紧张，可有中、低度发热，舌淡，苔薄润，脉弱。如症状略重，且有便秘者，加制大黄 10g。适用本方证者慎用大黄牡丹汤。

桂枝茯苓丸

【推荐处方】桂枝 15g，茯苓 15g，赤芍 15g，牡丹皮 15g，桃仁 15g。水煎，分2 次温服。

【临床应用】适用于急性单纯性阑尾炎轻症及阑尾炎急性症状解除后遗留的包块，此时发热、腹痛均较轻，病势平缓，无反跳痛和腹肌紧张。本方宜用水煎剂，可加制大黄，有合二妙散应用的机会。

大黄附子汤

【推荐处方】大黄 10g，制附片 10g（先煎），北细辛 5g。水煎，分 2 次温服。

【临床应用】适用大黄牡丹汤与本方的人体格通常都不虚弱，但大黄牡丹汤证为热积血瘀，本方证为神萎面黯，寒积便秘。本方适用于急性单纯性阑尾炎及慢性阑尾炎，除了阑尾炎的表现外，伴有畏寒，便秘，舌苔白厚，脉紧弦。

ᘓ讨论ᘔ

阑尾炎的病情很复杂，处置不当，贻误治疗时机易迅速恶化，甚至危及生命，作为接诊的中医师需要对现代外科治疗流程心中有数，临床诊断应精准，中医学处置需恰当。

传统中医学的舌诊和脉诊对本病病情观察及方证判断有一定的意义。阑尾炎患者如果脉弱，特别是人虚腹软的情况下，大黄牡丹汤、桂枝茯苓丸及大黄附子汤等攻逐类方禁止使用，而通常要考虑桂枝加芍药汤等温托之剂。舌脉的变化可提示病邪的趋向，若舌苔由薄转厚，脉象由弦转为洪数，则提示病情进展呈酿脓趋势；反之，若舌苔由厚转薄，即使腹痛及体温暂无明显改变，也提示病情有减轻趋势。当舌苔转厚腻时，腹痛骤然减轻，体温下降，为肠痈溃脓，病势看似减缓而后却必增剧。

阑尾炎的复杂性还体现在临床表现的轻重与病灶病理变化的程度或不一致，有的看似症状虽轻，但其病灶的病理变化其实已很严重。

经方是如何治疗急性阑尾炎的？首先是促进肠管蠕动，西医学认为治阑尾炎不宜投泻剂，以免增加腔内压力，导致病情加重，甚至引发穿孔，而中医学则认为肠痈是由盲肠及腔腑内血气瘀滞，淤积不通导致，必须通过泻下促使肠管蠕动亢进，进而阑尾蠕动活跃，促使盲肠腔腑排出淤积，从而达到通泻淤积、通畅气血的治疗目的。在服药后排出猪肝样或晦暗酱臭的污秽大便，随之病情明显减轻即是明证。第二，经方能改善病灶局部肠管的血液循环，促使炎症吸收、消退。第三，常用经方里面的多种中药具有类抗生素样的抗菌消炎作用。曾有患慢性盆腔炎合并急性阑尾炎的案例，经中药治疗后，盆腔炎与阑尾炎均获痊愈的报道，说明中药可通过血液循环作用于病灶达到抗菌消炎的作用。当然，每种治法都有其适应证与禁忌证，需要医者精确把握，遇有妊娠期阑尾炎或小儿阑尾炎因用药困难者，以手术治疗为宜。阑尾穿孔合并弥漫性腹膜炎时更是严禁攻逐泻下。

阑尾炎在临床上除了内治外，还可结合针灸与外敷的方法，常可获得更佳的疗效。例如外敷时，不论脓之未成或已成，可选用金黄散或双柏散，以水或蜂蜜调成药饼外敷右下腹，每日 1~2 次。亦有不少报道用大蒜糊剂（大蒜 60g，芒硝30g，生大黄 30g）外敷取得良效，先将大蒜、芒硝放在一起捣烂如泥状，外敷腹部，敷 2 个小时后去药，再将生大黄粉用醋调成糊状，敷 6~8 个小时，此为 1 个疗程，必要时隔数小时后重复使用，在敷药前局部皮肤涂上一层凡士林以减缓刺激。

关于阑尾炎患者的护理，首先关注饮食方面，肠痈初期及酿脓期，如急性单纯性阑尾炎、轻型化脓性阑尾炎及阑尾周围脓肿患者可给予流质或半流质饮食；对于溃脓期肠痈，如并发腹膜炎者，应根据病情轻重给予流质饮食或禁食。其次是患者体位合理，肠痈初期，即急性单纯性阑尾炎、慢性阑尾炎轻度急性发作时，可缓步慢走或坐或卧，其他情形均宜卧床休息，不宜过早或过多下床活动。

肛门疾病

肛门疾病是指发生于肛门部位的疾病，常见的有痔、肛隐窝炎、肛裂、肛周脓肿、肛瘘、脱肛、肛乳头炎、肛乳头肥大、肛门周围炎等，常见的症状有便血、便秘、肿痛、流脓、流分泌物等。在古代文献中统称为"痔疮""痔瘘""肛痛""脏毒"等。在经方诊疗中，这些病可以合而论治。常用方治如下。

乙字汤

【推荐处方】柴胡20g，黄芩12g，大黄5g，当归20g，生升麻6g，生甘草10g。水煎，分2次服。

【临床应用】本方为日本原南阳氏治疗各种肛门疾病的良效验方，适用于表现为肿痛不适的各种肛门疾病，即痔疮、肛裂以及各种感染性肛门疾病，如肛隐窝炎、肛乳头炎、肛门周围炎、肛周脓肿等，甚至并发感染肿痛的脱肛也有应用的机会。本方由经方大柴胡汤与升麻鳖甲汤合方精简而成，方中大黄一般用生大黄，酒大黄也可使用，总使大便顺畅为宜。本方为一首对病良方，体质虚弱者可合补中益气汤，壮实之人可合用桂枝茯苓丸，疗效更佳。

桂枝茯苓丸

【推荐处方】桂枝15g，茯苓15g，赤芍15g，牡丹皮15g，桃仁15g。水煎，分2次温服。

【临床应用】适用于体格不弱、大便干结者的各种痔疮、痔核、肛裂，尤其是伴有面色黯红，唇舌黯紫，下肢皮肤干燥或起鳞屑，下腹部充实或压痛者有确切疗效。常用水煎剂，本方在治疗肛门疾病时可加10g制大黄，疗效更佳。

大黄甘草解毒汤

【推荐处方】黄连5g，黄芩10g，大黄10g，生山栀10g，黄柏15g，生甘草20g。水煎，分2次服用。

【临床应用】本方为三黄泻心汤与栀子柏皮汤合方，也可看作三黄泻心汤合黄连解毒汤加甘草组成，适用于各种炎症性肛门疾病，如痔疮、肛窦炎、肛裂、肛瘘、肛乳头炎、肛门周围炎、肛周脓肿以及脱肛与痔核并发炎症时表现为肿痛剧烈者。如有便血，可加生槐花30g。适用本方者通常体质不弱。

桃核承气汤

【推荐处方】桃仁10g，大黄10g，桂枝10g，生甘草6g，芒硝或玄明粉10~15g（分冲）。水煎，分2次温服。

【临床应用】桃核承气汤证在肛门疾病、男科前列 – 精囊腺疾病、妇科盆腔疾病以及小腹部外科疾病中极其普遍地存在，常常被忽略，本方适用于痔、肛隐窝炎、肛乳头炎、早期肛周脓肿等伴有便秘、脸红体壮、少腹压痛者。本方单用效卓，但也常合方使用。病情明显减轻后，可去芒硝，并将生大黄改为熟大黄，峻攻之方变成调理巩固之剂，或转方桂枝茯苓丸。

大黄牡丹汤

【推荐处方】生大黄 10~20g，牡丹皮 10~15g，桃仁 10~15g，冬瓜子 20~30g，芒硝 6~10g（分冲）。前 4 味药水煎去渣，溶入芒硝，煮沸溶尽芒硝，水煎，分 2 次温服。

【临床应用】适用于各种感染性肛门疾病、痔疮、痔核、早期与中期肛周脓肿，其方证病机为瘀热互结，表现有肿痛明显，大便干结，下腹部有抵抗、压痛者。肛周脓肿服药泻下辄病势顿挫，肿痛大减，但体格瘦弱、脉虚细弱者不宜用本方。本方也可与柴胡剂合方使用。

薏苡附子败酱散

【推荐处方】制附片 3~5g，生薏苡仁 30g，败酱草 30g。水煎，分 2 次服。

【临床应用】适用于各种炎症性肛门疾病、痔疮、痔核、中期与后期肛周脓肿，患者体质偏弱，病程迁延，即病有慢性化趋势，临床也可与当归芍药散、大黄牡丹汤合用。

当归芍药散

【推荐处方】当归 10g，白芍 30g，川芎 15g，白术 15g，茯苓 15g，泽泻 20g。水煎，分 2 次温服。

【临床应用】适用于各种痔疮、痔核、脱肛、肛周湿疹，成年女性居多，患者体质偏弱，腹中隐痛，疲乏头昏，月经失调。适用本方的患者常有手足冷、贫血、大便干的倾向，有合方四逆散、阳和汤的机会。

当归建中汤

【推荐处方】当归 20g，桂枝 15g，白芍 30g，生甘草 10g，生姜 15g，大枣 30g，饴糖 50g（烊）。水煎，分 2 次温服。

【临床应用】适用于患痔疮、痔核、脱肛，特别是伴有便血、慢性贫血的虚弱女性。痔瘘迁延、时排稀淡分泌物者加黄芪。肥满之人，或伴烦躁、口渴引饮、舌红苔干或黄腻者，忌用本方。

补中益气汤

【推荐处方】生黄芪 30~90g，人参 12g，白术 10g，生甘草 10g，当归 10g，陈皮 6g，生升麻 15g，柴胡 6g。水煎，分 2 次温服。

【临床应用】适用于无肿痛、无并发感染的脱肛、痔核脱垂患者，其人常虚弱，肌肤松软，纳佳，需较长期服用汤剂。本方在治疗脱肛时黄芪、人参、升麻的剂量宜大，可以加理气的炒枳实 30g，或加敛涩的赤石脂 20g 以增强疗效。贫血严重者可考虑用十全大补汤。

❧ 讨论 ❧

方寸之地的肛门疾病种类繁多，从病理上看，肛门位置低垂，环境不洁，静脉血管丰富，易发生循环不良的瘀血，湿邪与热毒郁滞，病势急重而迁延难愈。方证表现多样，临证时还可参考疮痈章节，除了以上常用方外，甘草泻心汤、当归贝母苦参丸、赤小豆当归散、芎归胶艾汤、麻杏甘石汤、防风通圣散、大柴胡汤均有机会应用。本章节介绍的经方在男科病症、妇科盆腔病症以及外科病症中也可供参考应用。严重或复杂的肛门疾病通常需要采用中西医结合的方法处理，保守疗法与手术疗法各有优势，各有所长，难能可贵。对于外科疾病，多种外治法有较好的疗效，例如在脱肛、痔核、肛裂等疼痛明显时，可以用生甘草 50g 水煎外洗，再涂以紫草膏甚佳，肛瘘以及肛周脓肿溃脓后，外治法更为实用。最后还需提醒患者适当忌口，保持局部清洁，注意生活规律等基本调护原则。

下肢静脉曲张

下肢静脉曲张是常见于从事久站或久坐工作者的表现为下肢大隐静脉扩张、伸长、迂曲，产生患肢沉重酸胀、乏力等症状，易并发小腿溃疡、浅静脉炎，甚至引发静脉血栓的疾病，好发于农民、工人、教师、医护工作者、厨师、空姐、服务员、售货员以及运动员等职业人群。根据病情程度，下肢静脉曲张分为 6 级。

（1）第一级是毛细血管扩张，腿部有一些红色的似蜘蛛网状的毛细血管扩张。

（2）第二级是小腿上有类蚯蚓状的青筋暴露，稍突出成网状或团状。

（3）第三级是除了静脉曲张外还有水肿，行走后脚肿胀不适。

（4）第四级是静脉曲张并出现色素沉着，皮肤粗糙，湿疹。

（5）第五级是静脉曲张并出现下肢皮肤溃疡，但溃疡可以愈合。

（6）第六级是静脉曲张并皮肤有不愈合的溃疡、溃烂，象皮样皮肤。

第一级下肢静脉曲张者，宜改变工作与生活方式，减少久立久坐，适度运动锻炼，穿着弹力裤袜以延缓进展。第二级到第六级下肢静脉曲张者需要治疗干预，通常可以用下列经方治疗。

桂枝茯苓丸加牛膝大黄方

【推荐处方】桂枝 12g，茯苓 12g，牡丹皮 12g，桃仁 12g，赤芍 12g，酒制大黄 12g，怀牛膝 30g。水煎，分 2 次温服。

【临床应用】桂枝茯苓丸为治下肢静脉曲张的专方、效方，适用于各级下肢静脉曲张及其并发症，加酒大黄、怀牛膝效更佳。本方能显著改善患肢的血液循环，提高局部组织的氧供与免疫力，从而获得满意疗效。初诊先用汤剂，因为疗程较长，一般达 3 个月~半年，服用汤剂 1~2 周、有效后改为桂枝茯苓丸合抵挡丸的蜜丸剂。有凝血机制障碍者及月经过多者忌用或慎用，经期停服。

抵挡丸合桂枝茯苓加大黄牛膝方

【推荐处方】桂枝 12g，茯苓 12g，牡丹皮 12g，桃仁 12g，赤芍 12g，酒制大黄 12g，怀牛膝 30g，水蛭 12g，土鳖虫 12g。以上比例 5 剂为一料，蜂蜜适量为丸，每丸 9g，每日分服 2 丸。

【临床应用】本方适用于各级下肢静脉曲张及其并发症，为桂枝茯苓丸加牛膝大黄方与抵挡丸的合方，原方中有虻虫，由于虻虫难以保管，药房常缺且气味难闻，故予去除。本丸宜饭前服用，温黄酒送服更佳。一般 3 个月为 1 个疗程。有凝血机制障碍者及月经过多者忌用或慎用，经期停服。

黄芪桂枝五物汤合桂枝茯苓丸

【推荐处方】生黄芪 30~60g，桂枝 15g，赤芍 15g，茯苓 15g，牡丹皮 15g，桃仁 15g，生姜 30g，大枣 20g。水煎，分 2 次温服。

【临床应用】适用于老年人的各级下肢静脉曲张及其并发症，体型黄胖、食欲佳、无腹胀者，黄芪的剂量宜大。本方对并发下肢肿胀、小腿溃疡者有良效。有凝血机制障碍及月经过多者忌用或慎用。

ᨀ 讨论 ᨀ

本病的形成有内、外因素，由于血液重力往下，血液从下肢回流，加之下肢静脉结构或功能不全，静脉会逐渐发生扩张、曲张，导致下肢静脉高压，在后期引发一系列的肢体肿胀、凹陷性水肿、皮肤瘙痒、皮炎、色素沉着、难以愈合的下肢溃疡等并发症。继发浅表静脉血栓发作时还可发生血栓性静脉炎。在治疗上，即使出现系列并发症，无论是物理干预还是中药治疗，治疗的重点与根本仍然为改善下肢血液循环与静脉回流，随着下肢血液循环与静脉回流的改善，系列并发症自然随之改善，进入康复的良性循环，最终可以获得满意的效果。

烧伤　烫伤

《外科真诠》载："汤火疮系好肉暴伤，汤烫火烧，一时皮消肉烂成疮，此等之疮，正所谓意外之变，非气血内损也。轻则害及皮肤，重则害在肌肉，甚者害在脏腑。害在脏腑者，亦可杀人。"因高温的气体、液体或固体作用于人体引起的损伤，称为烧伤，其中高温液体导致的称为烫伤。一般以水烫较轻，油烫较重，火烧伤最为严重，此外还有气道烧伤、食管烫伤以及现代的化学烧伤、放射性烧伤、电击烧伤等，均需及时处理，中西医结合，内外同治。烧烫伤仅伤皮肤，未及肌肉，局部出现潮红、疼痛、水疱，且全身症状不严重的轻症和受伤面积在 10% 以内者适宜用纯中医药治疗。烧烫伤常用以下经方。

三黄泻心汤

【推荐处方】生大黄 10g，黄连 5g，黄芩 10g。水煎，分 2 次温服。

【临床应用】适用于烧烫伤后皮肤潮红、灼热、疼痛，伴心烦口苦、大便干结者。

黄连解毒汤

【推荐处方】黄连 10g，黄芩 15g，黄柏 15g，生栀子 15g。水煎，分 2 次温服。

【临床应用】适用于烧烫伤后皮肤潮红、灼热、疼痛，伴焦躁不安、口苦、舌红苔腻者，以及严重大面积烧伤患者的回吸期毒血症，此症单纯用西医治疗效果不理想，如表现为高热烦躁，口干腻苦，尿赤便秘，舌绛干，苔厚黄，脉洪弦数，常加大黄而成三黄泻心汤，中西医结合治疗以提高疗效。

荆芥连翘汤

【推荐处方】荆芥 10g，防风 10g，栀子 10g，黄芩 10g，黄连 5g，黄柏 10g，柴胡 10g，白芍 10g，枳壳 10g，生甘草 5g，当归 10g，生地黄 20g，川芎 10g，白芷 10g，桔梗 10g，薄荷 10g（后下），连翘 15g。水煎，分 2 次服用。

【临床应用】适用于各种烧烫伤初期与中期，尤其是伴有肢冷脉弦者。肢冷脉弦不明显者也可用本方的减味方温清饮。肝功能异常者禁用本方及温清饮。

甘草泻心汤

【推荐处方】生甘草 20~30g，黄连 5g，黄芩 15g，干姜 5g，党参 15g，制半夏 10g，大枣 20g。水煎，分 2~3 次服用。

【临床应用】适用于烧烫伤的中期、后期，尤其是皮肤黏膜出现破损、溃疡者。大便干结者可加大黄；甘草是本方主药，有利于皮肤黏膜修复，用量宜大不宜小，为 20g~30g。

桂枝去芍药加蜀漆牡蛎龙骨汤

【推荐处方】桂枝 15g，生甘草 10g，生姜 15g，大枣 20g，牡蛎 25g，龙骨 20g。水煎，分 2 次温服。

【临床应用】《伤寒论》第 112 条曰："伤寒脉浮，医以火迫劫之，亡阳，必惊狂，卧起不安者，桂枝去芍药加蜀漆牡蛎龙骨救逆汤主之。"通常本方去蜀漆不用。本方适用于轻度烧烫伤后皮损潮红、疼痛或伴痒感，但无破皮者；对于烧伤皮损较轻但火灾场景导致惊吓失眠者亦有良效。

柴胡加龙骨牡蛎汤

【推荐处方】柴胡 15g，姜半夏 10g，党参 10g，黄芩 10g，茯苓 10g，桂枝 10g，龙骨 10g，牡蛎 10g，大黄 10g，生姜 10g，大枣 15g。水煎，分 2 次温服。

【临床应用】适用于烧烫伤后出现精神神经症状，如烦躁不安，甚至狂乱，胸闷不适者。

四逆加人参汤

【推荐处方】制附片 15~30g（先煎 30~60 分钟），生甘草 20g，干姜 15~30g，红参 30g。水煎，分次温服。

【临床应用】适用于大面积烧伤患者出现严重并发症低温败血症时，此时患者病情危重，情况差，易发生严重的复杂感染，水、电解质紊乱，免疫功能低弱，向休克或多脏器功能衰竭发展，死亡率很高，表现为精神差，嗜睡淡漠，反应迟钝，少气懒语，形寒肢冷，脉弱息微，皮肤苍白，甚至气息、汗液、尿液等排泄物冷凉，体温、血压下降，呼吸急促而临近阳气脱竭。

⌒ 讨论 ⌒

烧、烫伤采用中医外治法治疗有良好的效果，历代医家积累了丰富的经验，如轻症水疱可在消毒后挑破，再涂以各种烧伤膏药，再如紫草膏在烧烫伤的初、中、后期，即全期均可使用，且高效、便捷。如烫伤处有腐烂，宜按照传统中医外科的化腐、生肌、敛疮外治法治疗，常有佳效。若受伤较重，出现较严重的全身症状，宜中西医结合，内外兼治。中医内治法除了上述常用方之外，还可用白虎加人参汤、犀角地黄汤、清瘟败毒饮等清热解毒、凉血护阴方剂；若火毒传心者，可用安宫牛黄丸、牛黄清心丸、紫雪丹；烧、烫伤后期可能出现形气亏耗，竹叶石膏汤、八珍汤、薯蓣丸等可供选用。

冻疮　冻伤

冻伤由于寒冷而导致，发生后应迅速脱离寒冷环境，防止继续受冻。冻伤不论体质强弱均可发生，冻疮多发生在有瘀血而致末梢循环欠佳者。按照受损范围分为局部性与全身性两种，按照受伤程度的不同可分为三度。

（1）一度冻伤（红斑性冻疮）：受损在表皮层，皮肤红肿，疼痛瘙痒。

（2）二度冻伤（水疱性冻疮）：损伤达真皮层，先皮肤红肿，继而出现大小不等的水疱或血疱，局部感觉迟钝，疼痛较剧烈。

（3）三度冻伤（坏死性水疱）：损伤皮肤全层，严重者可深达皮下、肌肉或整个肢体坏死，一般伤后5~7日出现水疱，肢体活动受限，病变部位变紫黑色，周围水肿，疼痛明显，约7日后出现干性坏疽，患者感觉和功能完全丧失。2~3周后，冻伤坏死组织与正常组织分离。适宜纯中医治疗的冻疮一般为一度和二度冻伤，常用经方有当归四逆汤、当归四逆加吴茱萸生姜汤、当归生姜羊肉汤、桃核承气汤、桂枝茯苓丸、当归芍药散。

⌒ 讨论 ⌒

一般首选当归四逆加吴茱萸生姜汤，但本方口感较差，可以考虑用当归四逆汤加红糖冲服。对于末梢循环障碍严重，瘀血证明显者，考虑用桃核承气汤或桂枝茯苓丸；女性或体格虚弱者考虑用当归芍药散或当归生姜羊肉汤；当归生姜羊肉汤还可以作为防治本病的食疗普适方。局部皮损无论是否开裂，均可外用紫草膏。

附：外科常用经方提要

对于诸如肿疡及溃疡、痈、疽、疔、疖、流痰、流注以及瘰疬等传统疡科病症，中医外科学积累了丰富的经验，对于躯体外科感染、囊肿、结节、包块等常见病症亦有较好的内、外治法方案。经方在以下的一些疾病，如眼睑与结膜外科疾病、淋巴结疾病、腺体外科疾病（腺样体/扁桃体、颌下腺、甲状腺、乳腺、胰腺、卵巢、前列腺等感染，脓肿，结石，囊肿）、胆道感染、胆道结石与泌尿系结石、泌尿生殖系外科疾病、阑尾炎、肛门疾病、血管外科疾病、冻伤与烧烫伤、虫蛇毒伤等，有较多应用机会。

（一）外科常用经方提示

（1）含黄连方：例如黄连粉、三黄泻心汤、附子泻心汤、黄连解毒汤、大黄甘草解毒汤、小陷胸汤等。

（2）含黄芩方：例如黄芩汤、荆芥连翘汤、黄土汤等。

（3）含黄柏方：例如白头翁汤、栀子柏皮汤、四妙散等。

（4）含大黄方：例如大黄甘草汤、大小承气汤、桃核承气汤、下瘀血汤、大柴胡汤、茵陈蒿汤、大黄甘草解毒汤、大黄牡丹汤、防风通圣散、大黄附子汤、温脾汤、大黄硝石汤、大黄䗪虫丸等。

（5）含石膏方：例如防风通圣散、小柴胡加石膏汤、大柴胡加石膏汤、桂苓甘露饮、麻杏甘石汤、竹叶石膏汤、白虎汤等。

（6）含甘草方：例如大黄甘草汤、桔梗汤、半夏散及汤、诃黎勒散合甘草汤、甘草泻心汤、大黄甘草解毒汤、四妙勇安汤、麻黄附子甘草汤、芍药甘草汤、王不留行散等。

（7）含柴胡方：例如四逆散、四逆散合半夏厚朴汤、小柴胡汤、大柴胡汤、柴胡桂枝干姜汤、柴苓汤、柴胡加龙骨牡蛎汤等。

（8）含麻黄方：例如麻黄汤、葛根汤、麻杏甘石汤、防风通圣散、麻黄细辛附子汤、麻黄附子甘草汤、阳和汤、麻黄连翘赤小豆汤等。

（9）含桂枝方：例如桂枝汤、桂枝加黄芪汤、桂枝去芍药加蜀漆牡蛎龙骨救逆汤、小建中汤、温经汤、阳和汤、桂苓甘露饮、五苓散等。

（10）含附子方：例如附子泻心汤、附子理中汤、薏苡附子败酱散、大黄附子汤、麻黄细辛附子汤、麻黄附子甘草汤、真武汤等。

（11）含黄芪方：例如桂枝加黄芪汤、黄芪建中汤、补中益气汤等。

（12）含当归方：例如赤小豆当归散、当归贝母苦参丸、四妙勇安汤、升麻鳖甲汤、麻黄升麻汤、当归四逆汤、当归芍药散、温经汤等。

（13）含鳖甲方：例如鳖甲煎丸、升麻鳖甲汤等。

（14）含桔梗方：例如排痰散、《外台》桔梗白散（三物白散）、小柴胡加桔梗汤等。

（15）含牡丹皮方：例如大黄牡丹汤、桂枝茯苓丸、犀角地黄汤等。

（16）含薏苡仁方：例如薏苡附子败酱散、《千金》苇茎汤、四妙散等。

（17）含茯苓方：例如葵子茯苓散、栝楼瞿麦丸、猪苓汤、桂苓甘露饮、甘姜苓术汤、五苓散等。

（18）外治方：例如黄连粉、苦参汤、雄黄熏方、苦酒汤、蛇床子散。

（二）外科常用对病经方

在内科病症的治疗中，方证构建的策略通常是急性病侧重对病处理，高效快捷，而慢性病与一身多病者侧重对体质的调整，比较有效，而且安全。反观在外科病症的治疗处理中，通常都是侧重对病的处理，而体质因素只作为参考，甚至只是治疗禁忌的参考因素。外科病症一般诊断明确，病情与痛苦明了，这也大大便捷了我们对经方的选择。针对某外科病症，优先需要考虑的经方如下。

（1）冻疮：当归四逆汤，桂枝汤。

（2）烧伤：桂枝去芍药加蜀漆牡蛎龙骨救逆汤，荆芥连翘汤，犀角地黄汤。

（3）虫蛇毒伤：柴胡桂枝汤，荆芥连翘汤，黄连解毒汤。

（4）外科出血：三黄泻心汤，黄连解毒汤，王不留行散，附子泻心汤，附子理中汤。

（5）皮肤溃疡：桂枝汤，黄芪建中汤，当归四逆汤，桂枝茯苓丸，甘草泻心汤，温经汤。

（6）毛囊炎：荆芥连翘汤，防风通圣散，黄连解毒汤，葛根汤，桂枝茯苓丸，桃核承气汤。

（7）淋巴结疾病：小柴胡汤及加石膏连翘汤，柴胡桂枝汤，柴胡桂枝干姜汤，泽漆汤，荆芥连翘汤，四逆散合半夏厚朴汤，桂苓甘露饮。

（8）翼状胬肉：桃核承气汤，桂枝茯苓丸，大柴胡汤。

（9）霰粒肿：麻杏甘石汤，桂枝茯苓丸，防风通圣散。

（10）结膜炎：小柴胡汤，甘草泻心汤，荆芥连翘汤，麻杏甘石汤，麻黄细辛附子汤，大柴胡汤。

（11）虹膜炎：小柴胡汤，甘草泻心汤，荆芥连翘汤，麻杏甘石汤，麻黄连翘赤小豆汤，大柴胡汤。

（12）中耳炎：荆芥连翘汤，小柴胡汤，栀子柏皮汤，五苓散。

（13）牙周炎：桂枝茯苓丸，附子理中汤，泻心汤，黄芩汤，竹叶石膏汤。

（14）牙痛：麻黄细辛附子汤，桂枝茯苓丸，桃核承气汤，当归四逆汤，白虎汤。

（15）急慢性咽炎：小柴胡加桔梗石膏连翘汤，桔梗汤，半夏散及汤，苦酒汤，麻黄细辛附子汤，麻黄附子甘草汤，附子理中汤，诃黎勒散合甘草汤，麦门冬汤，麻黄升麻汤。

（16）颌下腺炎症，积液，结石：大柴胡汤，小柴胡加石膏连翘桔梗汤，桂苓甘露饮。

（17）甲状腺囊肿：小柴胡汤及加石膏连翘汤，柴桂姜汤合当归芍药散，大柴胡合桂枝茯苓丸，荆芥连翘汤，四逆散合半夏厚朴汤，越婢加半夏汤。

（18）急性乳腺炎：大柴胡汤，小陷胸汤，葛根汤，四逆散。

（19）胰腺炎：大柴胡汤，黄连汤，小建中汤。

（20）胰腺假性囊肿：桂苓甘露饮，柴苓汤。

（21）胆囊炎，胆结石：大柴胡汤，四逆散，茵陈蒿汤，柴胡桂枝干姜汤，柴胡桂枝汤，乌梅丸。

（22）胆道蛔虫，蛔虫症：乌梅丸。

（23）脾肿大：鳖甲煎丸，柴胡桂枝干姜汤。

（24）肠梗阻：大承气汤，大柴胡汤，大建中汤，小建中汤，大黄附子汤，温脾汤。

（25）泌尿系结石：四逆散，猪苓汤，麻黄细辛附子汤，大黄附子汤，大柴胡汤。

（26）泌尿系感染：猪苓汤，四逆散，栀子柏皮汤，白头翁汤。

（27）阑尾炎：大黄牡丹汤，薏苡附子败酱散，排脓散，桃核承气汤，当归四逆汤。

（28）前列腺炎：猪苓汤，栀子柏皮汤，黄连解毒汤，柴胡加龙骨牡蛎汤，白头翁汤。

（29）睾丸炎：桃核承气汤，桂枝茯苓丸，当归四逆汤，大黄附子汤。

（30）痔疮：桃核承气汤，桂枝茯苓丸，泻心汤，麻杏仁石甘汤，大黄甘草解毒汤。

（31）肛瘘：黄连解毒汤，麻杏甘石汤，当归芍药散。

（32）肛周脓肿：桃核承气汤，大黄牡丹汤，薏苡附子败酱散。

（33）脱肛：当归芍药散，甘姜苓术汤，枳术汤，补中益气汤，桂枝茯苓丸，真武汤。

（34）丹毒：黄连解毒汤，荆芥连翘汤，栀子柏皮汤，四妙散，桂枝茯苓丸，四味健步汤。

（35）下肢静脉血栓：桂枝茯苓丸，四味健步汤，芍药甘草汤，下瘀血汤。

（36）下肢静脉曲张：桂枝茯苓丸。

（37）周围血管病：当归四逆汤，四妙勇安汤，桂枝茯苓丸。

附录　推荐处方

B

白虎汤（《伤寒论》）

石膏 30~120g，知母 30~60g，生甘草 10g，粳米 50~100g。以水 1000ml，先煎石膏 30 分钟，后入他药，煮沸后调文火再煎煮，以米熟汤成为度。取汤液 300ml，分 2~3 次温服。

白虎加人参汤（《伤寒论》）

石膏 30~80g，知母 30g，生甘草 10g，粳米 40g 或山药 30g，生晒参 15g（也可另炖，兑服）。以水 1000ml，煮取汤液 400ml，分 2~3 次温服。

白虎加桂枝汤（《金匮要略》）

生石膏 50g，知母 20g，粳米 40g，炙甘草 6g，桂枝 10g。以水 1000ml，先煎石膏 30 分钟，后入他药，煮沸后调文火再煎煮，以米熟汤成为度。取汤液 300ml，分 2~3 次温服。

白头翁汤（《伤寒论》）

白头翁 10g，黄柏 15g，黄连 15g，秦皮 15g。以水 700ml，煮取 200ml，分 2 次服用。

半夏厚朴汤（《伤寒论》）

水半夏 25g，茯苓 20g，厚朴 15g，干苏叶 10g，生姜 25g。以水 1000ml，煮取汤液 300ml，分 3~4 次温服。

半夏泻心汤（《伤寒论》）

姜制半夏 15g，黄芩 15g，干姜 15g，党参 15g，炙甘草 10g，黄连 3~5g，大枣 20g。以水 1100ml，煮取汤液 300ml，分 2~3 次温服。

半夏白术天麻汤（《医学心悟》）

姜半夏 10~15g，天麻 10~15g，茯苓 10~15g，橘红 3g 或陈皮 10g，白术 10~15g，生甘草 5g，生姜 10~15g，大枣 20g。以水 1000ml，煮取汤液 300ml，分 2~3 次温服。

百合知母汤（《金匮要略》）

百合 60~120g，知母 15g。水渍百合一夜，换水 800ml，加入知母再煎，煮取汤液 200ml，分 2 次温服。

补阳还五汤（《医林改错》）

生黄芪 60~120g，当归尾 12g，赤芍 12g，广地龙 10g，川芎 10g，红花 6g，桃仁 10g。以水 1000~1200ml，煮取汤液 200~300ml，分 2~3 次温服。

补中益气汤 (《脾胃论》)

黄芪 15~30g, 党参 15g, 白术 10g, 生甘草 10g, 当归 10g, 陈皮 6g, 生升麻 6g, 柴胡 6g。以水 1000ml, 煮取汤液 300ml, 分 2~3 次温服。

鳖甲煎丸 (《金匮要略》)

鳖甲十二分 (炙), 乌扇三分 (烧), 黄芩三分, 柴胡六分, 鼠妇三分 (熬), 干姜三分, 大黄三分, 芍药五分, 桂枝三分, 葶苈一分 (熬), 石韦三分 (去毛), 厚朴三分, 牡丹五分 (去心), 瞿麦二分, 紫葳三分, 半夏一分, 人参一分, 䗪虫五分 (熬), 阿胶三分 (炙), 蜂窠四分 (炙), 赤硝十二分, 蜣螂六分 (熬), 桃仁二分。上二十三味, 为末。取煅灶下灰一斗, 清酒一斛五斗, 浸灰, 候酒尽一半, 着鳖甲于中, 煮令泛烂如胶漆, 绞取汁, 纳诸药, 煎为丸, 如梧子大, 空心服七丸, 日三服。

C

柴胡加龙骨牡蛎汤 (《伤寒论》)

柴胡 15g, 制半夏 10g, 党参 10g, 黄芩 10g, 茯苓 10g, 桂枝 10g 或肉桂 5g, 龙骨 10g, 牡蛎 10g, 制大黄 10g, 干姜 10g, 大枣 15g。以水 1200ml, 煮取汤液 300ml, 分 2~3 次温服。

柴朴汤 (《医门法律》)

柴胡 15g, 黄芩 10g, 姜半夏 10g, 党参 10g, 甘草 5g, 厚朴 15g, 茯苓 15g, 紫苏叶 10g, 生姜 15g, 大枣 15g。以水 1000ml, 煮取汤液 300ml, 分 2~3 次温服。

柴苓汤 (《世医得效方》)

柴胡 15g, 黄芩 10g, 姜半夏 10g, 党参 10g, 甘草 5g, 桂枝 15g, 茯苓 20g, 猪苓 20g, 白术 20g, 泽泻 20g, 生姜 15g, 大枣 15g。以水 1200ml, 煮取汤液 300ml, 分 2~3 次温服。

柴胡桂枝干姜汤 (《伤寒论》)

柴胡 20g, 桂枝 15g 或肉桂 10g, 干姜 10g, 天花粉 20g, 黄芩 15g, 牡蛎 10g, 炙甘草 10g。以水 800ml, 煮取汤液 300ml, 分 2~3 次温服。

柴胡桂枝汤 (《伤寒论》)

柴胡 20g, 桂枝 10g, 黄芩 10g, 人参 10g 或党参 15g, 炙甘草 5g, 姜半夏 10g, 白芍 10g, 大枣 15g, 生姜 10g。以水 700ml, 煮取汤液 300ml, 分 2~3 次温服。

柴归汤 (《黄煌经方使用手册》)

柴胡 15g, 黄芩 5g, 姜半夏 10g, 党参 10g, 生甘草 5g, 当归 10g, 川芎 15g, 白芍 30g, 白术 15g, 茯苓 15g, 泽泻 15g, 干姜 10g, 大枣 20g。以水

1200ml，煮取汤液 300ml，分 2~3 次温服。

柴陈泽泻汤（江尔逊经验方）

柴胡 12g，黄芩 6~9g，制半夏 10g，党参 10g，炙甘草 6g，陈皮 10g，茯苓 15g，白术 10~15g，泽泻 15~20g，天麻 10g，钩藤 12g，菊花 10g，生姜 10g，大枣 15g。以水 1100ml，煮取汤液 300ml，分 2~3 次温服。

苍耳子散（《济生方》）

辛夷花 25g，炒苍耳子 9g，香白芷 9g，薄荷叶 5g，葱白 3 根，绿茶 1 撮。以水 1000ml，煮取汤液 300ml，分 2~3 次温服。

D

大半夏汤（《金匮要略》）

姜半夏 15~50g，生晒参 15g 或党参 30g，蜂蜜 250g。用水 1200ml，煎药前将蜂蜜与水充分混合均匀后入煎。服药时，少量缓缓咽下。

大柴胡汤（《伤寒论》）

柴胡 20g，黄芩 15g，制半夏 15g，枳壳 20g，白芍 15g，制大黄 10g，生姜 25g，大枣 20g。以水 1200ml，煮取汤液 300ml，分 2~3 次温服。

大承气汤（《伤寒论》）

生大黄 20g，厚朴 30g，枳实 20g 或枳壳 30g，芒硝 10g。以水 1200ml，先煮枳实（或枳壳）、厚朴，沸后文火煮 30 分钟，入大黄；再煎煮取汤液 300ml，将芒硝倒入，搅至溶化，分 2 日 3 次温服。大便畅通后，停服。

大黄牡丹汤（《金匮要略》）

大黄 20g，牡丹皮 10g，桃仁 15g，冬瓜子 30g，芒硝 10g。以水 600ml，煮取汤液 100ml，冲服芒硝，一顿服完。

大黄甘草解毒汤
（《黄煌经方使用手册》）

黄连 5g，黄芩 10g，大黄 10g，生山栀 10g，黄柏 15g，生甘草 20g。以水 1100ml，煮取汤液 300ml，分 2~3 次温服。

大黄䗪虫丸（《金匮要略》）

制大黄 5g，黄芩 10g，生甘草 15g，桃仁 15g，杏仁 15g，赤芍 20g，生地黄 50g，干漆 5g，虻虫 10g，蛴螬 10g，䗪虫 10g，水蛭 15g。以水 1200ml，煮取汤液 300ml，分 2~3 次温服。如无虻虫、干漆、蛴螬，可以用地龙、牡丹皮、红花替代。或按原方比例制成蜜丸。

大黄附子汤 (《金匮要略》)

大黄 10g，制附片 15~30g，北细辛 10g。以水 1200ml，先煎附子 30~40 分钟，再入他药，煮取 300ml，分 3 次温服。

大青龙汤 (《伤寒论》)

生麻黄 15~30g，桂枝 10g，炙甘草 10g，杏仁 15g，生姜 15g，大枣 20g，生石膏 50g。以水 900ml，先煎麻黄 20 分钟，再入他药，煮取汤液 300ml，分 2~3 次温服。得汗停服。

大建中汤 (《金匮要略》)

川椒 10g，干姜 20g，人参 10g，麦芽糖 50g。以水 900ml，煎取 200ml，去滓，烊入麦芽糖，分 2 次服用。服后喝热粥 1 碗，温覆，避风寒。

当归贝母苦参丸 (《金匮要略》)

当归 10 g，浙贝母 10g，苦参 10g。以水 800ml，煮取汤液 200ml，分 2 次温服。

当归芍药散 (《金匮要略》)

当归 10g，白芍 30~50g，川芎 20g，白术 15g，茯苓 15g，泽泻 20g。以水 1100ml，煮取汤液 300ml，分 2~3 次温服。或按原方比例为散，每服 2~5g，一日 2~3 次。

当归四逆汤 (《伤寒论》)

当归 10g，桂枝 10g，白芍 10g，北细辛 10g，炙甘草 6g，通草 10g，大枣 20g。以水 1100ml，开盖煮取汤液 300ml，分 2~3 次温服。

当归建中汤 (《金匮要略》)

当归 20g，桂枝 15g，白芍 30g，生甘草 10g，生姜 15g，大枣 30g，饴糖 50g（烊）。以水 1000ml，煮取汤液 300ml，将饴糖溶入药液，分 3 次温服。

当归生姜羊肉汤 (《金匮要略》)

当归 15g，生姜 25g，羊肉 100g。以水 1500ml，煮取 450ml，分 2~3 次温服。原汤液略苦涩，或可放入葱、酒、盐等调料，煮至肉烂，食用。如不喜欢食用羊肉，也可以用牛肉等量代替。

独活寄生汤 (《备急千金要方》)

独活 10 g，桑寄生 20g，杜仲 10g，怀牛膝 15g，北细辛 5g，秦艽 10g，茯苓 10g，肉桂 10g，防风 10g，川芎 10g，党参 15g，甘草 5g，当归 10g，白芍 10g，生地黄 15g。以水 1000ml，煮取汤液 300ml，分 2~3 次温服。

F

防风通圣散 (《宣明论方》)

麻黄 6g，大黄 6g，防风 6g，连翘 10g，薄荷 6g，芒硝 6g，山栀子 6g，黄芩 6g，石膏 15g，川芎 6g，当归 6g，白芍 10g，白术 10g，荆芥 6g，桔梗 6g，滑石 15g，甘草 3g，生姜 3片。以水 1200ml，煮取汤液 300ml，分 1~2 日服完。

防己黄芪汤 (《金匮要略》)

粉防己 20g，生黄芪 30g，白术 15g，生甘草 5g，生姜 15g，大枣 20g。以水 600ml，煮取汤液 300ml，分 2~3 次温服。

防己地黄汤 (《金匮要略》)

生地黄 30~150g，防己 5g，桂枝 10g，防风 15g，甘草 10g，黄酒 30ml。以水 1000ml，煮取汤液 300ml，分 2~3 次温服。

风引汤 (《金匮要略》)

大黄 10g，干姜 20g，桂枝 15g，甘草 10g，龙骨 20g，牡蛎 10g，寒水石 30g，滑石 30g，赤石脂 30g，白石脂 30g，紫石英 30g，石膏 30g。以水 1300ml，煎取 300ml，分 2~3 次服用。

附子汤 (《金匮要略》)

制附片 15~30g（先煎），茯苓 15~30g，白芍 15~30g，白术 10~20g，人参 10~20g。以水 1200ml，先煎附子 30~40 分钟，再放入其他药物，煮取 200ml，分 2~3 次温服。

附子理中汤 (《三因极一病证方论》)

制附片或炮附子 10~20g，党参 15g 或红参 10g，干姜 10g，白术 15g，炙甘草 10g。以水 1200ml，先煎附子 30~40 分钟，再放入其他药物，煮取 300ml，分 2~3 次温服。

附子泻心汤 (《伤寒论》)

制大黄 10g，黄连 5g，黄芩 10g，制附子 15g。以水 1000ml，先煎附子 30 分钟，再入他药，煮取汤液 300ml，分 2~3 次温服。

附子粳米汤 (《金匮要略》)

制附片 10~15g，姜半夏 15g，生甘草 5g，大枣 25g，粳米 30g。以水 1000ml，煮取汤液 300ml，分 2~3 次温服。

茯苓甘草五味干姜细辛汤 (《金匮要略》)

茯苓 20~40g，生甘草 10g，五味子 5~10g，干姜 10~15g，细辛 5~10g。以水 1000ml，开盖煮取汤液 300ml，分 2~3 次温服。

G

归脾汤 (《济生方》)

人参 5g 或党参 10g，白术 10g，茯苓 15g，炙甘草 10g，黄芪 15g，当归 10g，远志 5g，酸枣仁 20g，木香 5g，龙眼肉 20g，生姜 15g，大枣 20g。以水 1000ml，煮取汤液 300ml，分 2~3 次温服。

甘草泻心汤 (《伤寒论》)

炙甘草 15~30g，黄连 5g，黄芩 15g，姜制半夏 10g，干姜 10g，党参 15g，大枣 20g。以水 1000ml，煮取汤液 300ml，分 2~3 次温服。

甘麦大枣汤 (《金匮要略》)

炙甘草 10~20g，淮小麦或浮小麦 30~100g，大枣 10 枚。以水 900ml，煮取汤液 300ml，分 2~3 次温服。

甘姜苓术汤 (《金匮要略》)

炙甘草 10g，干姜 20g，茯苓 20g，白术 15g。以水 600ml，煮取汤液 300ml，分 2~3 次温服。

甘草干姜汤 (《伤寒论》)

炙甘草 20g，炮干姜 10g。以水 600ml，煮取 300ml，日分 2 次服用。

甘草附子汤 (《金匮要略》)

甘草 15g，制附片 15~30g，白术 15g，桂枝 15~20g。以水 1200ml，煮取汤液 450ml，分 3 次温服。

葛根汤 (《伤寒论》)

葛根 30g，生麻黄 10g，桂枝 10g，白芍 10g，生甘草 5g，生姜 15g，大枣 20g。以水 1000ml，煮取汤液 300ml，分 2~3 次温服。

葛根加半夏汤 (《伤寒论》)

葛根 20g，生麻黄 10g，桂枝 10g，白芍 10g，生甘草 5g，姜半夏 15g，生姜 15g，大枣 20g。以水 1000ml，煮取汤液 300ml，分 2~3 次温服。

葛根芩连汤 (《伤寒论》)

葛根 40g，黄连 10g，黄芩 10g，生甘草 10g。以水 800ml，煮取汤液 200ml，分 2 次温服。

更年方 ("黄煌经方" 经验方)

制附子 10g，桂枝 15g，白芍 15g，炙甘草 5g，龙骨 15g，牡蛎 15g，淫羊藿 15g，巴戟天 15g，生姜 15g，大枣 20g。以水 1100ml，先煎制附子 30 分钟，再入他药，煮取汤液 300ml，分 2~3 次温服。

桂枝汤（《伤寒论》）

桂枝 15g，白芍 15g，炙甘草 10g，生姜 15g，大枣 20g。以水 1200ml，煮取汤液 450ml，分 3 次温服。药后喝 1 碗热稀粥，并注意避风保暖。

桂枝汤去生姜加半夏茯苓干姜方（经验方）

桂枝 15 g，生白芍 15g，生甘草 6g，姜半夏 10g，茯苓 10g，干姜 10g，大枣 20g。以水 1000ml，煮取汤液 300ml，分 2~3 次温服。

桂枝加附子汤（《伤寒论》）

桂枝 15g，白芍 15g，炙甘草 10g，生姜 15g，大枣 20g，制附子 15g。以水 1200ml，煮取汤液 450ml，分 3 次温服。

桂枝加葛根汤（《外台秘要》）

葛根 40~80g，桂枝 25g（或桂枝 10g、肉桂 10g），赤芍 15g，炙甘草 10g，生姜 40g 或干姜 10g，大枣 20g。以水 1000ml，煮取汤液 450ml，分 3 次温服。

桂枝加大黄汤（《伤寒论》）

桂枝 10~15g，生白芍 10~15g，炙甘草 5~10g，生姜 10~15g，大枣 15~30g，大黄 6~10g。以水 1000ml，大黄后下，煮取 300ml，分 2~3 次温服。

桂枝加芍药汤（《伤寒论》）

桂枝 10g，白芍 20g，生甘草 5g，生姜 10g，大枣 20g。以水 1000ml，煮取汤液 300ml，分 2~3 次温服。

桂枝加苓术附汤（胡希恕经验方）

桂枝 15g，白芍 15g，炙甘草 15g，生姜 15g，大枣 20g，茯苓 15g，炒白术 10g，制附片 10g。以水 1000ml，煮取汤液 300ml，分 3 次温服。

桂枝加龙骨牡蛎汤（《金匮要略》）

桂枝 15g，白芍 15g，甘草 10g，生姜 15g，大枣 20g，龙骨 15g，牡蛎 15g。以水 1100ml，煮取汤液 300ml，分 2~3 次温服。

桂枝甘草汤（《伤寒论》）

桂枝 30g 或肉桂 20g，甘草 10g。以水 600ml，煮取汤液 200ml，顿服。

桂枝加黄芪汤（《金匮要略》）

桂枝 15g，炒白芍 15g，炙甘草 15g，生姜 15g，大枣 20g，生黄芪 10~20g。以水 1000ml，煮取汤液 300ml，分 2~3 次温服。

桂枝人参汤（《伤寒论》）

肉桂 10g，桂枝 10g，炙甘草 20g，白术 10g，人参 10g，干姜 10g。以水 1800ml，肉桂后下，煮取 600ml，分 3 次温服。

桂枝麻黄各半汤（《伤寒论》）

桂枝 10g，生白芍 10g，生甘草 6g，生姜 10g，大枣 20g，生麻黄 10g，杏仁 10g。以水 1000ml，煮取汤液 300ml，分 2~3 次温服。

桂枝芍药知母汤（《金匮要略》）

桂枝 20g，白芍 15g，甘草 10g，麻黄 10g，生姜 25g，白术 25g，知母 20g，防风 15g，制附子 10~30g。以水 1500ml，附子先煎 20~30 分钟，后入他药，煮取汤液 300ml，分 2~3 次温服。

桂枝去芍药加麻黄细辛附子汤
（《金匮要略》）

桂枝 15g，生麻黄 10g，北细辛 5g，制附子 10g，生甘草 5g，生姜 15g，大枣 20g。以水 1200ml，煎取汤液 200ml，分 2~3 次温服。

桂枝去芍药加蜀漆牡蛎龙骨汤
（《伤寒论》）

桂枝 15g，生甘草 10g，生姜 15g，大枣 20g，牡蛎 25g，龙骨 20g。以水 1000ml，煮取汤液 300ml，分 2~3 次温服。

桂枝加芍药生姜各一两人参三两新加汤
（《伤寒论》）

桂枝 15g，白芍 20g，炙甘草 10g，生姜 20g，大枣 20g，人参 15g。以水 1000ml，煮取汤液 300ml，分 2~3 次温服。

桂枝茯苓丸（《金匮要略》）

桂枝 15g，茯苓 15g，赤芍 15g，牡丹皮 15g，桃仁 15g。以水 1100ml，煮取汤液 300ml，分 2~3 次温服。或按原方比例制成蜜丸。

桂苓五味甘草汤（《金匮要略》）

茯苓 20g，桂枝 20g，甘草 15g，五味子 15g。以水 1000ml，煮取汤液 300ml，分 2~3 次温服。

桂苓甘露饮（《宣明论方》）

桂枝 12g，茯苓 18g，猪苓 18g，白术 18g，泽泻 30g，滑石 15g，寒水石 15g，生石膏 20g，生甘草 5g。以水 1000ml，煮取汤液 300ml，分 2 次温服。

栝楼桂枝汤（《金匮要略》）

桂枝 15g，白芍 15g，生甘草 10g，生姜 20g，大枣 30g，天花粉 10~20g。以水 1000ml，煮取汤液 300ml，分 2~3 次温服。

瓜蒌红花汤（《医旨绪余》）

全瓜蒌 15~30g，红花 10g，生甘草 6g。以水 800ml，煮取汤液 200ml，分 2 次温服。

干姜人参半夏丸（《金匮要略》）

干姜 10 g，人参 10g，姜半夏 12g。以水 600ml，煮取汤液 300ml，分 3~5 次温服。或姜半夏、人参与干姜粉末以 2：1：1 的比例，用生姜汁糊丸，如梧桐子大，每服 10 丸，日服 3 次。

《古今录验》续命汤（《金匮要略》）

生麻黄 5~10g，桂枝 10g，当归 10g，人参 10g，生石膏 10~20g，干姜 10g，生甘草 10g，杏仁 5g，川芎 5g。以水 1000ml，煮取 300ml，日分 2~3 次温服。

H

黄连汤（《伤寒论》）

黄连 5~15g，肉桂 10~15g，党参 15g 或人参 10g，姜半夏 15g，甘草 5~15g，干姜 5~15g，大枣 20g。以水 1000ml，煮取汤液 300ml，分 2~5 次温服。

黄连阿胶汤（《伤寒论》）

黄连 5~20g，黄芩 15g，白芍 15g，阿胶 15g，鸡子黄 2 枚。以水 1100ml，煮取汤液 300ml，化入阿胶，稍冷，入鸡子黄，搅和，分 2~3 次温服。

黄连解毒汤（《肘后备急方》）

黄连 5~15g，黄芩 10g，黄柏 10g，山栀子 15g。以水 1000ml，煮取汤液 300ml，分 2~3 次温服。

黄芪桂枝五物汤（《金匮要略》）

生黄芪 30~60g，桂枝 15g，赤芍 15g，生姜 30g，大枣 20g。以水 1200ml，煮取汤液 300ml，分 2~3 次温服。

黄芩汤（《伤寒论》）

黄芩 15g，白芍 10g，生甘草 10g，大枣 20g。以水 900ml，煮取汤液 300ml，分 2~3 次温服。

厚朴七物汤（《金匮要略》）

桂枝 10~15g，炙甘草 5~10g，生姜 10~15g，大枣 15~30g，厚朴 20~30g，枳实 10~15g，大黄 6~10g。以水 1000ml，大黄后下，煮取汤液 300ml，分 2~3 次温服。

J

桔梗汤（《伤寒论》）

桔梗 10g，生甘草 20g。以水 400ml，煮取汤液 200ml，分 2~3 次温服；或用沸水泡服代茶饮。

胶艾汤（《金匮要略》）

川芎 10g，阿胶 10g，炙甘草 10g，艾叶 15g，当归 15g，白芍 20g，生地黄 20g。以水 500ml、米酒 300ml，煮取汤液 300ml，去滓，化入阿胶，分 2~3 次服用。

荆芥连翘汤

（《新版汉方后世要方解说》）

荆芥、连翘、防风、柴胡、白芷各 12g，甘草、桔梗、薄荷各 6g，黄连 3g，黄芩 12g，黄柏 6g，山栀子 12g，生地黄、当归、川芎、赤芍各 12g。以水 1000ml，煮取汤液 300ml，分 1~2 日服完。

荆防败毒散（《摄生众妙方》）

荆芥 10g，防风 10g，独活 6g，羌活 6g，柴胡 6g，前胡 6g，桔梗 10g，枳壳 10g，川芎 6g，茯苓 10g，生甘草 6g。以水 1000ml，煮取汤液 300ml，分 2~3 次温服。

《济生》肾气丸（《济生方》）

熟地黄 20~40g，山药 15g，山茱萸 15g，泽泻 15g，牡丹皮 15g，茯苓 15g，肉桂 5g，制附子 5g，怀牛膝 30g，车前子 20g。以水 1000ml，煮取汤液 300ml，分 2~3 次温服；或按原方比例制成蜜丸。

L

理中汤（《伤寒论》）

党参 15g，干姜 15g，白术 15g，炙甘草 5g。以水 1000ml，煮取汤液 300ml，分 2~3 次温服。

苓桂术甘汤（《伤寒论》）

茯苓 20g，桂枝 10g，肉桂 5g，白术 10g，炙甘草 10g。以水 600ml，煮取汤液 300ml，分 2~3 次温服。

六君子汤（《医学正传》）

党参 15g，白术 10g，茯苓 10g，炙甘草 5g，姜半夏 10g，陈皮 15g，生姜 15g，大枣 15g。以水 1000ml，煮取汤液 200ml，分 2~3 次温服。

连苏饮（《湿热论》）

黄连 1g，紫苏叶 3g。沸水泡，小口分次温服。

凉膈散（《太平惠民和剂局方》）

连翘 30g，生大黄 10g，芒硝 10g（冲服），生甘草 10g，生栀子 10g，黄芩 10g，薄荷 6g，竹叶 6g，蜂蜜 1 匙。以水 1000ml，大黄后下，煮取汤液 300ml，冲入芒硝，分 2~3 次温服。

龙胆泻肝汤（《医方集解》）

炒龙胆草 9g，黄芩 9g，山栀子

9g，泽泻 12g，木通 9g，车前子 9g，当归 6g，生地黄 20g，柴胡 9g，生甘草 6g。以水 1000ml，煮取汤液 300ml，分 2~3 次温服。

M

麻黄汤（《伤寒论》）

麻黄 15g，桂枝 10g，炙甘草 5g，杏仁 15g。以水 1000ml，煮取汤液 300ml，分 2~3 次温服。

麻黄细辛附子汤（《伤寒论》）

麻黄 10g，细辛 10g，附子 10~20g。以水 1200ml，开盖煮取汤液 300ml，分 2~3 次温服。

麻黄加术汤（《金匮要略》）

生麻黄 15g，桂枝 10g，杏仁 10g，甘草 5g，苍术或白术 20g。以水 1000ml，煮取汤液 300ml，分 3 次温服，温覆取微汗。

麻杏甘石汤（《伤寒论》）

生麻黄 15g，杏仁 15g，生甘草 10g，生石膏 30g。以水 800ml，煮取汤液 300ml，分 2~3 次温服。

麻杏苡甘汤（《金匮要略》）

生麻黄 15g，杏仁 15g，薏苡仁 30g，生甘草 10g。以水 1000ml，煮取汤液 300ml，分 2~3 次温服。

麻黄连翘赤小豆汤（《伤寒论》）

生麻黄 10g，连翘 15g，赤小豆 30g，桑白皮 20g，杏仁 15g，生甘草 5g，生姜 10g，大枣 20g。以水 1000ml，煮取汤液 300ml，分 2~3 次温服。

麻黄升麻汤（《伤寒论》）

麻黄 15g，升麻 15~30g，当归 6~15g，知母 10~15g，黄芩 6~15g，玉竹 10~15g，芍药 10~15g，天冬 10~15g，桂枝 5~10g，茯苓 15g，甘草 6g，石膏 15~30g，白术 10~15g，干姜 6~10g。以水 1200ml，煮取汤液 300ml，分 3 次温服。

麻子仁丸（《伤寒论》）

麻子仁 50~100g，白芍 30g，枳实 30g，大黄 10g，厚朴 20g，杏仁 20g。以水 1500ml，煮取汤液 300ml，分 2~3 次温服；或按原方比例制成蜜丸，每次服 10g，一日 3 次。

麦门冬汤（《金匮要略》）

麦冬 70g，制半夏 10g，人参 10g，生甘草 10g，粳米 20g 或山药 30g，大枣 20g。以水 1500ml，煮取汤液 300ml，分 2~3 次温服。

木防己汤（《金匮要略》）

汉防己 20g，桂枝 15g，石膏 50~200g，人参 20g。以水煮取 1000ml，

取 300ml，分 2 次温服。

N

内疏黄连汤（《外科正宗》）

山栀子 10g，黄连 10g，当归 10g，木香 10g，黄芩 10g，生白芍 10g，薄荷 10g，槟榔 10g，桔梗 10g，连翘 20g，生甘草 3g，生大黄 10g。以水 1000ml，大黄后下，煎取 300ml，分 2 次饭前空腹加蜂蜜 2 匙调服。

S

芍药甘草汤（《伤寒论》）

白芍或赤芍 30~60g，炙甘草 10~30g。以水 500~1000ml，煮取汤液 250ml，分 2 次温服。

肾气丸（《金匮要略》）

生地黄 20~40g，山药 15g，山茱萸 15g，泽泻 15g，牡丹皮 15g，茯苓 15g，肉桂 5g，制附子 5g。以水 1200ml，煮取汤液 300ml，分 2~3 次温服；或按原方比例制成蜜丸，每次服 5~10g，一日 2 次。

参苓白术散（《太平惠民和剂局方》）

白扁豆 15g，人参 10g 或党参 20g，白茯苓 20g，白术 20g，炙甘草 15g，山药 30g，莲子肉 20g，桔梗 10g，薏苡仁 30g，砂仁 15g。以水 1200ml，煮取汤液 300ml，分 2 次温服；或按原方比例制成散剂，每次服 5~10g，一日 2 次。

薯蓣丸（《金匮要略》）

山药 30g，生晒参 10g，白术 10g，茯苓 10g，炙甘草 5~15g，当归 10g，川芎 10g，白芍 10g，熟地黄 10g，阿胶 10g，桂枝 10g，麦冬 15g，神曲 10g，大豆黄卷 10g，杏仁 10g，桔梗 10g，柴胡 10g，防风 10g，白蔹 10g，干姜 10g，大枣 30g。以水 1500ml，煮取汤液 500ml，分 1~3 日服完；或按原方比例制成蜜丸，每次服 5~10g，一日 2 次。

四逆散（《伤寒论》）

柴胡 15g，白芍 15g，枳壳 15g，炙甘草 15g。以水 1000ml，煮取汤液 300ml，分 2~3 次温服；或按原方比例为散，每次服 2~5g，米汤调，一日 3 次。

四逆汤（《伤寒论》）

制附子 15~30g，炙甘草 10g，干姜 10g。以水 1100ml，先煎附子 30~60 分钟，再入他药，煮取汤液 300ml，分 2~3 次温服。

四逆加人参汤（《伤寒论》）

制附片 15~30g，生甘草 20g，干姜 15~30g，红参 30g。以水 1100ml，

先煎附子 30~60 分钟，再入他药，煮取汤液 200ml，分 2 次温服。

四妙勇安汤（《验方新编》）

金银花 30g，玄参 30g，当归 10g，生甘草 10g。以水 1000ml，煮取汤液 300ml，分 2 次温服。

酸枣仁汤（《金匮要略》）

酸枣仁 30g，炙甘草 5g，知母 10g，茯苓 10g，川芎 10g。以水 1100ml，煮取汤液 300ml，分 2~3 次温服。

三妙丸（《医学正传》）

炒苍术 15g，黄柏 15g，川牛膝 15g。以水 600ml，煮取汤液 200ml，分 2 次温服。或黄柏（酒炒）120g，苍术（米泔浸一宿，细切，焙干）180g，川牛膝 60g，为细末，面糊为丸，如梧桐子大，每服 10~15g，空腹，姜盐汤下。

三仁汤（《温病条辨》）

杏仁 15g，滑石 18g，通草 6g，白蔻仁 6g，竹叶 6g，厚朴 6g，生薏苡仁 18g，姜半夏 15g。以水 800ml，煮取汤液 200ml，分 2~3 次温服。

三物黄芩汤（《金匮要略》）

黄芩 15g，生地黄 60g，苦参 10~15g。以水 700ml，煮取汤液 200ml，分 2 次温服。

十全大补汤（《太平惠民和剂局方》）

人参 10g，黄芪 15g，白术 10g，茯苓 10g，当归 10g，白芍 10g，熟地黄 15g，川芎 10g，肉桂 5g，炙甘草 5g。以水 1200ml，煎取 300ml，分 2 次温服。

十味败毒散（日本华冈青州经验方）

柴胡 10g，独活 10g，地骨皮 10g，荆芥 10g，防风 10g，桔梗 10g，川芎 10g，茯苓 10g，生甘草 5g，生姜 20g。以水 1000ml，煮取汤液 200ml，分 3 次温服。

十味止痒汤（"黄煌经方"经验方）

生麻黄 5g，杏仁 10g，生石膏 20g，生甘草 10g，生苍术 20g，生薏苡仁 20g，连翘 20g，赤小豆 20g，白鲜皮 10g，大枣 20g。以水 1000ml，煮取汤液 200ml，分 2 次温服。

神功托里散（《外科发挥》）

金银花 30g，生黄芪 30g，当归 10g，生甘草 20g。以水 1000ml，煮取汤液 200ml，分 2 次温服。

桑菊饮（《温病条辨》）

桑叶 5g，菊花 5g，桔梗 6g，连翘 15g。杏仁 10g，薄荷 3g，芦根 15g，甘草 5g。以水 800ml，煮取汤液 200ml，分 2 次温服。

生血汤（《黄煌经方使用手册》）

白芍 15g，甘草 5g，女贞子 15g，墨旱莲 15g，枸杞子 15g，山药 15g，阿胶 10g，生地黄 15g，麦冬 20g。以水 1100m，煮取汤液 300ml，化入阿胶，分 2~3 次温服。

圣愈汤（《兰室秘藏》）

生地黄 20g，熟地黄 20g，白芍 15g，川芎 10g，人参 10g，当归 15g，黄芪 20g。以水 1000m，煮取汤液 200ml，分 2~3 次温服。

T

桃核承气汤（《伤寒论》）

桃仁 15g，制大黄 15g，桂枝 15g，炙甘草 5g，芒硝 10g。以水 1100ml，煮取汤液 300ml，冲入芒硝，分 2~3 次空腹服用，以泻下为度。

调胃承气汤（《伤寒论》）

生大黄 10g，芒硝 10g，生甘草 5g。以水 300ml，煎取汤液 100ml，冲入芒硝，一次空腹服用。

太和汤（"黄煌经方"经验方）

柴胡 15g，黄芩 5g，姜半夏 10g，人参 10g，生甘草 5g，当归 10g，川芎 15g，白芍 30g，白术 15g，茯苓 15g，泽泻 15g，厚朴 15g，紫苏 10g，

枳壳 15g，桂枝 10g，猪苓 15g，干姜 10g，大枣 20g。以水 1500ml，煮取汤液 500ml，分 2 日多次温服。

天麻钩藤饮
（《中医内科杂病证治新义》）

天麻 10g，钩藤 15g（后下），生石决明 20g（先煎），山栀子 10g，黄芩 10g，川牛膝 15g，杜仲 10g，益母草 10g，桑寄生 15g，夜交藤 10g，朱茯神 10g。以水 1200ml，煎取 300ml，分 2 次温服。

通脉四逆汤（《伤寒论》）

制附子 15~30g，炙甘草 10g，干姜 20g。以水 1200ml，先煎附子 30~60 分钟，再入他药，煮取汤液 300ml，分 2~3 次温服。

P

普济消毒饮（《东垣试效方》）

黄芩 12g，黄连 5g，陈皮 6g，生甘草 6g，玄参 12g，连翘 12g，板蓝根 12g，马勃 3g，薄荷 6g，僵蚕 3g，牛蒡子 10g，生升麻 10g，柴胡 6g，桔梗 6g。以水 1000ml，煎取 300ml，分 2 次温服。

Q

清上汤（国医大师张磊经验方）

谷精草 30g，青葙子 15g，草决明 10g，酒黄芩 10g，蔓荆子 10g，薄荷 10g，桑叶 10g，菊花 10g，蝉蜕 6g，夏枯草 15g，生甘草 6g。以水 1000ml，煮取汤液 300ml，分 2 次温服。

清上防风汤（《万病回春》）

荆芥 10g，防风 10g，川芎 10g，枳壳 10g，桔梗 10g，白芷 10g，生甘草 5g，黄芩 10g，黄连 5g，栀子 10g，连翘 15g，薄荷 10g。以水 1100ml，煮取汤液 300ml，分 2~3 次温服。

清瘟败毒饮（《疫疹一得》）

生石膏 30~240g（先煎），水牛角 20~45g（先煎），生地黄 15~30g，黄连 5~15g，生栀子 10g，桔梗 10g，黄芩 10g，知母 10g，赤芍 10g，玄参 15g，连翘 15g，竹叶 10g，牡丹皮 10g，生甘草 10g。以水 1200ml，煮取汤液 300ml，分 2~3 次温服。

W

温胆汤（《三因极一病证方论》）

姜半夏 15g，茯苓 15g，陈皮 15g，生甘草 5g，枳壳 15g，竹茹 10g，干姜 5g，大枣 15g。以水 1100ml，煮取汤液 300ml，分 2~3 次温服。

温经汤（《金匮要略》）

吴茱萸 5g，人参 10g 或党参 15g，麦冬 20g，制半夏 10g，炙甘草 10g，桂枝 10g，白芍 10g，当归 10g，川芎 10g，牡丹皮 10g，阿胶 10g，生姜 10g。以水 1200ml，煮取汤液 500ml，化入阿胶，分 2~3 次温服；或加入大枣、桂圆肉等熬成膏滋冲服。

温脾汤（《备急千金要方》）

生大黄 10~15g，玄明粉 10g，炙甘草 10g，制附片 15g，干姜 15g，红参 10 g，当归 15g。以水煮取 1200ml，先煎附子 30 分钟，再煎他药，取 400ml，日分 3 次服；玄明粉分 2~3 次冲入药液服用。

温清饮（《万病回春》）

当归 10g，川芎 10g，白芍 15g，生地黄 20g，黄连 5g，黄芩 10g，黄柏 5g，栀子 10g。以水 1000ml，煮取汤液 300ml，分 2~3 次温服。

五苓散（《伤寒论》）

猪苓 20g，泽泻 30g，白术 20g，茯苓 20g，桂枝 15g 或肉桂 10g。以水 1100ml，煮取汤液 300ml，分 2~3 次温服；或按原方比例为散，每次服 2~5g，米汤调，一日 3 次。

五积散 (《太平惠民和剂局方》)

生麻黄 15g, 肉桂 10g, 炙甘草 5g, 苍术 40g, 厚朴 10g, 姜半夏 10g, 陈皮 15g, 枳壳 15g, 茯苓 10g, 桔梗 15g, 白芷 10g, 当归 10g, 川芎 10g, 白芍 10g, 干姜 10g。以水 1000ml, 煮取汤液 300ml, 分 2~3 次温服；也可按原方比例做成袋泡剂, 沸水泡服或煎服, 每次服 20g, 每日 2~3 次。

乌梅丸 (《伤寒论》)

乌梅 20g, 黄连 10g, 黄柏 5g, 党参 10g, 当归 10g, 细辛 3g, 肉桂 10g, 制附子 5g, 干姜 5g, 川椒 5g。以水 1000ml, 煮取汤液 300ml, 日分 2~3 次服用；服用时, 可冲服蜂蜜 2 汤匙。或按原方比例制成蜜丸, 每次服 5g, 一日 3 次。

乌头汤 (《金匮要略》)

生麻黄 15g, 白芍 15g, 生黄芪 15g, 生甘草 15g, 制川乌 10g。以水 1000ml, 煮取 300ml, 分 2~3 次温服。如川乌用量超过 10g, 需要先煎 30 分钟以上；如用生川乌, 则需按原方煎煮法, 以蜂蜜 400ml, 入乌头, 煎取 100ml；余 4 味药, 以水 600ml, 煮取 200ml, 去渣, 与乌头蜜煎混合, 再煎 10 分钟左右。先服 100ml, 如没有不适感觉, 可尽服之。

吴茱萸汤 (《伤寒论》)

吴茱萸 5~15g, 人参 10g 或党参 30g, 生姜 30g, 大枣 20g。以水 800ml, 煮取汤液 200ml, 分 2~3 次温服。

五味消毒饮 (《医宗金鉴》)

金银花 30g, 野菊花 10g, 蒲公英 30~60g, 紫花地丁 15~30g, 紫背天葵 10~15g。以水 1000ml, 加米酒 50~100ml, 煮取汤液 300ml, 分 2~3 次温服。

《外台》茯苓饮 (《金匮要略》)

茯苓 40g, 白术 15g, 党参 10g, 枳壳 30g, 陈皮 30g, 生姜 15g。以水 1200ml, 煮取汤液 300ml, 分 3 次温服。

X

小半夏加茯苓汤 (《伤寒论》)

姜半夏 30 g, 生姜 30g, 茯苓 30g。以水 700ml, 煮取汤液 300ml, 分 2~3 次温服。

小柴胡汤 (《伤寒论》)

柴胡 20~40g, 黄芩 10g, 制半夏 10g, 党参 10g, 生甘草 5g, 生姜 15g, 大枣 20g。以水 1100ml, 煮取汤液 300ml, 分 2~3 次温服。感冒发热者,

柴胡应取大量，并可根据病情日服 4 次，以得汗为度；恶心呕吐者，服药量不宜过大。

小柴胡去生姜加黄柏白芍汤
（"黄煌经方"经验方）

柴胡 20g，黄芩 15g，姜半夏 10g，党参 10g，生甘草 5g，生白芍 15g，黄柏 10g，大枣 20g。以水 1000ml，煮取汤液 300ml，分 2~3 次温服。

小柴胡汤合升降散（经验合方）

柴胡 20~40 g，黄芩 10g，姜半夏 10g，党参 10g，生甘草 5g，生姜 15g，大枣 20g，僵蚕 6g，蝉蜕 6g，片姜黄 6g，制大黄 6g。以水 1000ml，煮取汤液 300ml，分 2~3 次温服。

小建中汤（《伤寒论》）

桂枝 15g，生白芍 30g，炙甘草 10g，生姜 15g，大枣 30g，饴糖 30g。以水 1100ml，煮取汤液 300ml，将饴糖溶入药液，分 2~3 次温服。

小青龙汤（《伤寒论》）

干姜 10g，细辛 10g，五味子 10g，桂枝 10g，生甘草 10g，白芍 10g，麻黄 10g，姜半夏 10g。以水 1100ml，煮取汤液 300ml，分 2~3 次温服。

小阴旦汤（《辅行诀脏腑用药法要》）

黄芩 10~15g，白芍 10~15g，炙甘草 5~10g，生姜 10~15g，大枣 15~30g。以水 1000ml，煮取汤液 200ml，分 2 次温服。

小陷胸汤（《伤寒论》）

黄连 5g，姜半夏 15g，全瓜蒌 40g。以水 800ml，煮取汤液 300ml，分 2~3 次温服。

下瘀血汤（《金匮要略》）

酒制大黄 10g，桃仁 15g，土鳖虫 15g。以水 700ml、黄酒 200ml，煮取汤液 300ml，分 2~3 次温服。或 3 药共研细末，加白蜜 1 汤匙、黄酒 250ml，煎后连滓服之。

犀角地黄汤（《备急千金要方》）

水牛角 30~100g，生地黄 40g，赤芍 15g，牡丹皮 10g。以水 1000~1200ml，先煎水牛角 30~60 分钟，再入他药，煮取汤液 300ml，分 3 次温服。

小半夏汤（《金匮要略》）

姜半夏 15~30g，生姜 15~30g（切片）。以水 1000ml，煮取汤液 300ml，分 2~3 次温服。

泻心汤（《金匮要略》）

大黄 10g，黄连 5g，黄芩 10g。以水 1100ml，煮取汤液 450ml，分 3 次温服；也可用沸水泡服。

血府逐瘀汤 (《医林改错》)

柴胡 10g，赤芍 10g，枳壳 10g，生甘草 5g，当归 10g，川芎 10g，桃仁 10g，红花 10g，川牛膝 15g，桔梗 10g，生地黄 15g。以水 1000ml，煮取 300ml，日分 2~3 次温服。

仙方活命饮 (《外科发挥》)

金银花 30g，赤芍 10g，当归 10g，皂角刺 10g，炮甲珠 3g，乳香 5g，没药 5g，防风 10g，天花粉 10g，浙贝母 10g，白芷 10g，陈皮 15g，生甘草 10g。以水 1000ml，或酌加黄酒为引，煮取汤液 300ml，分 2~3 次温服。

Y

茵陈蒿汤 (《伤寒论》)

茵陈 30g，栀子 15g，制大黄 10g。以水 800ml，煮取汤液 300ml，分 2~3 次温服。

茵陈五苓散 (《金匮要略》)

茵陈 30g，猪苓 20g，泽泻 30g，苍术或白术 20g，茯苓 20g，桂枝 15g 或肉桂 10g。以水 1000ml，煮取汤液 300ml，分 2~3 次温服。

玉屏风散 (《世医得效方》)

生黄芪 30g，炒白术 20g，防风 15g。以水 1000ml，煮取汤液 300ml，分 2~3 次温服。

茵陈四逆汤 (《医门法律》)

茵陈 20~30g，制附片 10~20g（先煎），干姜 10~20g，生甘草 10~20g。以水 1000ml，煮取汤液 200ml，分 2 次温服。

茵陈术附汤 (《医学心悟》)

茵陈 20~30g，白术 10~20g，制附片 10~20g（先煎），干姜或炮姜 10~20g，生甘草 10~20g。以水 1000ml，煮取汤液 300ml，分 2~3 次温服。

越婢加术汤 (《金匮要略》)

麻黄 10~30g，石膏 15~40g，生姜 15g，甘草 10g，白术或苍术 20g，大枣 30g。以水 1000ml，煮取汤液 300ml，分 2~3 次温服。

薏苡附子败酱散 (《金匮要略》)

制附片 3~5g，生薏苡仁 30g，败酱草 30g。以水 900ml，煮取汤液 300ml，分 2~3 次温服。

阳和汤 (《外科证治全生集》)

熟地黄 30g，生麻黄 5g，鹿角胶 10g 或鹿角霜 30g，炒白芥子 10g（捣），肉桂 5g，炮姜炭 3g 或炮姜 5g，生甘草 5g。以水 1000ml，煮取汤液 300ml，分 2~3 次温服。

乙字汤 (《临床应用汉方处方解说》)

柴胡 20g，黄芩 12g，大黄 5g，当归 10g，生升麻 6g，生甘草 10g。以水 800ml，煮取汤液 200ml，分 2 次温服。

抑肝散 (《保婴撮要》)

柴胡 15g，甘草 10g，白术 20g，茯苓 20g，当归 20g，川芎 20g，钩藤 20g。以水 1100ml，煮取汤液 300ml，分 2~3 次温服。

Z

泽漆汤 (《金匮要略》)

泽漆 30~60g，黄芩 10g，姜半夏 15g，人参 10g，生甘草 10g，桂枝 10g，拳参 15g，白前 15g，生姜 15g。以水 1200~1500ml，煮沸后调文火再煎 60 分钟，取汤液 300~350ml，分 3~5 次温服。

真武汤 (《伤寒论》)

茯苓 20g，白芍或赤芍 20g，生姜 15g 或干姜 10g，白术 15g，制附子 15~30g。以水 1500ml，先煎附子 30 分钟，再放入其他药物，煮取汤药 300ml，分 2~3 次温服。

炙甘草汤 (《伤寒论》)

炙甘草 20g，人参 10g，麦冬 15g，生地黄 20g，阿胶 10g，肉桂 15g 生姜 15g，火麻仁 15g，大枣 60g。以水 1500ml，加入黄酒或米酒 50ml，煮取汤液 300ml，化入阿胶，分 2~3 次温服。

栀子豉汤 (《伤寒论》)

山栀子 15g，厚朴 15g，枳壳 15g。以水 600ml，煮取汤液 200ml，分 2 次温服。

栀子柏皮汤 (《伤寒论》)

栀子 15g，黄柏 10g，炙甘草 5g。以水 500ml，煮取汤液 200ml，分 2 次温服。

栀子厚朴汤 (《伤寒论》)

山栀子 20g，川朴 20g，枳壳 20g。以水 900ml，煮取汤液 300ml，分 2~3 次温服。

枳实芍药散 (《金匮要略》)

枳壳 30g，生白芍 30g。以水 600ml，煮取汤液 200ml，分 2 次温服。也可研成细末，用米粥或蜂蜜调服，每次 5g，每日 2~3 次。

枳实薤白桂枝汤 (《金匮要略》)

枳壳 40g，厚朴 20g，薤白 40g，桂枝 20g 或肉桂 10g，全瓜蒌 30g（捣）。以水 1000ml，煮取 300ml，分 2~3 次服用。

知柏地黄汤（《医宗金鉴》）

生地黄 25g，山药 12g，山茱萸 12g，泽泻 9g，牡丹皮 9g，茯苓 9g，炒黄柏 12g，炒知母 12g。以水 1000ml，煮取 300ml，分 2~3 次服用。

猪苓汤（《伤寒论》）

猪苓 15g，茯苓 15g，泽泻 15g，阿胶 15g，滑石 15g。以水 900ml，煮取汤液 300ml，化入阿胶，分 2~3 次温服。

竹叶石膏汤（《伤寒论》）

竹叶 15g，生石膏 30g，制半夏 10g，麦冬 30g，太子参 15g，生甘草 10g，粳米 30g。以水 1000ml，煮取 300ml，每服 30~50ml，日分 2~3 次温服。

竹皮大丸（《金匮要略》）

生竹茹 15g，生石膏 15g，桂枝 9g，生甘草 9g，白薇 6g，大枣 12g。以水 800ml，煮取 200ml，日分 2~3 次温服。

左归丸（《景岳全书》）

熟地黄 24g，炒山药 12g，枸杞 12g，山茱萸 12g，川牛膝 9g，制菟丝子 12g，鹿角胶 12g（烊），龟甲胶 12g（烊）。水煎，分 2 次温服。

参考书目

［1］黄煌. 黄煌经方医话［M］. 北京：中国中医药出版社，2017.

［2］黄煌. 黄煌经方基层医生读本［M］. 北京：中国中医药出版社，2020.

［3］黄煌. 黄煌经方使用手册［M］. 北京：中国中医药出版社，2020.

［4］黄煌. 各科经方［M］. 北京：中国中医药出版社，2023.

［5］李小荣，薛蓓云，梅莉芳. 黄煌经方医案［M］. 北京：人民军医出版社，2013.

［6］李小荣. 经方第1辑［M］. 北京：人民军医出版社，2016.

［7］李小荣. 经方第2辑［M］. 北京：中国医药科技出版社，2017.

［8］李小荣. 经方第3辑［M］. 北京：中国医药科技出版社，2020.

［9］李小荣. 经方第4辑［M］. 北京：中国医药科技出版社，2020.

［10］李小荣. 经方第5辑［M］. 北京：中国医药科技出版社，2023.

［11］关庆增，陆云平. 伤寒论古今研究［M］. 沈阳：辽宁科学技术出版社，1994.

［12］范永昇. 金匮要略现代研究文摘［M］. 杭州：浙江大学出版社，1997.

［13］郭子光. 日本汉方医学精华［M］. 成都：四川科学技术出版社，1990.

［14］顾伯华. 中医外科学［M］. 上海：上海科学技术出版社，1986.

［15］吴介诚. 疮疡经验录［M］. 北京：人民卫生出版社，1980.

［16］张耀圣，李瑞. 中医外科临床禁忌手册［M］. 北京：中国协和医科大学出版社，2003.